100日
レシピ
シリーズ

脳卒中後の おいしい リハビリごはん

自宅でできる食事プラン

医療法人社団 輝生会／初台リハビリテーション病院・船橋市立リハビリテーション病院

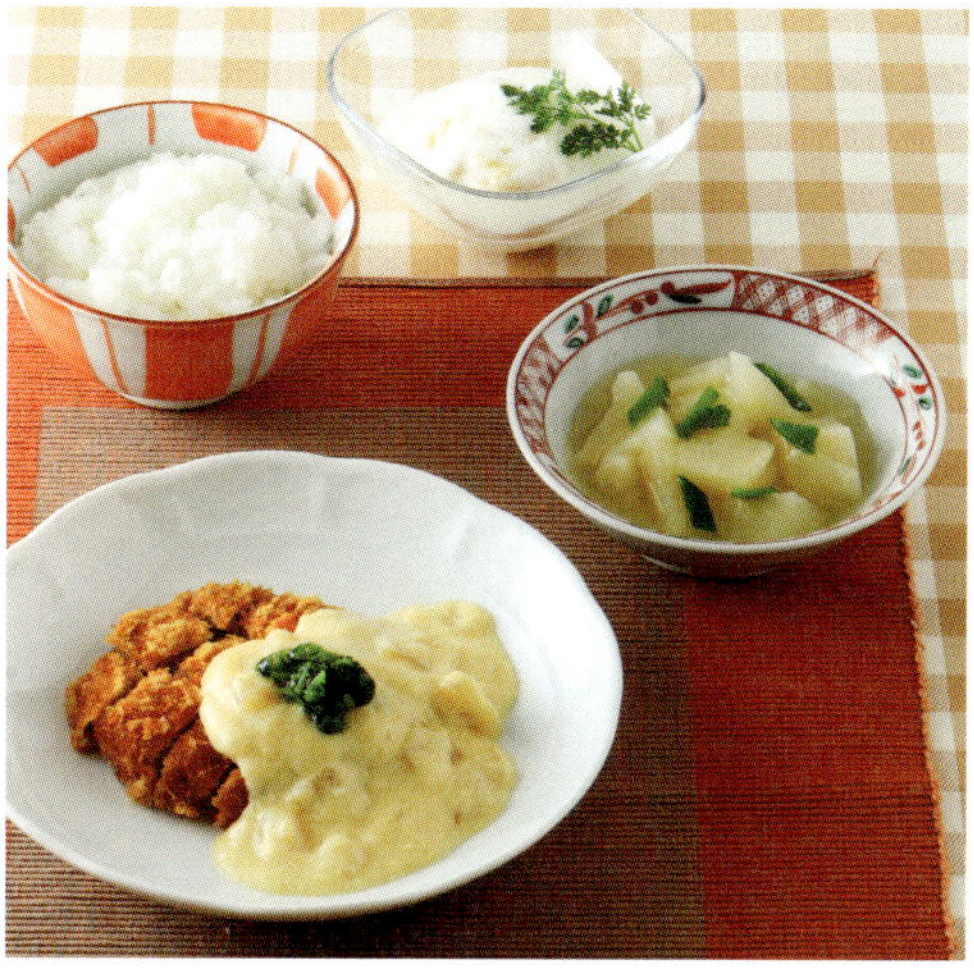

女子栄養大学出版部

目次

なめらか食…嚥下調整食4レベル（日本摂食嚥下リハビリテーション学会）に相当。

2日目の献立

3日目の献立

おすすめ一品料理

第3章 調理でリハビリ

生活期リハビリの主役として、うつの予防・改善にもおすすめ

はじめに

それでも元気に、楽しく生きていくために

石川 誠 いしかわ まこと

医療法人社団輝生会理事長
初台リハビリテーション病院理事長
船橋市立リハビリテーション病院指定管理者代表

リハビリテーション医療の歩み

脳梗塞《のうこうそく》や脳出血などの脳卒中《のうそっちゅう》は、寝たきりの原因の4割を占めています。寝たきりにならない、させないためには、残された機能を回復・維持するためのリハビリテーションが欠かせません。

リハビリテーションは、発症直後に機能低下を防ぐために行う「急性期リハビリテーション」、機能回復をはかる「回復期リハビリテーション」、残った機能を維持するための「生活期（維持期）リハビリテーション」の3つに分けられます。寝たきりを防ぐには、これら3つを滞りなく連携して行う必要があります。

かつては、これらリハビリテーションの重要性が、社会一般のみならず、医療界でも十分に認識されていませんでした。そんな時期に医者として歩みだした私は、地域医療とリハビリテーション医療のシステム化を自分のテーマと位置づけて、さまざまな活動をしてきました。

高知県高知市に、急性期病院に近接した近森リハビリテーション病院を開設したのはいまから23年前のことです。その経験から、回復期リハビリテーションに特化したシステムが重要だと実感し、その実践として、東京都渋谷区に初台リハビリテーション病院、千葉県船橋市に

船橋市立リハビリテーション病院を開設しました。

　この間、２０００年には、全国で65病棟、３０００床余りしかなかった回復期リハビリテーション病棟が、２０１１年3月には、全国１０８８病院、１３５５病棟（約6万床）にも増えました。人口10万人あたり50床という目標をほぼ達成したわけですが、これからは質の向上が課題です。

食事は、元気と楽しみと生きがいの源

　私は、回復期リハビリテーションにおける最も重要なサービスの一つに食事があると考えています。脳卒中を発症して生死の境をさまよっていた患者さんが、気がついたら手も足も動かない……そんなときに入所するのが回復期リハビリテーション病院（病棟）です。患者さんは自分の状況にまだ茫然自失しています。どんな小さなことでもいい、生きる楽しみがなければ、打ちひしがれてしまいます。そんな生きる楽しみを提供できるのが食事だからです。

　健康の3大柱は、運動、栄養、休養です。リハビリテーション医療では、運動に当たる個別リハビリテーションが大きな柱になりますが、栄養、つまり食事にも、それと同等に、かゆいところに手が届くようなサービスをするべきだと考えたわけです。それには「病院の食事はまずい」を修正しなければなりません。そこで試行錯誤の結果、これまで管理栄養士が立てていた献立を調理師にまかせました。食器選びも食卓コーディネイトも調理師です。管理栄養士は、栄養価のチェック役に回ってもらい、ベッドサイドの臨床栄養業務を主としました。また、食材費を通常より3割アップさせて良質な食材の調達に努め、できたてを食べてもらえるよう、各病棟に調理室を設けて仕上げをする工夫もしました。

　こうして人手とコストをかけてようやく、「おいしい病院食」が実現できたのです。「おいしくなければダメ」が、わが病院のモットーです。そうであってはじめて、食事が、病気や障害を患った人たちにとって、元気をとり戻すための大きな力になると思うからです。

　退院後は各家庭で、そうした食事の力を最大限に活用できるよう、また、再発を防ぐために、患者さんとご家族にも栄養指導とともに食事の調理指導を行っていま

す。患者さん自身が調理を行えば、りっぱな生活リハビリとして生活期のリハビリテーションに大いに役立ちますし、新たな楽しみや生活の張りになります。

本書は、そうした病院での活動をベースに、退院後の生活をより楽しく、生き生きと過ごすために、食生活の情報を中心に構成した1冊です。

本書を家庭での生活再建の羅針盤に

本書に掲載した食事は、船橋市立リハビリテーション病院で行っている実際のメニューを、そのまま掲載しています。リハビリ指導についても、専門職の知恵を提供しました。

本来、リハビリテーションは、患者さんが地域社会に帰って自分らしく日常生活を送れるようケアするところまでしなければなりません。そのためには在宅リハビリテーションを充実させなければならないのですが、まだまだ道半ばです。

また、仮に十分な栄養指導を受けたとしても、長年の習慣となっている食生活を修正することは容易ではありません。しかし、修正の必要性や方法を知っていれば、少しずつでも変えていけるはずです。何も知らないまま間違った食べ方を続けることにくらべれば、1か月、半年、1年後には雲泥の差がつきます。

そうした現状を踏まえると、こうした出版物で、私たちが蓄積したリハビリテーションのノウハウの一部を一般にご紹介することも有用だと考えています。

本書を「１００日レシピシリーズ」の1冊としたのは、退院後の１００日間を、生活再建にとり組む助走期間ととらえ、本書をそのための羅針盤として役立てていただきたいからです。

本書を手にとる患者さんの状況はさまざまでしょう。ですから本書の情報がすべて役立つとは限りませんし、すべてこの通りにする必要もありません。後遺症があっても、それでも楽しく生きていくこと、そうした人を応援できる社会であることが理想です。そのための一助となれば幸いです。

序章

脳卒中のリハビリとは?

後遺症があっても、元気に楽しく生活するには、
機能回復を促すためのリハビリテーションが欠かせません。
リハビリは、救命治療が終わると同時に始まり、
後遺症がある限り、人によっては、ほぼ一生続きます。
回復の経過に従って、リハビリテーションの目的も方法も変化していきます。
回復期リハビリテーション病院(病棟)を退院後、
在宅療養になっても意欲的にリハビリにとり組めるよう、
じょうずに準備を進めましょう。

リハビリテーションには、どんな種類があるのでしょう？

図1 脳卒中発症後のマヒが回復していく過程

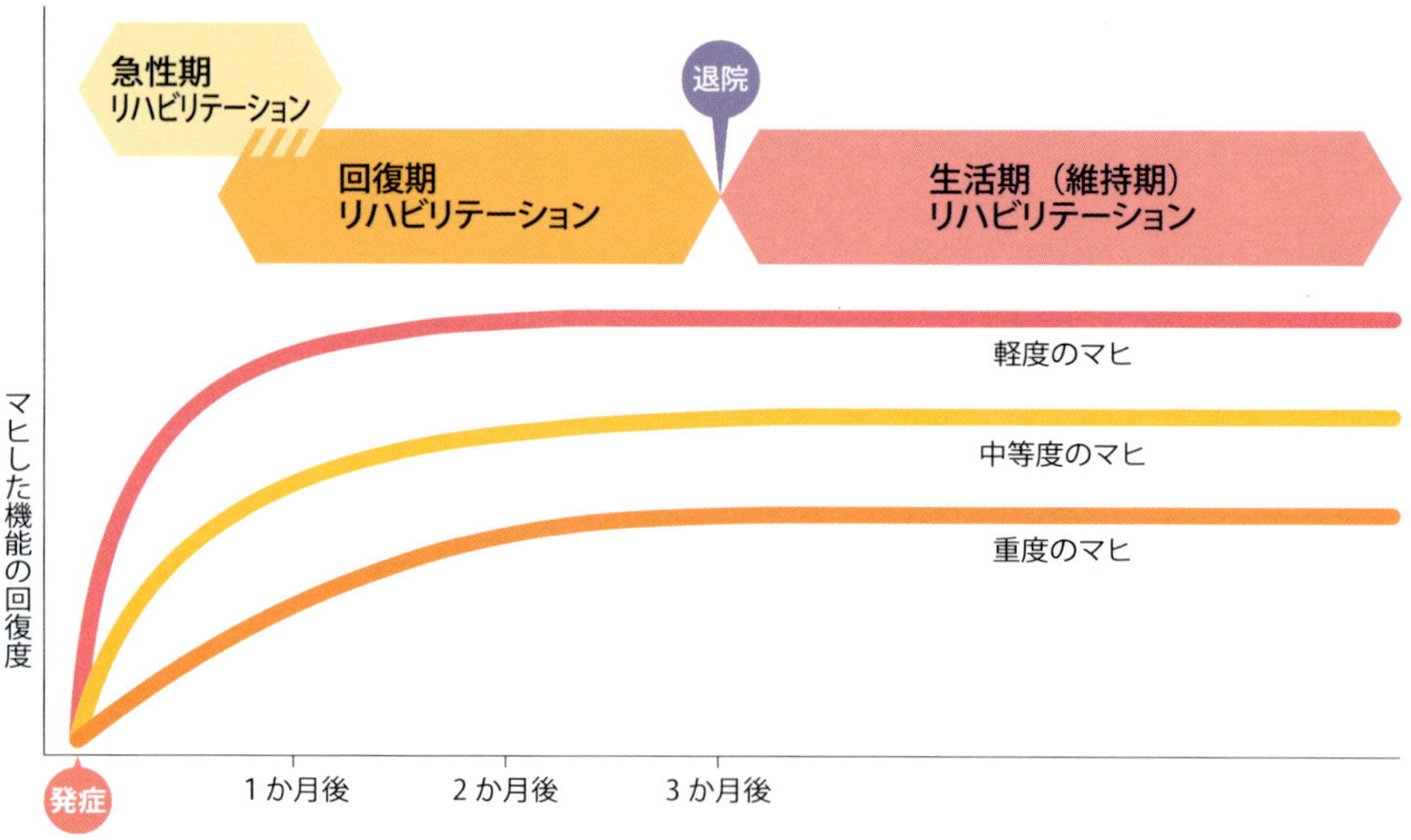

脳卒中《のうそっちゅう》の後遺症には**表1**に示したように、脳のどこに障害が生じたかによって、さまざまな種類があります。

脳卒中ではいくつもの障害が重なって起こり、それぞれ障害の重さはまちまちです。したがって、いつどのように回復していくかは一人一人異なり、100人いれば100通りの回復過程があるといっても過言ではありません。

ただ、一つ一つの障害の回復過程をみると、**図1**に示したように、障害が軽いほど、短い期間で急速に回復していきます。障害が重くなれば、回復に時間がかかり、回復度も低くならざるをえません。こうした回復をサポートするのがリハビリテーションです。

まず、脳卒中の救命治療が終わると急性期リハビリテーションが行われます。安静状態が長くなると、関節や筋肉などの運動機能、心肺機能、消化機能などが低下します。そこで、こうした体を使わないことで機能が衰える廃用《はいよう》症候群を防ぐことを目的に、体位を変えたり関節を動かすことから始めて、起き上がり、立ち上がり、歩行訓練へと進めて早期離床を促すリハビリが行われます。

リハビリは脳の障害そのものを治すわけではありませんが、障害による後遺症を可能なかぎり回復させ、日常生活に必要な機能を引き出すことができます。そうしたリハビリの効果が最も上がるのは、発症後3〜6か月とされます。そこで、発症後60日以内に入院して集中的にリハビリを行うのが、回復期リハビリテーションです。

回復期リハビリテーション病院を退院後は、自宅に戻って生活期（維持期）のリハビリを行いますが、**図1**が示すように、生活期になると回復度はほぼ横ばいになります。失語症や高次脳機能障害は回復に年単位の時間がかかるため、生活期に入ってもリハビリを続けることで、ゆっくり回復していきます。この回復期にどこまで回復度を高めるかが、その後の生活を左右するポイントとなります。

表1 脳血管障害後のおもな後遺症

障害	症状
四肢マヒ	片マヒ　両片マヒ
運動失調	手指巧緻《こうち》性低下、立位バランス低下
感覚障害	測定障害　視床痛
視覚障害	複視　同名半盲　視覚失認
嚥《えん》下《げ》障害	経口摂取困難　誤嚥《ごえん》性肺炎
失語症・構音障害	コミュニケーション障害
高次脳機能障害	注意障害　記憶力障害 半側空間無視　構成障害 運動維持困難　遂行機能障害 発動性低下　失行　失認
神経因性膀胱《ぼうこう》	過活動性膀胱　尿道括約筋協調不全

回復期リハビリ

入院中のリハビリでは、どんなことが行われるのでしょう？

リハビリテーション病院のケア基準の一例 ※簡略化しています

1. 食事は原則として食堂に誘導し、できるだけ経口摂取を推進。
2. 朝夕の洗面は洗面所で、口腔ケアは毎食後実施。
3. 排泄はトイレに誘導し、膀胱留置カテーテル、オムツは使用しない。
4. 入浴は隔日に、必ず浴槽に入れる。特殊浴槽ではなく、家庭用浴槽を使用。
5. 着替えを朝夕行い、日中は普段着で過ごす。
6. 体形に応じた車椅子を用意する。
7. 転倒・誤嚥等の防止対策を徹底し、可能な限り抑制しない。
8. 日中はできるだけベッドに寝ないよう支援する。
9. リハビリは1年365日毎日、1日に6単位を実施する。
10. 理学療法士、作業療法士は、早朝・夜間のケアに参加する。

リハビリテーションはチーム医療によって行われます

回復期リハビリテーションは通常、医師や看護師、それに薬剤師、理学療法士、作業療法士、言語聴覚士によるチーム医療で行われます。

回復期リハビリテーションの最大の目的は、退院後、自宅でできるだけ元の生活をとり戻す「生活再建」です。そのためには日常生活動作（ADL）を向上させて寝たきりを防ぎ、自立した生活ができるようにしなければなりません。

多くの専門職種がかかわるのは、入院生活も生活の場として、できるだけ家庭生活に近い環境を用意し、着替え、トイレ、洗面や入浴、食事などのケアを行うためです。マヒのリハビリの訓練を行う理学療法士や作業療法士もケアにかかわります。それによって、一人一人の患者さんのADLを訓練室ではなく、生活場面で評価でき、一人一人の患者さんにとってどんなリハビリが必要かを的確につかむことができます。

回復期リハビリテーションはある意味で時間との戦いでもあります。回復期リハビリテーション病院に入院できるのは長くても5～6か月です。その間が最もリハビリの効果が高いからですが、その間に一人一人の患者さんのあるべきゴールを定めて、それに向けてリハビリを行っていきます。それだけに、どんなリハビリが有効か、なるべく早く見極める能力が、スタッフに求められます。ある方法でリハビリをやってみて、だめだったら他の方法で……というのでは、退院までにゴールにたどり着けないこともあるからです。

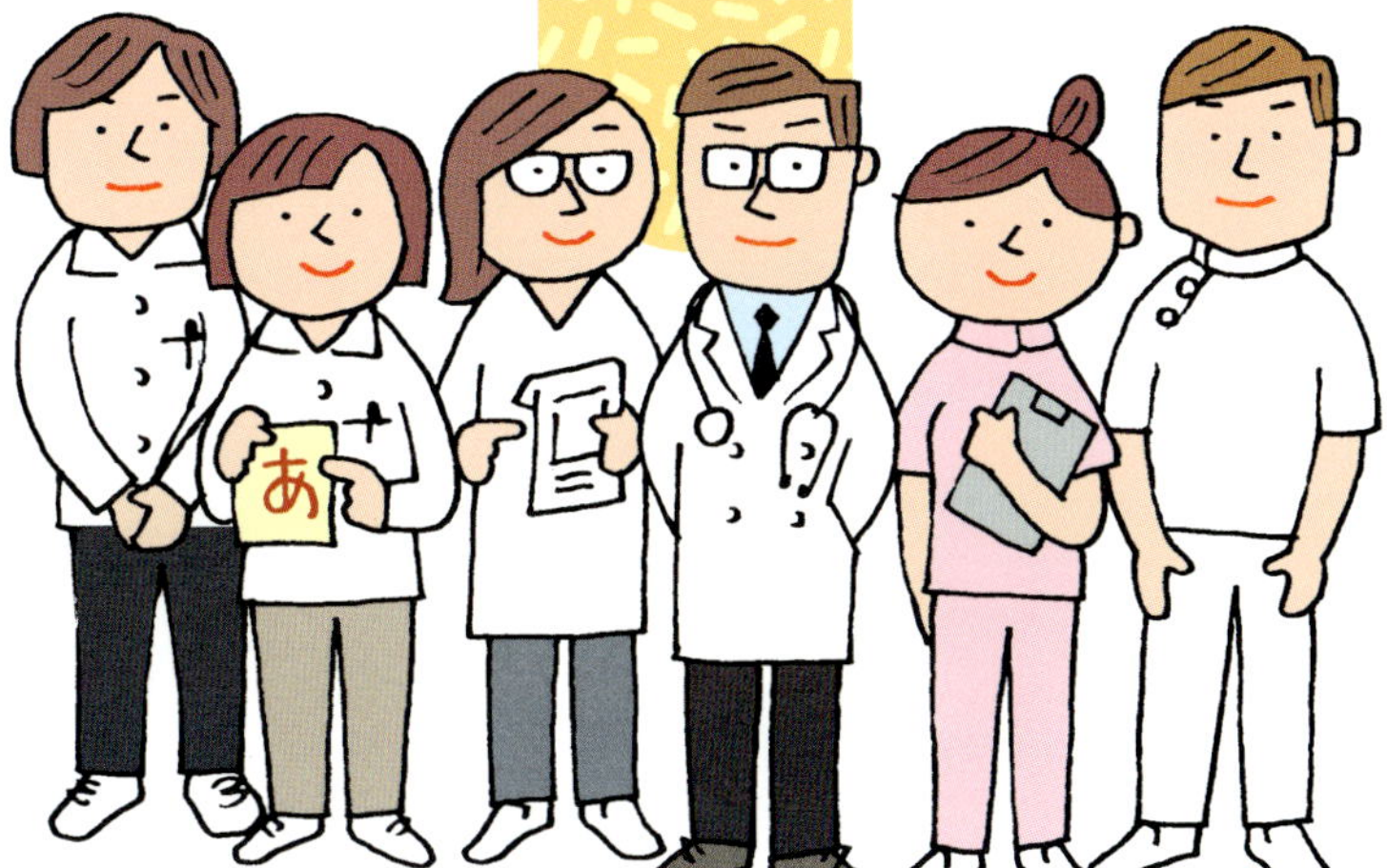

リハビリを支える体力と気力の源は食事です

回復期リハビリテーションのチームの一員として、管理栄養士が参加するケースも多くなりました。急性期リハビリテーションの病院から転院した直後は低栄養状態のことが多く、患者さんの栄養状態がよくなければ、リハビリは始められないからです。管理栄養士は一人一人の患者さんの栄養状態を把握し、リハビリを行うために必要な栄養や食事の量を医師に提案したり、栄養状態に応じた無理のないリハビリが行われているかを各スタッフに確認したりします。

栄養をとるのは簡単なようですが、患者さんのほとんどは高血圧症や糖尿病、脂質異常症などを合併しています。その改善も必須です。また、後述するように摂食・嚥下《えんげ》障害の患者さんも多く、調理にも工夫が必要です。

食事ができるかどうかは、うつにも影響します。うつがあると食欲が低下するため低栄養になりがちです。食器や盛りつけなどで食欲をそそる工夫が必要ですが、何よりも効果があるのは、好きなものが自分の口と手で食べられる喜びです。そのためにも、摂食・嚥下障害のリハビリは重要です。食べられるようになれば体力もつき、マヒなどのリハビリもできます。機能が回復してくれば、うつが改善されてくる場合もあるのです。

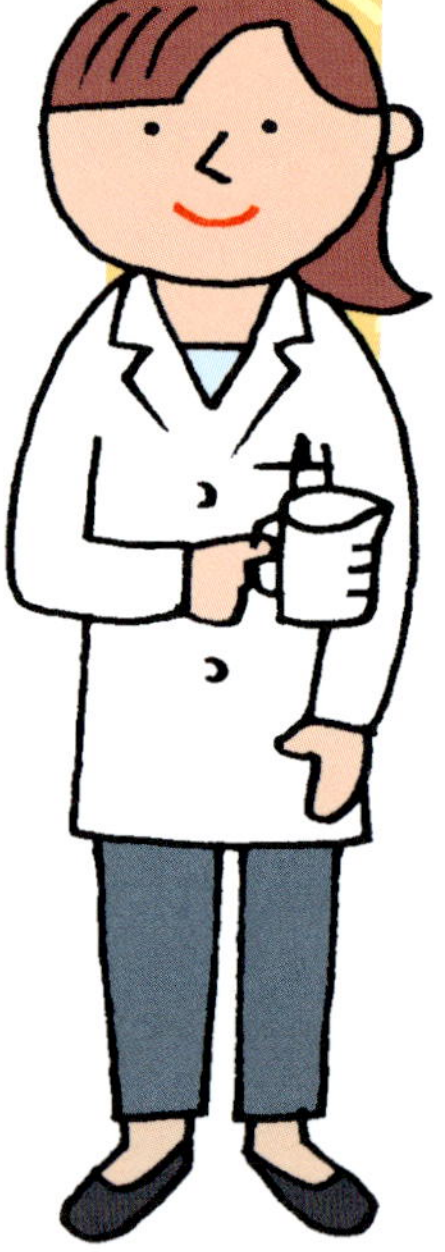

摂食・嚥下障害のケアは、入院中にしっかりと

摂食・嚥下障害は、できれば回復期リハビリテーション病院に入院中に回復させておきたい後遺症の代表です。退院後、自宅でケアするには家族の負担が大きいからです。

摂食・嚥下障害がある場合、言語聴覚士が嚥下訓練を行い、並行して作業療法士や理学療法士らが全身の体力をつけるリハビリを行い、座っていられるようになってから初めて、病棟で看護師を

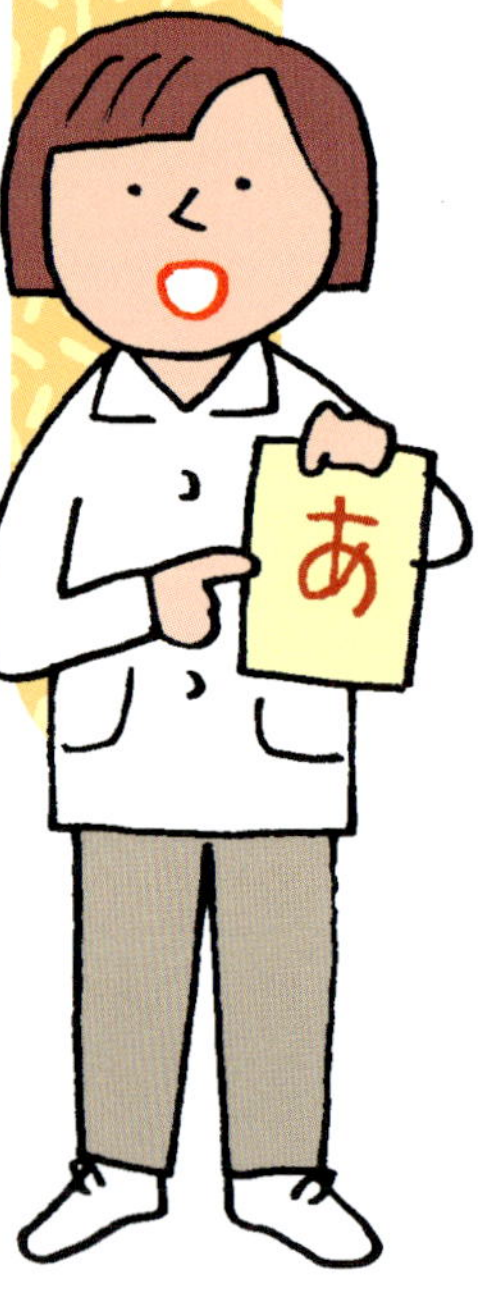

中心に、ひと口から1品、1食へと段階を追って食べる訓練を行います。そのため、たとえば普通食と同じ献立を4つの段階に分けて栄養士が作成し、食堂で看護師、言語聴覚士が観察しながら食べてもらい、どんな形態が適切か、細かくチェックしながらリハビリを進めます。

こうしたリハビリを経ても退院時に完全に回復しなかった場合は、退院後に向けて、実際に調理をする家族もまじえて、食材選びや調理方法、家族の食事との調整などのアドバイスをします（※1）。退院後、リハビリスタッフによる訪問リハビリを受けることができる場合もありますが、管理栄養士から調理や栄養のアドバイスを受ける機会は限られます。不安や疑問があれば遠慮なくぶつけて聞いておきましょう。

嚥下障害がある場合は誤嚥《ごえん》性肺炎をおこすこともあるので、肺炎を予防する食べ方も必須です。言語聴覚士から食事時の姿勢や介助方法などを教えてもらうとともに、なぜ治らないのかを医師に説明してもらいましょう。家族の留守中に本人が一人で食べて肺炎を起こしてしまう事故もあります。なぜそうしなければならないのかを、本人と家族が同じように理解しておくことが大切です。

自宅に適したリハビリと準備を早めに進めましょう

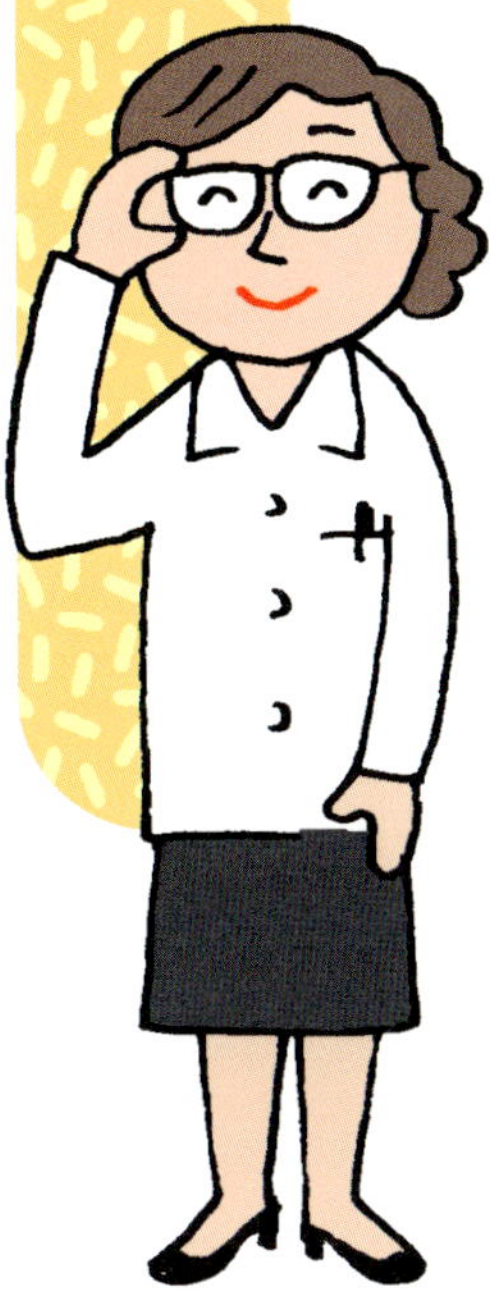

食事だけでなく、日常生活で生じる問題はすべて解決しないと日常生活動作（ＡＤＬ）は自立できません。玄関のドアノブが回せるか、食器棚の開き戸や引き出しがあけられるか、椅子やベッドから立ち上がれても畳や布団から立ち上がれるかなど、自宅を見回して、問題点をすべて洗い出しましょう。

解決するにはどんなリハビリが必要か、装具や補助具は必要か、家の改造は……など、専門スタッフと相談しながら準備しますが、早め早めの対応が肝心です。退院直前になって、リハビリの結果がよくないから装具をというのでは、生活再建はできません。

ソーシャルワーカーを専門職との橋渡し役として活用し、専門スタッフを総動員して準備しましょう。そのための専門知識と技術を持つスタッフが集まっているのが回復期リハビリテーション病院です。

※１
本書の第１章以降で紹介しています。

生活期（維持期）リハビリ

退院後のリハビリは、どんなことを目標にするのでしょう？

再発予防のカギは、薬と食事で病気を改善することです

退院後の患者さんと家族にとっての最大のテーマは、脳卒中《のうそっちゅう》の再発を防ぐことです。脳梗塞《のうこうそく》の患者さんは1年以内に2割、10年以内に5割が再発しています。

脳梗塞の場合、再発しやすいのは、高血圧症、糖尿病、脂質異常症のいずれかを合併している人です。これらの合併症をコントロールするには食生活を見直すことが重要です。喫煙はもちろん、脳出血の場合は飲酒もリスクになります。

合併症がある場合は退院前に、医師や管理栄養士から栄養指導が行われますが、大切なことは、患者さん自身が病気を理解して、栄養や食事の量を自己管理できるようにすることです。そうでないと、家族が知らないうちに本人が食べてしまうトラブルが起こるからです。

再発予防薬の抗血小板薬の服用を自己判断で中断してしまうことも、脳梗塞再発の大きなリスクになっています。抗血小板薬は再発を防ぐために、生涯、服用しなければならないことを認識しておいてください。また、退院後、だれが薬の管理を行うかを、入院中に家族やスタッフと相談して決めておきましょう。

なお、脳梗塞の場合、再発の前兆がある場合があります。一過性脳虚血性発作（ＴＩＡ）といい、半身の脱力やマヒ、言葉が出ない、視野が狭くなるなどの症状が生じます。数分から数十分で回復しますが、ＴＩＡが起きると3割は実際に脳梗塞が起こるといわれています。症状が起きたら回復しても即、急性期リハビリテーション病院を受診しましょう。明日を待っていたのでは遅すぎます。

食事療法は、調理する人の理解力と調理力が課題です

生活習慣病の合併症がある場合は、退院前に、管理栄養士が食事療法の指導を行います。重要なことは、患者本人が病気とその食事療法について理解することですが、肝心なことがもう一つあります。実際に毎日の食事を作る人が、病気と食事療法をしっかり理解しているかどうか、また、調

理能力はどのくらいか、です。高齢者世帯では、家族も病気などがあって調理ができない、あるいは長年の食習慣を改善する能力がないということもあります。

食事療法は、そうした一人一人の患者さんの食環境も踏まえて、実際にどう実行するかを、患者さん本人や家族とよく相談しながら対策を立てていきます。

一人暮らしの患者さんや、家族にまかせることができない場合は、患者さん本人に入院中、調理訓練を実施し（※1）、指導内容をノートに書き出すなど、個々の状況に応じて工夫します。患者さんが不自由な手で調理するのは大変ですが、自分で食材を選び、調理をすることで、食事療法が徹底する効果が期待できます。

なお、本人も家族も調理がむずかしいと思われるときは、配食サービスの利用などをすすめることもあります。

体を動かす日常生活はリハビリの宝庫です

退院後もリハビリが必要な人は、通院や訪問リハビリを利用しますが、生活期（維持期）になっても、リハビリを根気よく続けることで、ゆるやかでもマヒした手足の筋力や機能が向上することが期待できます。

そうした医療リハビリを継続しない場合は、注意しないと体を動かす機会が減って、体の機能が低下する廃用《はいよう》症候群を招く危険があります。退院時には、病棟の療法士が、自宅でできる筋トレや有酸素運動などのトレーニングメニューを指導しますので（※2）、生活のスケジュールに組み入れて根気よく続けましょう。運動をすると気分が高揚するため、うつの予防や改善の効果も期待できます。

最高の自主トレーニングは家事です。調理、洗濯、掃除、庭仕事や買い物など、適度に体を動かしながら、片手での動作訓練や利き手の交換訓練もできます。注意力や判断力も養うので、高次脳機能障害のリハビリにも役立ちます。

とくに調理は片マヒなどのリハビリになるとともに、高次脳機能障害のリハビリとしても、あらゆる家事の中で最も効果的です（第3章）。

少しでも家事に参加することで、家庭生活の中で決まった役割を持つようになれば、自信や生きがいを感じて、うつの予防や改善に大きな効果が得られます。

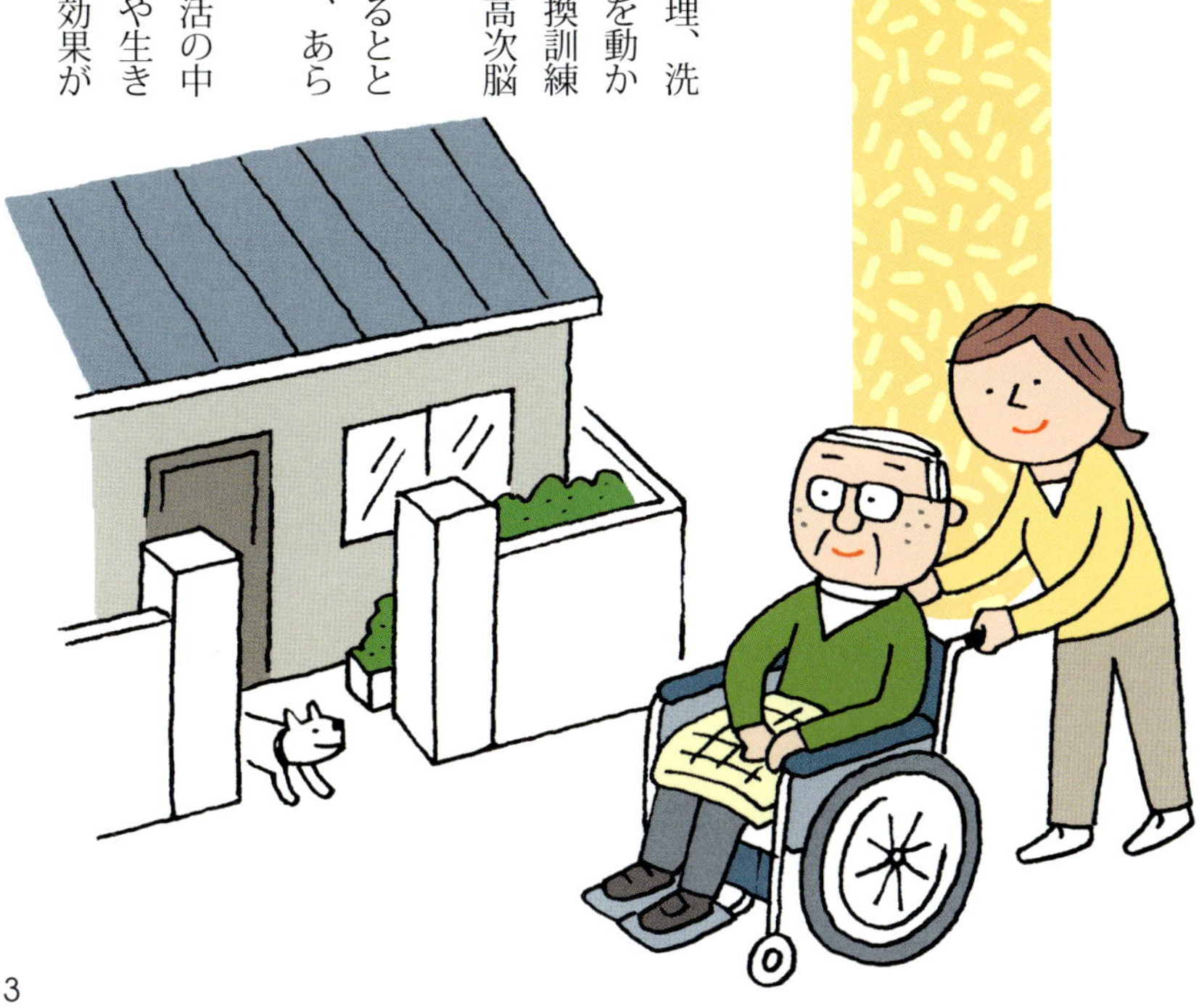

※1
本書 97 ページで紹介しています。
※2
本書 112 ページで紹介しています。

退院後100日間 あなたの生活期リハビリのポイント

回復期リハビリテーション病院を退院後、他のリハビリ病院に転院したり、介護施設に移る方もいるかもしれません。自宅に帰って生活を再スタートする方はうれしい反面、不安も少なからずあるのではないでしょうか。

退院後100日間は、いわば生活再建のためのリハビリ期間です。リハビリの課題に一つずつとり組むつもりで、新しい暮らし方を模索していきましょう。そのためのポイントをまとめてみました。

POINT 1 目標を持ちましょう

仕事や趣味、あるいは家族との約束など、さまざまな人生設計が、病気によって中断されたことでしょう。でも、無事、退院できて自宅に戻ったあなたは、人生設計を練り直すチャンスを手にしたのです。失ったものは大きくても、だからこそ、これまで思いもよらなかったことにチャレンジできるのです。ぜひ、そんな目標を立ててみましょう。自分の人生を豊かにするのは自分にしかできないのですから。

POINT 2 食事に気を配りましょう

入院中はあなたが黙っていても、あなたに最適な栄養価の食事が食べやすく調理され、おいしそうに盛りつけられて、目の前に並びました。でも、自宅では、あなたや家族のだれかが「力」を尽くさなければ、そうした食事はできません。

尽くしたい「力」はまず、選択力です。病気前の食事は、食べたいという欲求優先で選んでいたかもしれませんが、これからは、体に必要なもの優先で選ばなければなりません。

選択基準は、本書でも紹介しています。でも、実際の食品や料理の選択肢は限りなくあります。そこで、迷い考え、そして選ぶ経験をくり返しましょう。その積み重ねこそが、「考えて食べる力」となり、再発を防ぐ最大のブレーキになるのです。

次に身につけたい「力」は調理力です。家事の中で料理は最も創造性に富み、奥が深く、おもしろいもの。調理は、自分や家族の健康を守り、脳と体のリハビリにもなる、まさに一挙両得の家事です。本書では片マヒになった栄養士さんの調理術も紹介しています。参考にしながら、自分なりの技を磨いてみませんか?

POINT 3 体を動かしましょう

入院中は毎日3時間近くもリハビリをしていたのですから、自宅に戻ってからも積極的に体を動かしましょう。家の中では家事がおすすめですが、むずかしかったら、ラジオ体操、健康体操、ヨガ、太極拳などはいかが?　DVDを見れば1人で気楽にできて、脳のトレーニングにも絶好です。

1日1回は外に出ましょう。散歩をして空をながめ、樹木の肌ざわり、花の香りを感じましょう。近所の人とあいさつをかわしましょう。そうして五感を刺激することが脳の血流を促し、うつを撃退し、再発予防にも役立つのです。

POINT 4

人と話しましょう 笑いましょう

人が最も脳を使うのは、他者とのコミュニケーションです。「いい天気ですね」「きょうは暑いですね」……そんな他愛のない会話でも、人と共感できれば、それだけで気持ちが明るく前向きになります。

一人暮らしなら、買い物に行って店の人と言葉をかわすだけでもよいのですが、失語症があると、話の輪に入りづらいものです。地域のコミュニティサロンを利用したり、介護施設のデイサービスを利用するのもよいでしょう。患者の会などを探してみるのも手です。

そうはいっても毎日、だれかと言葉をかわす機会をつくるのはむずかしいもの。一方通行でも、テレビやラジオは、脳への刺激にはなります。とくにおすすめはラジオ。見えない分だけ想像力を働かせることができるからです。朗読や落語の CD もおすすめです。

POINT 5

専門スタッフの知恵とパワーを活用しましょう

後遺症が軽いと、退院後に通院したり、訪問リハビリを受ける機会もなく、理学療法士や作業療法士、言語聴覚士などの専門スタッフと縁が切れてしまうかもしれません。通院が大変だからと途中でやめてしまったり、訪問リハビリがなかなか見つからないからとあきらめてしまう方もいるかもしれません。

生活期に入っても、できるだけ、スタッフとの接触を保つようにしましょう。自宅での生活をチェックしてもらい、いまの体力や筋力に見合うリハビリを指導してもらうことで、機能の低下を防ぐことができ、うまくすれば少しでも回復が望めるかもしれません。とくに高次脳機能障害（マヒがないのに動作をまちがえる、見ているのに物がわからない）など、回復に時間のかかる後遺症がある場合は、できるだけ専門スタッフと接触をとり、根気よくリハビリを続けましょう。

POINT 6

「できない」かわりになる 代役やサポート役を活用しましょう

杖なしでは歩けない、片手が動かない、言葉が出にくい、うまく飲み込めない……後遺症はなかなか思うようには回復しないかもしれません。でも一生懸命リハビリをした結果です。思うように動かない体を責めても仕方がありません。どうすればやりたいことができるか知恵を絞りましょう。

手のかわりになる道具を選ぶ、足がわりになる車椅子の操作を練習する、話すかわりに文章を書いてみる、飲み込みやすい料理を工夫する……などといった代役やサポート役を活用しましょう。生まれつき障害を持っている人たちの知恵や工夫も参考になるはずです。

食事の記録表

第1章から、再発を防ぐための食生活を紹介します。その食生活の基本の1つは、栄養をバランスよくとることです。20ページにそのための目安となる「1日にとりたい食品と目安量」を紹介しています。この表を、そうした食事を毎日実践するために活用してください。

●記録の方法

●このページをコピーして使ってください。記録した表を医師や管理栄養士に見せてチェックしてもらいましょう。体重や血圧、血糖値などの検査結果と照合することで、体調管理に大いに役立ちます。

●各食品の目安量は、病院の医師、あるいは管理栄養士に相談して、あなたにとっての適量を指示してもらいましょう。

●実際に食べた食品と量を記入しましょう。重量がわからない場合は、個数やカップなど、わかる範囲で記します。

●調味料もわかる範囲で記入します。みそ、しょうゆ、塩などは使用量を記録して、管理栄養士に塩分をチェックしてもらいましょう。

●記入例　4月　8日

	食品と目安量	朝食	昼食	夕食	間食
主食	ごはん　2杯			ごはん1杯	カステラ 1切れ
	パン　1枚	食パン1枚			
	乾めん　40g		うどん1玉		
主菜	肉　60g			ハンバーグ1個	
	魚　60～80g		はんぺん1/2枚		
	卵　1個	いり卵1個分			
	豆腐　⅓丁		湯葉少々	豆腐のみそ汁	
副菜	緑黄色野菜 120g～	トマト1切れ	ほうれん草 30g	にんじんのグラッセ40g ブロッコリー1房	
	淡色野菜 150～200g		ねぎ4cm	ゆでキャベツのサラダ	
	芋　60～80g	ポテトサラダ50g			
乳製品	牛乳　200ml	○			
	ヨーグルト　100g				○
果物	果物　100g		いちご3個		りんご1/2個
調味料	植物油　小さじ2	バター小さじ1		油小さじ1	
	砂糖　大さじ1強	ジャム小さじ1		砂糖大さじ1/2	
	塩分　6g		めんつゆ1カップ	みそ大さじ1/2　塩 少々	

月　　日

	食品と目安量	朝食	昼食	夕食	間食
主食	ごはん　2杯				
	パン　1枚				
	乾めん　40g				
主菜	肉　60g				
	魚　60～80g				
	卵　1個				
	豆腐　⅓丁				
副菜	緑黄色野菜 120g～				
	淡色野菜 150～200g				
	芋　60～80g				
乳製品	牛乳　200ml				
	ヨーグルト　100g				
果物	果物　100g				
調味料	植物油　小さじ2				
	砂糖　大さじ1強				
	塩分　6g				

第1章

食べる力を
とり戻すために

再発を防ぐ食生活と嚥下リハビリ

回復期リハビリテーション病院（病棟）を退院して
自宅に帰ったその日から直面するのが、食事です。
再発を予防するために、高血圧症、糖尿病、脂質異常症などの
合併症を改善する〝健康な食生活〟を実践しなければなりません。
また、まだ嚥下機能が十分に回復していない場合は、
〝食べる力〟をとり戻すリハビリが必要です。
そのためのケアと、食べるリハビリに役立つ「なめらか食」の基本調理を紹介します。

再発を防ぐために食生活で注意することは？

高血圧症、糖尿病、脂質異常症などを改善する食事療法はむずかしいことではありません。健康な人が健康を保つために心がけたい食生活と基本は同じだからです。退院前に管理栄養士から食事指導を受け、実際の食事は入院食で体験したはず。自宅に帰ったとたんに昔の食習慣に戻ってしまうことのないよう、この章で復習してください。

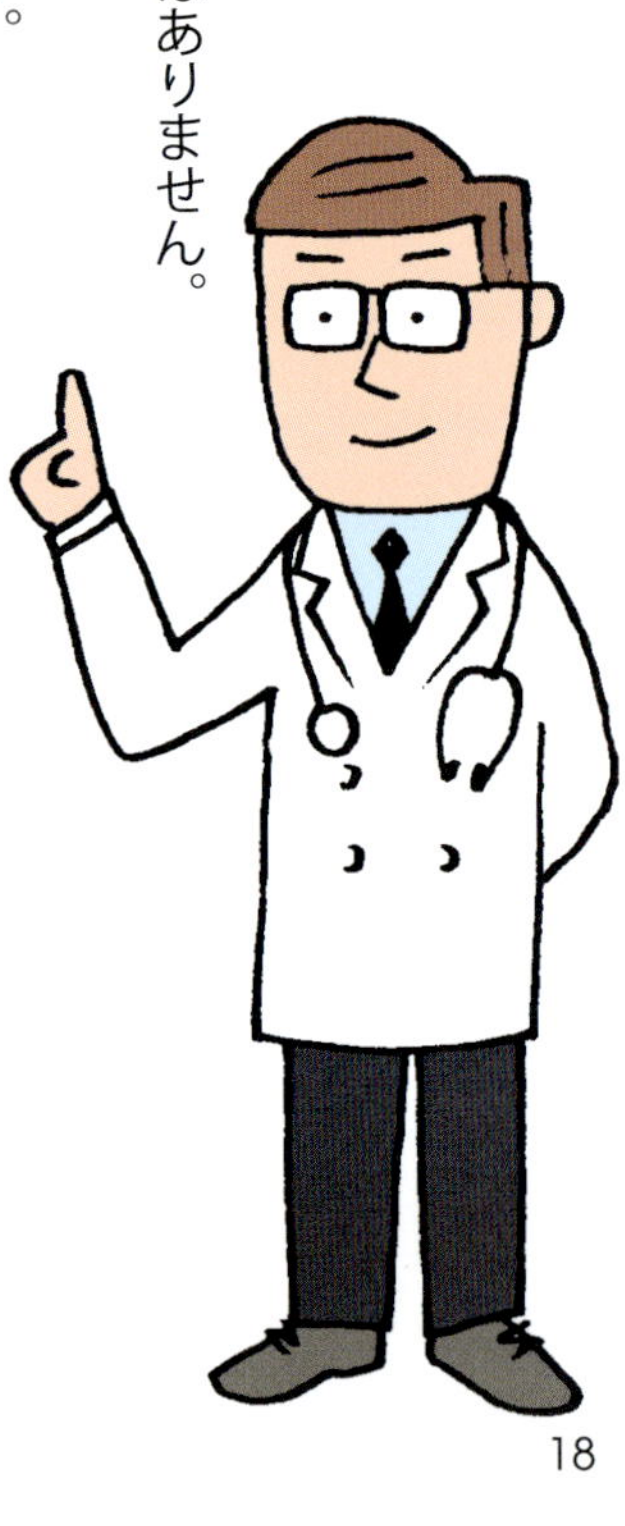

POINT 1 自分にとっての適量を守って食べましょう

自分にとっての適量の食事とは、身長から割り出した適正体重を保つ量です。具体的に、何をどのくらい食べたらよいかは、退院前に医師や病院栄養士から指導があったはずですが、20ページに目安を示しましたので参考にしてください。

ただ、毎食、材料を計って作るのは大変ですし、市販品や外食などで量がわからないこともあるでしょう。そこで、適量を食べているかどうかの目安になるのが体重です。

体重を定期的にチェックする習慣をつけましょう。毎日、朝食前などに、同じ時間帯で計ります。1～2日の増減に一喜一憂する必要はありませんが、3日間ずっと増え続けているようなら食べすぎの可能性大。自分の適量に気がつけば、少しずつ体重が減っていくでしょう。

すでに適正体重を達成しているのに、さらに体重が減り続けるようなら要注意。散歩などで運動して消費するカロリー量より、食事のカロリー量が少ない可能性があります。運動を控えるか、食事の量を増やして調整しましょう。

POINT 2 1日3食を規則正しく食べましょう

食事時間が不規則になって、空腹時間が長くなると、食べたいという欲求が強くなって食べるスピードが早まるので、食べすぎを招きます。また、1日のトータル量は同じでも、朝食抜きで夕食時にたっぷり食べたり、あるいは夕食がいつも遅く、就寝前、といった夜型の食生活していると、肥満しやすくなります。

1日3食を規則正しくとることは、生活全体のリズムを整える意味でも大切です。起床して体を動かし、食べて休息するという生活のリズムは、体全体のリズムをコントロールしている自律神経の活動に影響し、エネルギー代謝をはじめ、血糖値や血圧などの血液循環、胃腸や腎臓など、全身の内臓の活動にもかかわっています。

そうした科学的な知識のない時代から、「1日3食規則正しく」が健康法の要とされてきたのは、古くからのまさに英知なのです。

POINT 3 塩分と脂肪を控えましょう

よく知られているように、塩分のとりすぎは高血圧を招き、脂肪のとりすぎは肥満と脂質異常症を招きます。

塩分のとりすぎは肥満にもつながります。塩味の濃い料理は味のバランスをとるために甘味も強くなりがち。さらに塩分を緩和するために、味のないごはんやめんなどの主食の食べすぎにつながり、ひいては食事全体のエネルギー量も上がり、血糖値を押し上げます。一方で塩分のとりすぎは、体内の余分な塩分を排泄している腎臓の負担を増やすため、腎機能の低下を招きかねません。高血糖によって毛細血管が弱くなっていればなおさらのこと、腎機能を悪化させます。

ここに脂肪のとりすぎによる血中脂肪の増加が加われば、血管の負担はさらに増すことになります。脂肪の中でも、魚以外の動物性脂肪のとりすぎは、悪玉コレステロールを増やし、動脈硬化を促進します。

入院中は塩分、脂肪とも控えめの食事だったはず。その味の記憶を損なわないよう、退院時の食事指導でアドバイスされた調味料や食品の使用量を守って調理しましょう。そうして手作り料理を心がければ、外食や加工食品ほど塩分や脂肪をとりすぎないはずです。

POINT 4 野菜、海藻、きのこを積極的にとりましょう

食事療法というと、食べる量が少なくてお腹がすきそう……と思われがちですが、実際に食べてみると満腹した、という声が少なくありません。これまで食欲優先で食べていた肉や魚は少なくなるかもしれませんが、かわりに野菜は倍増。海藻、きのこも加えると、副菜の量は3倍にも4倍にもなるかもしれません。

野菜、海藻、きのこは、肉や魚からとるたんぱく質や脂肪の代謝を促すビタミンのほか、コレステロールの酸化を防ぐ抗酸化成分、余分な塩分や脂肪の吸収を防ぐ食物繊維やミネラルの供給源でもあります。

ただ、注意したいのは、野菜や海藻、きのこは、肉や魚のようなコクがないだけに、どうしても塩分や油脂に頼りがちなこと。そのために、調味料をとりすぎては意味がありません。野菜や海藻、きのこの香りや歯ごたえ、うまみを生かして、薄味&低脂肪の調理を心がけましょう。

1日にとりたい食品と目安量

脳卒中《のうそっちゅう》を発症した方に多いのは、栄養の過不足です。つまり、ある栄養素の多い食品グループをとりすぎたり、逆に不足しているケースです。**下図**に、1日にとりたい栄養を、主に含む栄養素のグループに分けた食品の種類と量で示しました。調味料はエネルギー源になりますが、わかりやすいよう調味料と表示しました。これら5つのグループからまんべんなく食品を選び、適量をとることで、栄養のバランスのよい食事ができます。

あなたの１日の適量は？

病院から指示があると思いますが、わからない場合は（1）→（2）の順で計算してみましょう。

（1）身長（　）m× 身長（　）m×22 ＝標準体重［ ① ］kg

（2）標準体重（①）kg×25 〜 30kcal ＝適量［　　］kcal

摂取量の調整方法

●生活習慣病で食事療法を指導されている場合は医師の指示量に従ってください。

●摂取エネルギーの適量が1日 1600 〜 1800kcal で、栄養バランスよく食べるように指示されている場合は、図に示した適量を目安にとります。 1日 1600kcal でも 1800kcal でも、たんぱく質、カルシウム、ビタミン・ミネラルの適量は大きく変わりません。個人で調整したいのは炭水化物を多く含む穀物と調味料です。

●減量が必要な場合はまず、調味料グループの砂糖、油脂の順に減らします。さらに減らすなら炭水化物グループです。増量する場合はこの逆に、炭水化物、油脂、砂糖の順に増やします。

図　1日1600〜1800kcalの食品と目安量

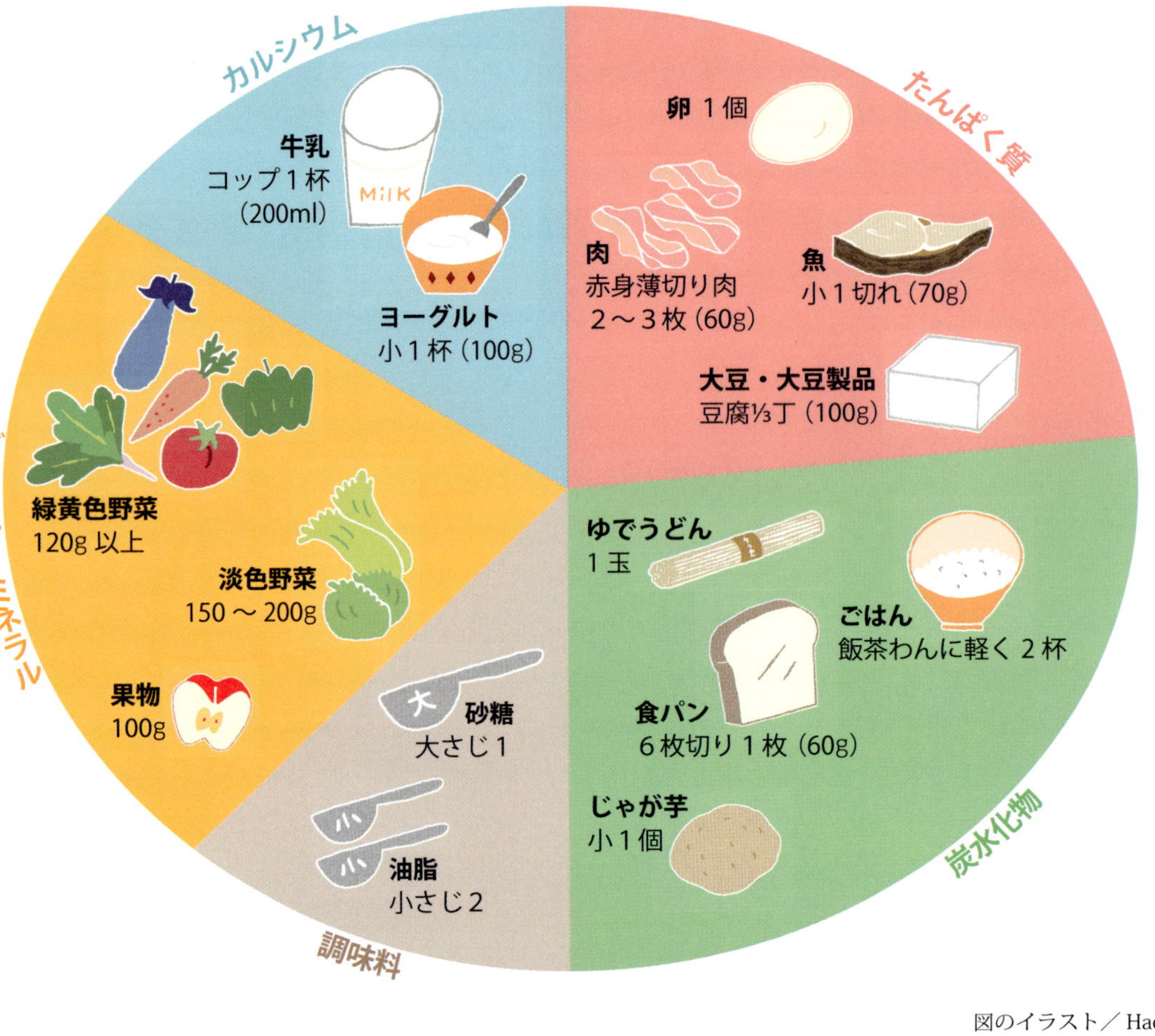

図のイラスト／Haco

食品をバランスよく組み合わせる

1日にとりたい食品と量は、朝、昼、夕の3食にできるだけ均等に配分します。毎回、下に示したように、主食、主菜、副菜という献立を考えて食品を当てはめましょう。同じグループの食品が重なったり不足することなく、栄養バランスのよい食品を組み合わせることができます。

副菜

1食で野菜 100g 以上を目標に選ぶ。1品でとれる野菜の量は 50g 前後なので、副菜はできれば2品用意したい。1品は緑黄色野菜を油を使って調理し、もう1品は淡色野菜を中心に組み合わせて油を使わない煮物にするなど、2品の食品と調理法が重ならないようにする。

デザート

果物、または乳製品を使う。いずれもとりすぎになりがちなので、適量を超えないよう注意する。甘味を加える場合も1日の適量以内に。生クリームは乳製品ではなく、高脂肪調味料なので注意する。

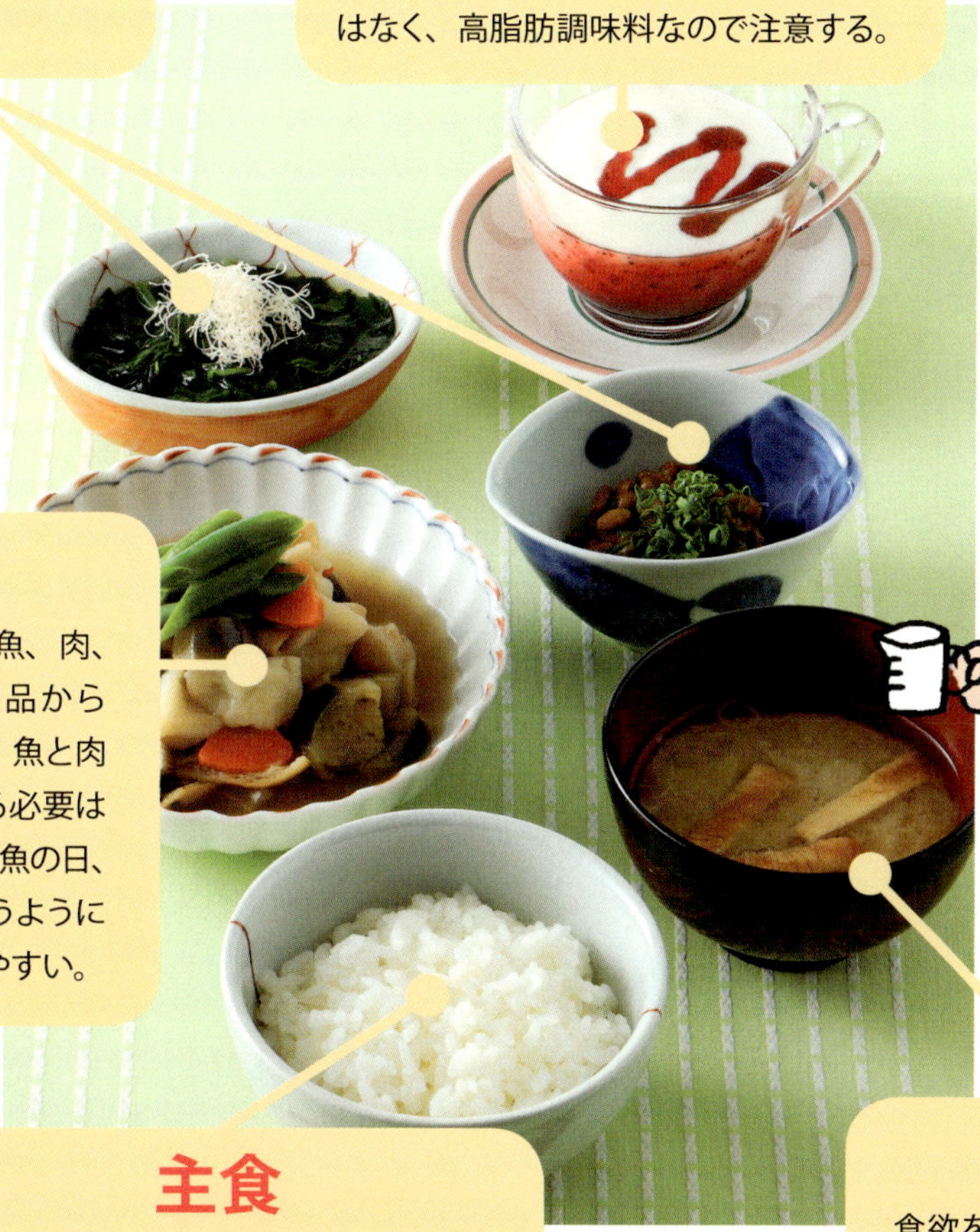

主菜

たんぱく質食品の魚、肉、卵、大豆・大豆製品から毎食1品ずつ選ぶ。魚と肉は毎日必ずそろえる必要はないので、きょうは魚の日、翌日は肉の日というように交互にすると考えやすい。

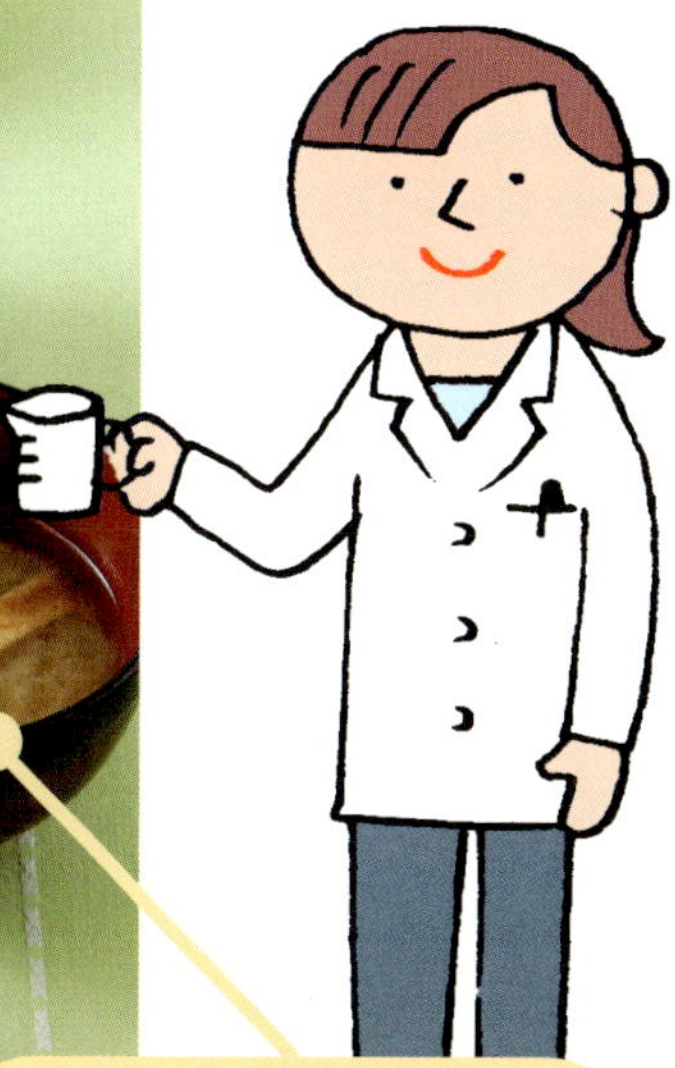

主食

ごはん、パン、めんなどの穀物から1品。おかずに、めん類、ギョーザ、シューマイなどの粉類を使う場合は主食の量を控える。間食にクッキーや和菓子など、穀物や砂糖を使った菓子をとったときも控えめに。

汁物

食欲をそそる効果が高く、大豆製品や海藻、きのこを使うおかずとしても便利。ただ、高血圧症の人の場合は、塩分を控えるために1日1杯に。具だくさんにして汁の量を控えてもよい。

合併症を改善するための食事と生活のポイント

生活習慣病などの合併症がある場合は、基本の食事に加えて、食品の選び方、調味料の使い方などに注意が必要です。また、運動や嗜好品など、ライフスタイルの改善にも努めてください。

合併症は、あなたがこれまで注意を怠ってきたことが何だったかを教えてくれます。

再発を防ぐために、それぞれの改善ポイントをしっかり確認して前に進みましょう。

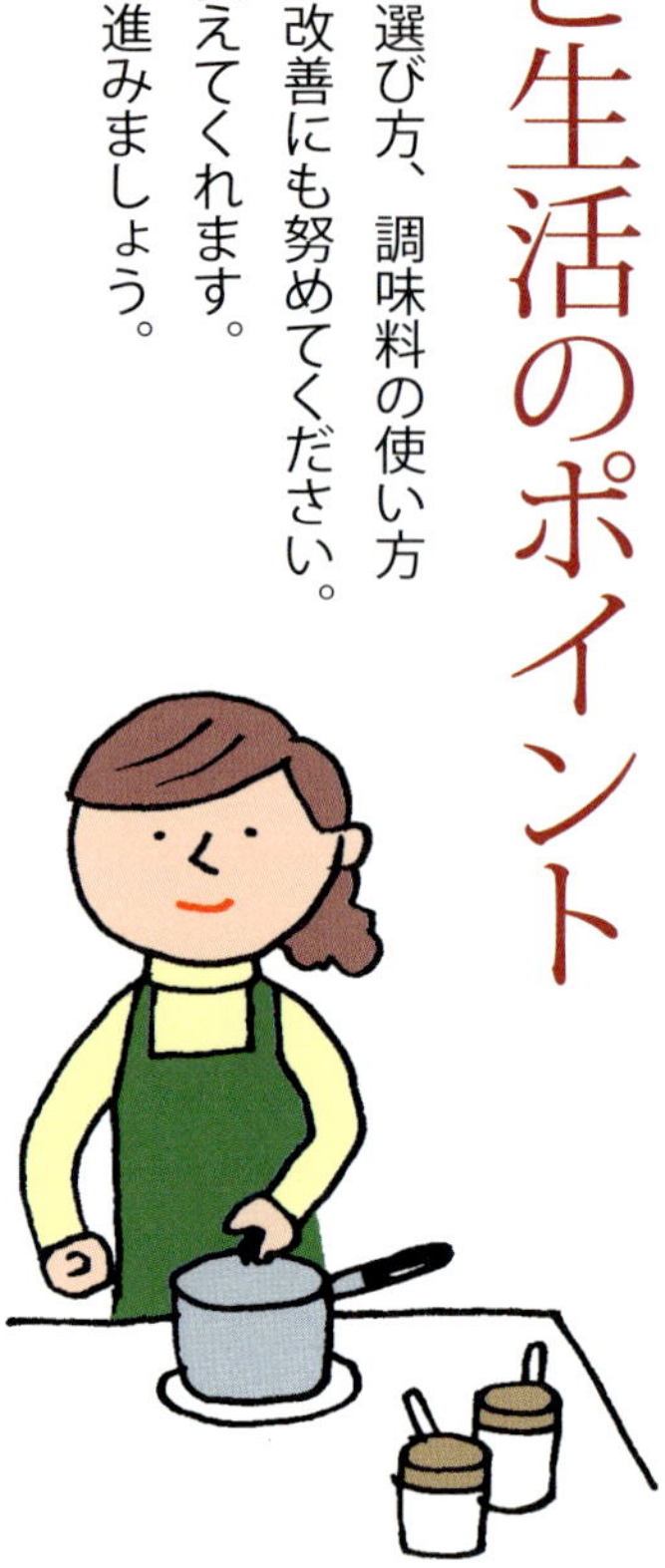

◆糖尿病

どんな症状？

- 血液に含まれる糖が多くなる病気。

何が心配？

- 高血糖が続くと血管に障害を生じる。
- 進行すると、腎臓障害、脳卒中や心筋梗塞などの動脈硬化性疾患、神経障害、網膜症などの合併症を招く。

治療の方法

- 基本の食事療法
- 適度な運動をする
- 薬物療法（必要に応じて）

食事療法のプラスポイント

- よくかんでゆっくり食べる。
- 血糖値の上昇を押さえ、空腹感を押さえる食物繊維を積極的にとる。
  おすすめは……海藻類、根菜、きのこ、こんにゃくなど
- 甘いお菓子は1日40kcalまでに。
- 高血圧症、脂質異常症のプラスポイントも実践して合併症を防ぐ。

◆高血圧症

どんな症状？

- 血圧が基準値より高くなった状態。

何が心配？

- 高血圧症が続くと全身の血管の動脈硬化が進む。
- 進行すると、腎障害や糖尿病が悪化したり、動脈硬化による脳梗塞や心筋梗塞を招く危険性が高まる。

治療の方法

- 基本の食事療法
- 肥満解消
- 適度な運動
- 禁煙・節酒
- 薬物療法（必要に応じて）

食事療法のプラスポイント

- 塩分を1日6g以下におさえる。
  ★おいしく減塩するコツ
  1. 手作りを心がけ、加工食品、市販食品、外食を控える。
  2. 薄味でおいしい旬の新鮮な食品を選ぶ。
  3. 汁物は具だくさんにして1日1杯までに。
  4. 調味料は計って使う。
  5. 酸味、香り、辛味、だしのうまみを生かした味つけに。
  6. 減塩調味料や減塩パンなど、食塩調整食品を活用する。
- カリウムの多い野菜は毎食、果物は1日1～2個（80kcal）とる。
- 水分をたっぷりとる。
  1日1.5～2ℓを目安に。
- 脂質異常症の食事療法も参考にする。
  肉を控えて魚を積極的にとる。

◆脂質異常症

どんな症状？
- 血液中の中性脂肪、LDL コレステロール（悪玉コレステロール）が基準より多い、または HDL コレステロール（善玉コレステロール）が基準より低い状態。従来の高脂血症をいう。

何が心配？
- 放置すると動脈硬化が進み、脳梗塞や心筋梗塞が起こりやすくなり、糖尿病、高血圧、腎臓障害の悪化を招く。

治療の方法
- 基本の食事療法
- 適度な運動
- 肥満解消、内臓脂肪を減らす
- 禁煙・節酒
- 薬物療法（必要に応じて）

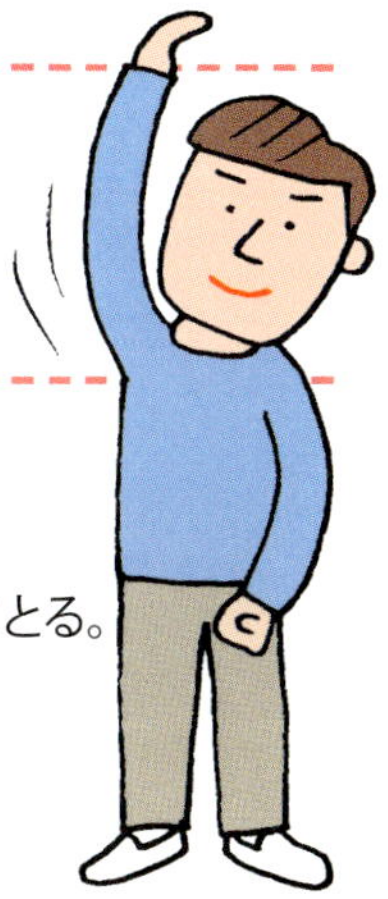

食事療法のプラスポイント
- 血液の流れをよくする n-3 系脂肪酸の豊富な魚を積極的にとる。
  おすすめは……アジ、イワシ、サバ、ブリ、サンマなど
- LDL コレステロールを減らすリノール酸が豊富な大豆・大豆製品を積極的にとる。
  おすすめは……豆腐、納豆、ゆば、凍り豆腐
- 血液中の脂質の酸化を防ぐ抗酸化物質の多い野菜を積極的にとる。
  おすすめは……緑黄色野菜、色の濃い野菜、 ビタミン C の多い生野菜や果物
- LDL コレステロールが高い場合は、コレステロールを含む食品を控える。
  控えたいのは……レバー、貝やイカ、エビ、カニなどの内臓類、ウニ、イクラ、タラコなどの魚卵、卵黄、バター

◆メタボリックシンドローム

どんな症状？
- 内臓脂肪型肥満に加えて、高血糖、脂質異常症、高血圧症のいずれか2つの症状が合併した状態。

何が心配？
- 放置すると、合併症とともに動脈硬化が進行して、脳卒中や心疾患を発症する危険性が高まる。

治療の方法
- 基本の食事療法
- 肥満解消、内臓脂肪を減らす
- 適度な運動
- 合併症の改善
- 禁煙・節酒

◆痛風（高尿酸血症）

どんな症状？
- 血液中の尿酸値が高く、関節が激しく痛む痛風関節炎を発症している状態。

何が心配？
- 肥満、脂質異常症、高血糖、高血圧症などを合併することが多く、放置するとメタボリックシンドロームを招きやすくなる。

治療の方法
- 基本の食事療法
- 肥満解消
- 軽い運動を長期間続ける
- 水分を多めにとる

食事療法のプラスポイント
- アルコール、とくにプリン体の多いビールを控える。
- プリン体の多い食品を控える。
  控えたいのは……レバー類、えび、カツオ、イワシ、タコ、カキなど

食べられない、飲み込めないときのリハビリとケア

脳卒中《のうそっちゅう》の急性期には、食べられない、飲み込めないという摂食嚥下《えんげ》障害が見られることが少なくありません。そのような場合は必要なリハビリを行うことで、回復期リハビリテーション病院を退院するころには、食べる力をとり戻すことができるかたが多くいます。食べるための唇や舌、ほおやのどなどの器官は、発音のための器官と共通しているため、食べる力の回復に伴い、話す力の回復を期待できることもあります。

ただ、食べることには認知機能や精神的な要因なども関係するため、食べられない理由はさまざまです。その原因を見極めてリハビリを行っていくのが言語聴覚士の仕事です。まず、回復期リハビリテーションではどんなリハビリとケアが行われるのか、具体的に紹介しましょう。

リハビリによる嚥下障害の治療例

経管栄養から4か月、軟菜食が食べられるようになった80代のAさん

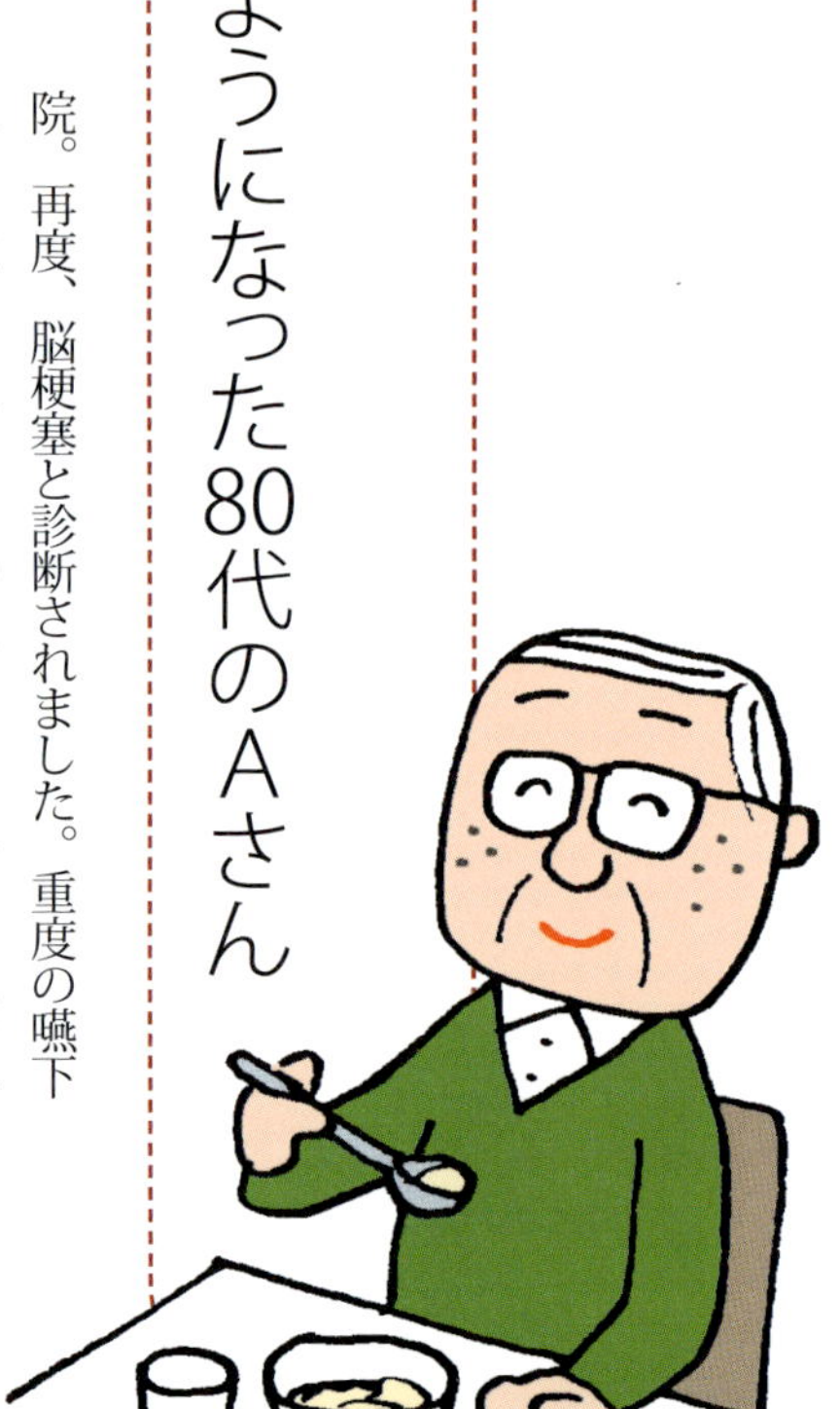

食事も会話もできない寝たきりの状態で転院

80代の男性Aさんは、5年ほど前に脳梗塞を発症しましたが、歩く速度が少し遅くなった程度で、身のまわりのことは一人ででき、毎日元気に過ごしていました。食べることが何よりの楽しみだったといいます。

ところが寒さの厳しい1月、急にろれつが回らなくなり、左片マヒも起きたため、救急病院に入院。再度、脳梗塞と診断されました。重度の嚥下障害も認められたため、鼻から胃に管を留置し、栄養剤を注入して栄養を確保することになりました。食べる練習はむずかしいため、食べ物を使わない間接的嚥下訓練のみが行われました。

発症から1か月半後、救急病院での治療が終了し、回復期リハビリテーション病院に転院。左片マヒと体の機能が低下する廃用《はいよう》症候群のため、ほぼ寝たきりの状態で、起き上がったり、車椅子に

移るにも介助が必要でした。そこで、歩けるようになる、なるべく人の手を借りることなく着替えなどの日常生活動作（ＡＤＬ）ができるようになる、口から食べられるようになるという3つを目標に、理学療法士（ＰＴ）・作業療法士（ＯＴ）・言語聴覚士（ＳＴ）によるリハビリが開始されました。

転院10日目、嚥下造影検査、ゼリー食による摂食訓練スタート

　Aさんは、意識はまだぼんやりしていましたが、相手の話を理解して、簡単な指示に従うことができました。しかし重度の構音障害（発音する器官の運動障害により、発音が不明瞭な状態）のため、本人が話した内容はほとんど聞き取ることができません。口の中が乾燥していて、口腔内がかなり汚染された状況でした。また痰《たん》がからみやすく、2時間ごとの吸引が必要でした。

　栄養確保の手段は、患者さんの不快感を避けることと、飲み込みの練習につなげるため、1日3回、食事の時間だけ、口から管を飲んで食道まで通し、栄養剤注入後は管をはずすという方法に変更しました。

　嚥下機能の簡易検査では、少量の水を口に含ませると嚥下反射（のどに飲食物が送り込まれると、「ごくん」となる反射）は見られましたが、飲み込んだ後に、ゼロゼロした声が出現しました。舌の動きは見られましたが、舌を左右や上下に動かすなどの細かい動作は困難でした。

　入院から10日後、飲み込む様子をX線撮影する嚥下造影検査（VF検査）を実施し、とろみのついた水分やゼリーを飲み込む様子を確認しました。食べ物をのどに送り込むことは可能でしたが、嚥下反射は遅延しており、嚥下反射が見られても、食道の入口が開きにくい状況でした。そのため、飲み込んだ後、のどの奥に食べ物が残ってしまい、それが気管のほうに流入し、誤嚥《ごえん》してしまうことがわかりました。

　検査中、食道の入口を開きやすくするバルーンカテーテルを用いたストレッチを実施したところ、ストレッチ前に比べて、のどに残る量が少なくなることがわかりました。そこで、バルーンカテーテルを用いた食道の入口のストレッチ訓練（バルーン拡張訓練）を導入し、少量のとろみつきの水分を用いた経口摂取の訓練を開始する方針が決まりました。

　口腔ケアを徹底するとともに、唇や舌の体操、のどのアイスマッサージ、バルーン拡張訓練などの間接的嚥下訓練と、とろみつきの飲料やゼリーでの経口摂取訓練を毎日実施しました。

3種類のリハビリを連日行って1か月後、ようやくペースト食の摂取訓練へ

　1か月後、再度、VF検査を行ったところ、明らかな改善が認められました。嚥下反射の惹起《じゃっき》もスムーズになり、嚥下後に食べ物がのどに残るこ

とも少なくなっていました。食道の入口の開きもスムーズになっていたため、バルーン拡張訓練は終了とし、口腔ケアやマッサージなどの訓練を続けながら、嚥下食（ペースト食）での経口摂取訓練を開始しました。まず、言語聴覚士が昼食の経口摂取訓練を実施して、誤嚥《ごえん》性肺炎を起こすことなく安全に食べられることを確認し、看護師の協力を得て、朝食と夕食も開始しました。

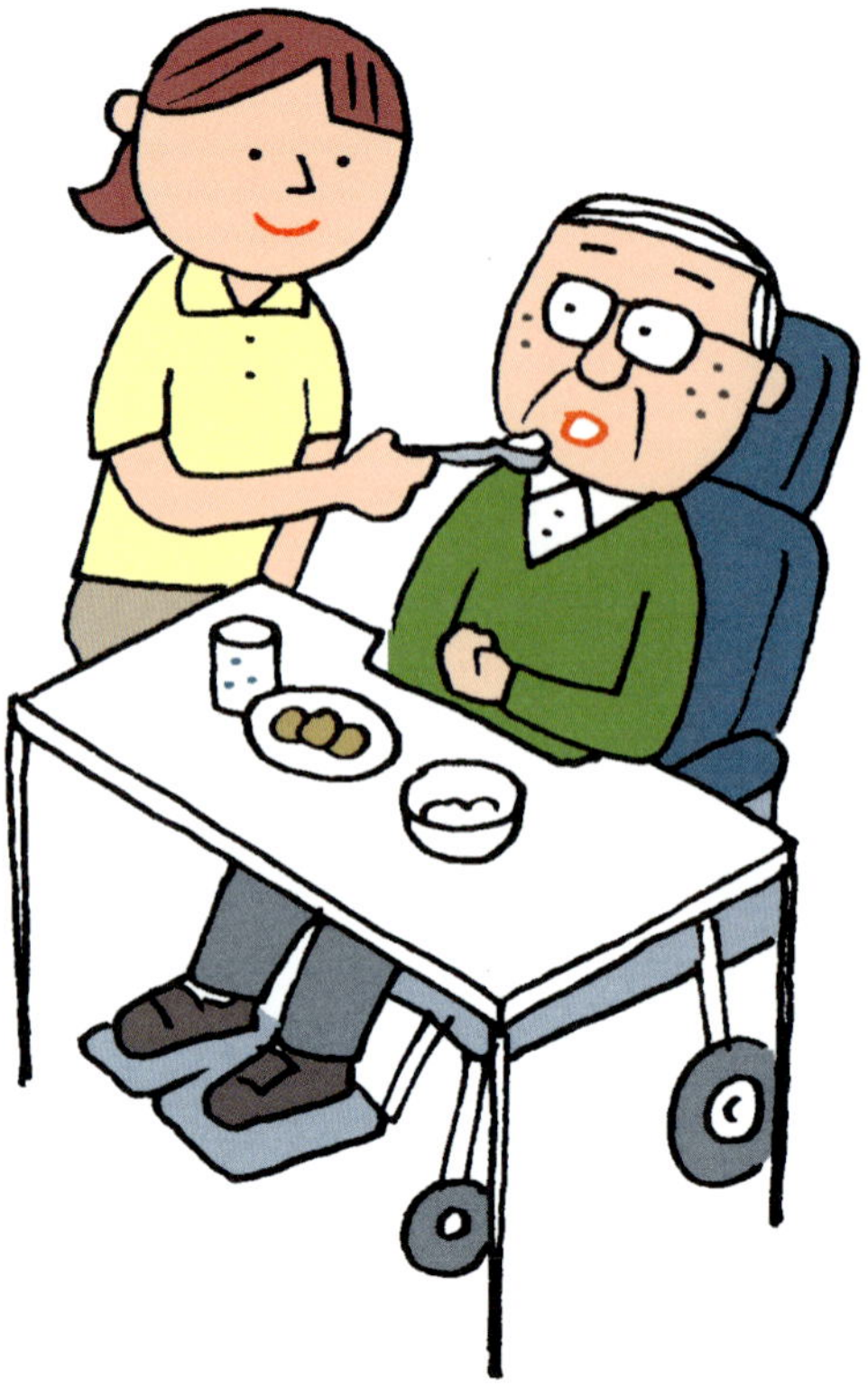

食事を開始した当初は、気道に飲食物が流入する誤嚥を防ぐために、30度リクライニング位（31ページ参照）に保つ必要がありました。そこで、リクライニング式の車椅子を使用し、介助をして食べてもらいました。安全に食べられることを確認しながら、段階的に背もたれの角度を上げていき、最終的には椅子に座って、自力で食事することができるようになりました。口から食べる回数が増えるにしたがって痰の量も徐々に減少し始めたため、痰の吸引は不要となり、口腔内の汚染も改善しました。

4か月後、軟菜食が食べられるようになって、退院！

最終的には約4か月の入院を経て軟菜食（やわらかめの普通食）の摂取が可能となりました。ただ、とろみのない水分をとるとまだ誤嚥を起こす心配があるため、とろみをつける必要がありました。自宅に戻って、自分で好きなときに飲めるよう、Aさん本人とご家族に、とろみ調整剤の使い方を指導しました。

身体機能も大きく改善しました。着替えなど、身のまわりのことはおおむね自分で行えるようになり、杖を使って歩くこともできるようになりました。コミュニケーション力については、構音障害は残っており、ときどき聞き返す必要がありましたが、家族やスタッフとのコミュニケーションには困らないまでに改善しました。

Ａさんは４か月にわたる入院生活を振り返り、最初は食べたいという意欲もわかなかったけれども、口から食べる訓練が進んでいくにつれて、食事が楽しみになってきて、それを励みにがんばれた、と話してくれました。中でも一番最初に食べたビーフシチューの味は格別だったそうです。まだまだ何でもスムーズにパクパク食べるというわけにはいきませんが、退院して家族が作った料理を家族と一緒に食べることをとても楽しみにしているということです。

いかがでしょうか？　Ａさんは認知機能には大きな問題がなく、リハビリに対する協力が得られやすかったことも幸いし、回復期リハビリテーション病院に入院後４か月で、３食とも口からの摂取が可能になり、身のまわりのことも自分でできるようになりました。

嚥下機能のリハビリは、ＶＦ検査で誤嚥のリスクを評価しながら、食べ物を用いない間接的嚥下訓練と、食べ物を実際に食べる直接的嚥下訓練とを並行して行ったのですが、間接的訓練が基本的な嚥下の能力を向上させる一方で、直接的訓練では、口から食べる喜びを味わうことができ、食べる意欲が高まっていったことが印象的でした。

嚥下障害のリハビリは、誤嚥や窒息などのリスクも伴います。しかし、安全に食べられる方法を確認しながら、さまざまな味や食感を体感することで、「食べる楽しみ」の幅を広げていくことが大切だと思います。毎日、リハビリを続けることはとても大変ですが、「食べる楽しみ」こそが、リハビリに対する意欲、ひいては「生きる意欲」をとり戻す原動力だと、日々、実感させられています。

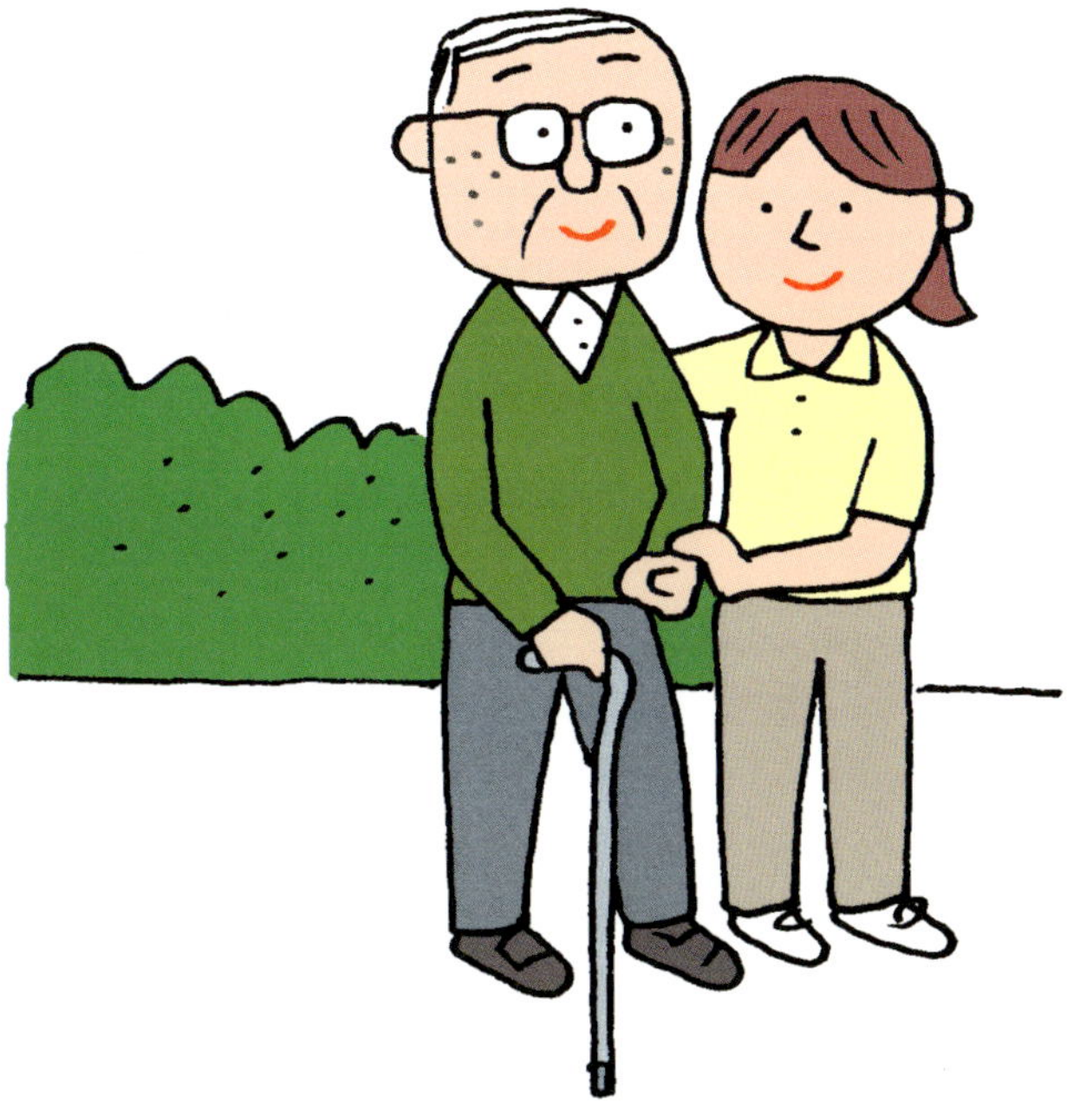

症状別
嚥下障害のリハビリと調理のポイント

脳卒中によって起こる嚥下《えんげ》障害の症状には以下のようなものがあります。どんな症状なのか、食べている様子を注意深く観察してわかることもありますが、とくに❸〜❻などは観察しただけではわからないこともありますので、飲み込む様子をＸ線撮影して観察するＶＦ検査、内視鏡による検査、飲み込む音を聞いて診断する頸部聴診検査などの検査によって問題点を明らかにします。

それぞれの障害の観察ポイント、主なリハビリ方法の例を紹介します。どこに問題があるのか、より安全に食べるためにはどのようなことをすればよいのかを理解するうえでの参考にしてください。

なお、これまでより食べられなくなったというときは、まず医師に相談してください。言語聴覚士などによる専門的な嚥下リハビリが有効な場合もあります。

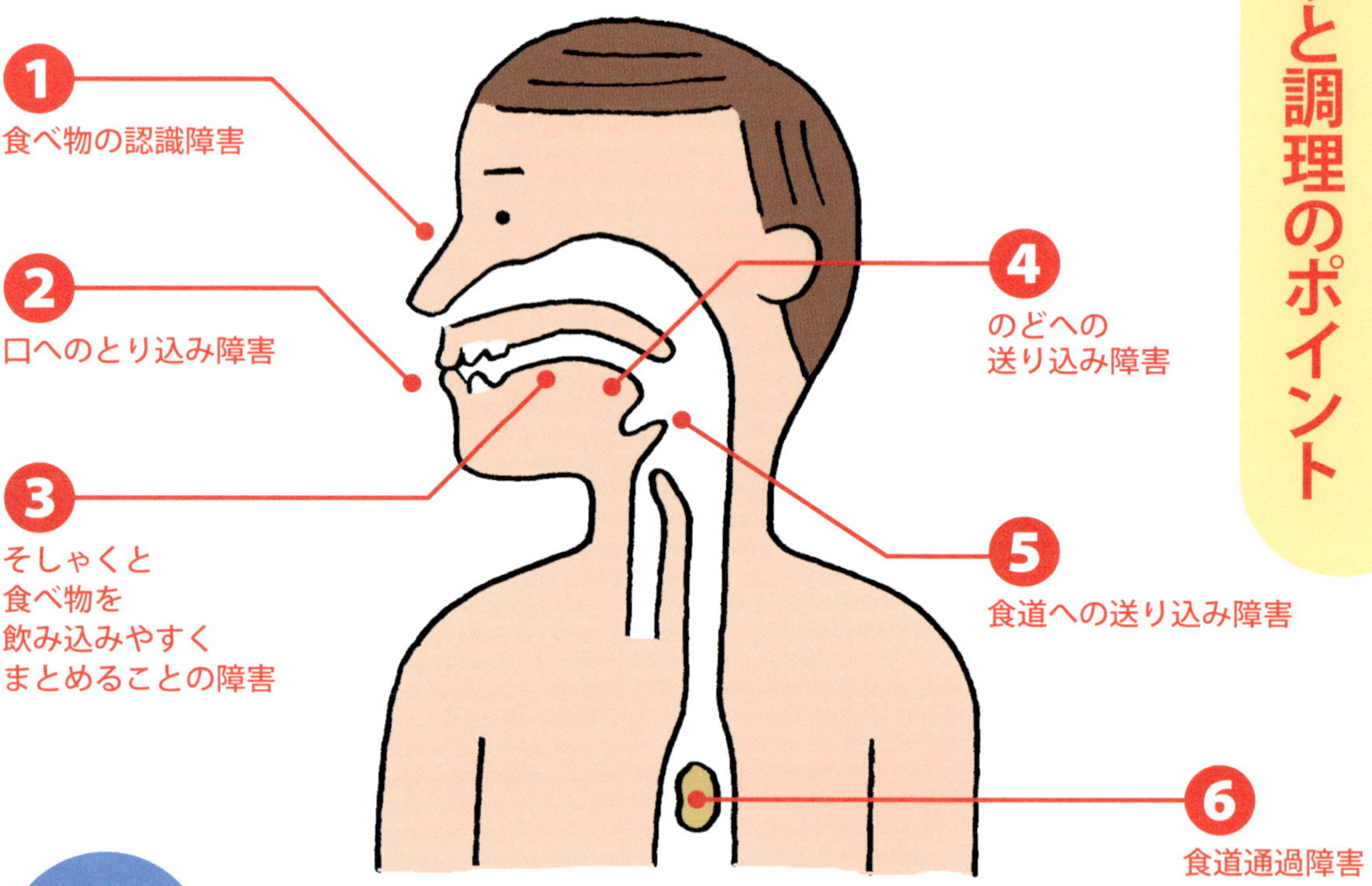

適した調理法

患者さんの症状に応じて下記のような調理が行われます。どんな調理法が適しているかは症状によって異なりますので、必ず医師の指示に従ってください。

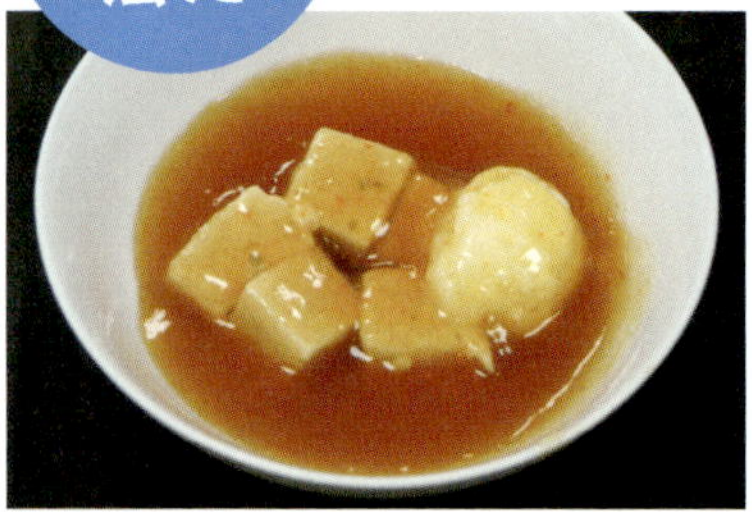

ペースト食

舌で軽く押しつぶせるやわらかさで、口のなかでばらけない。水分でむせる場合はのどをすべりやすいよう、さらになめらかに調理し、離水しないこと。

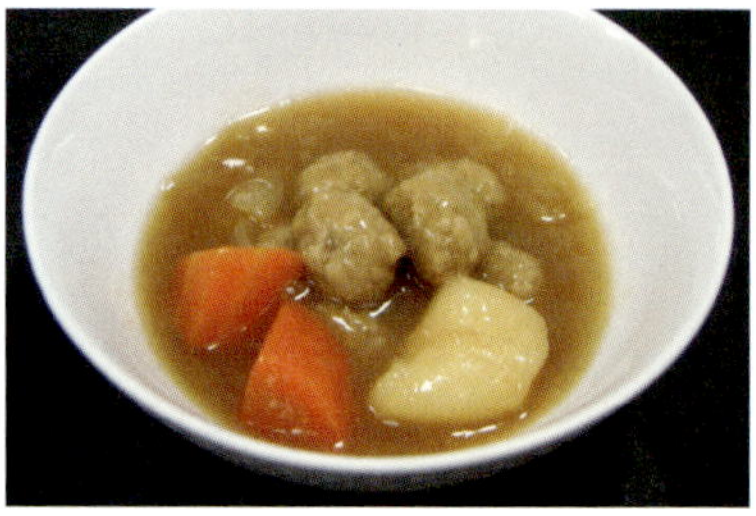

なめらか食※

舌と口蓋（あご）で押しつぶすことのできるかたさ。均一のやわらかさで、口の中でまとまりやすいなめらかさ。

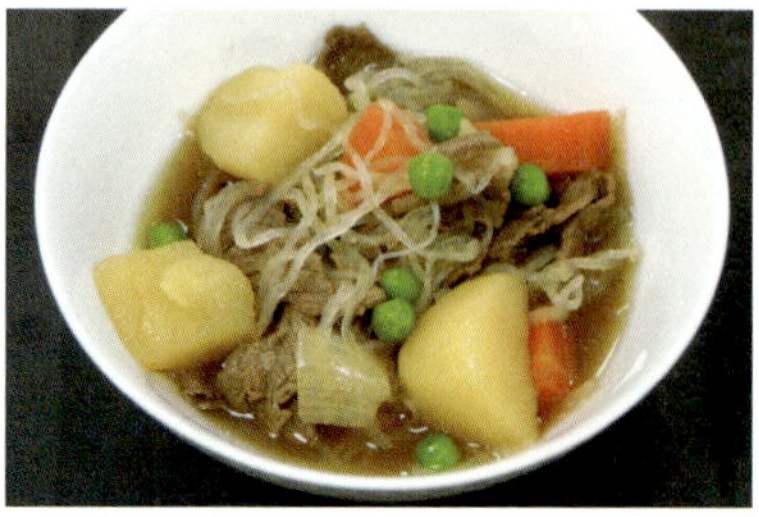

軟菜食

普通食からかたいものを除き、義歯であればそしゃくできるよう、切り方などにも配慮する。

※嚥下調整食4レベル（日本摂食嚥下リハビリテーション学会）に相当

観察ポイント	基礎訓練 （食べ物を使わないリハビリ）	摂食訓練 （食べ物を使うリハビリ）
1 食べ物の認識障害		
食べ物を見ても口を開かない。 唇にスプーンが触れても開かない。	口周辺のマッサージ。 口腔ケア。 冷たいスプーンなどで唇に触れる。 食べるときにはしっかり目を覚ましていられるよう、生活のリズムをつくる。	意識がはっきりするまで、摂食訓練は控える。
2 口へのとり込み障害		
食べ物を口に入れてもこぼれる。 よだれが多い。 下あごが上下に動くか。 唇を閉じられるか。	唇やほおのマッサージ、体操。 口周辺のアイスマッサージ。	30度リクライニング&頸部前屈（31ページ参照）で重力を利用する。 下あごを持ち上げたり、唇を閉じるようにして介助する。
3 そしゃくと食べ物を飲み込みやすくまとめることの障害		
固形物が食べにくい。 パサパサしたものが食べにくい。 舌を口の天井に押し付けられるか。 下あごの上下動、口の開閉はどうか。 舌で唇の周囲をなめられるか。	唇やほおのマッサージ。 舌の運動。カ行、タ行、ラ行の練習。 スルメなどをかむ。	30～60度リクライニング&頸部前屈（31ページ参照）。 マヒがない側のほおに食べ物を入れる。マヒ側に食べ物がたまるときはほおを押す。
4 のどへの送り込み障害		
口のなかに食べ物が残っている。 上を向かないと飲み込めない。 舌で口の天井を押し付けられるか。 下あごでかみしめられるか。	舌の運動。 下あごをかみしめ、舌を口の天井に押し付ける練習。	30～60度リクライニング&頸部前屈（31ページ参照）。 食べ物を少しずつ、舌の奥に直接入れる。
5 食道への送り込み障害		
食べるとむせる。 のどに残留感がある。 食後にせきが出る。 水を飲んだあとに声が変わる。	のどのアイスマッサージの後、「ごくん」をする。 せきをする練習。 口をすぼめて呼吸をする。	30度リクライニング&頸部前屈（31ページ参照）。さらに体を横向きにして嚥下する。 ごく少量の水と交互に嚥下する。 食べ物を口に入れて息をこらえて嚥下する。
6 食道通過障害		
飲み込んだものがのどに逆流してくる。 胸につかえる。 流動食しか入らない。	空嚥下（唾液を飲む練習）。原因を精査することが必要な場合があるので、医師に相談する。	全身をリラックスさせ、粘度の少ない流動食をとる。 ゴクンをくり返す。

参考資料（p28～29）『口から食べる嚥下障害 Q&A 第4版』（藤島一郎・著、清水一男・絵　中央法規出版）

自宅でできる嚥下体操

間接的嚥下訓練と呼ばれる食べ物を使わないリハビリのうち、自宅でも簡単にとり組める体操を紹介します。食べるための準備体操として考案されたもので、毎食前に行うことで、嚥下《えんげ》がスムーズになる症例が多数報告されています。なめらか食や軟菜食の人も、いまより機能が後退しないよう、一日も早く普通食が食べられるようチャレンジしてみましょう。

毎食前、1から8まで順番に行います。

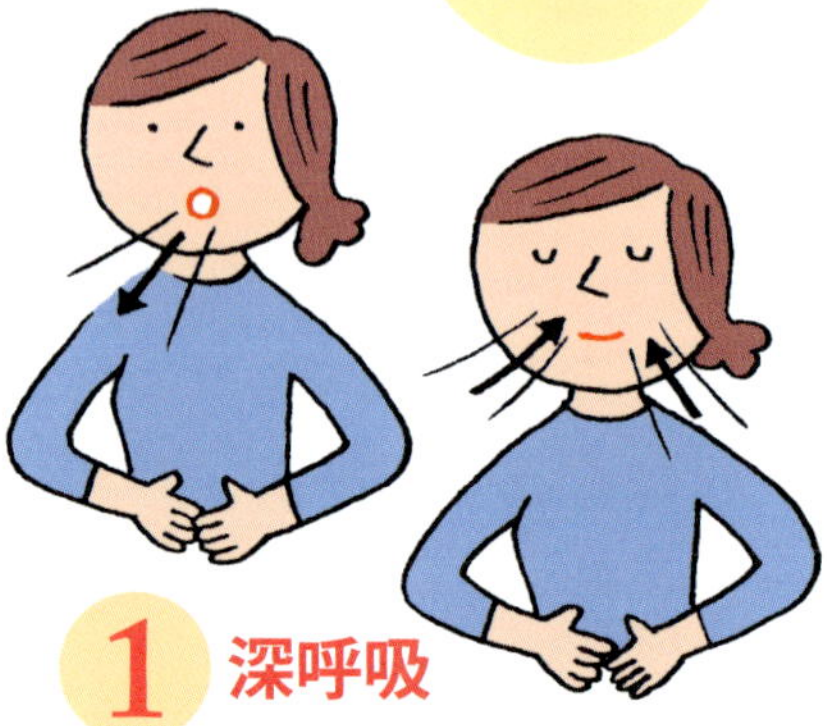

1 深呼吸

ゆったりと座り、下腹部に両手を当てて、鼻から息を深く吸ってお腹をふくらませ、口をすぼめて息を吐きながらお腹をへこませる。これを数回くり返す。

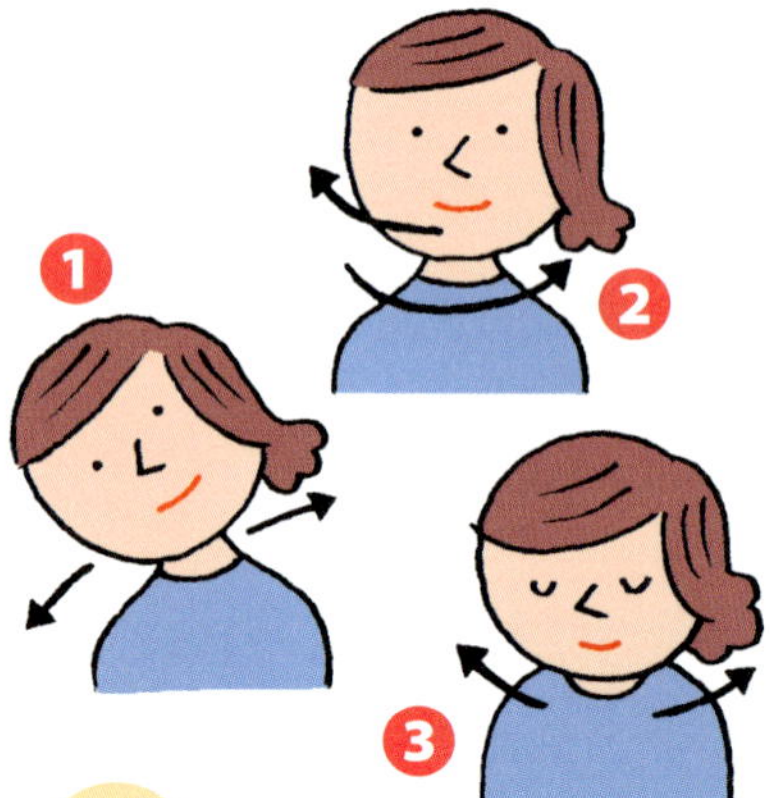

2 首の運動

深呼吸をしながら、❶首を左右に傾ける。❷左右に横を向く。❸最後に右、左に大きく回す。❶〜❸をそれぞれ数回ずつ行う。

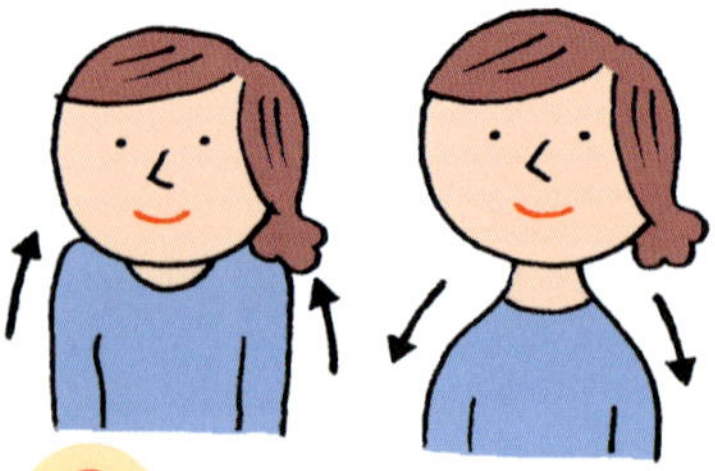

3 肩の運動

両肩をすくめるようにして肩を上げ、ストンと力を抜く。数回くり返す。

4 上体揺らし

力を抜いて、上体をゆっくり左右に揺らす。数回くり返す。

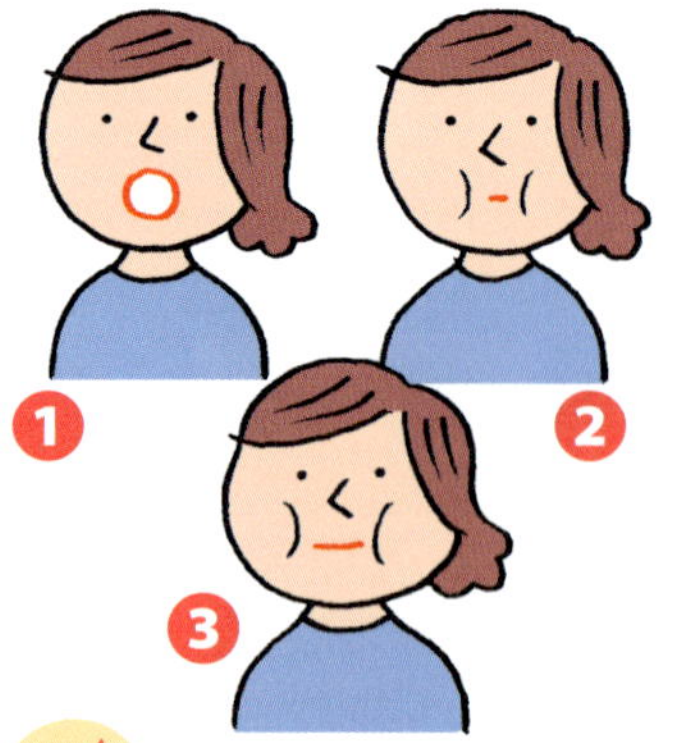

5 口の体操

❶口を大きく開いてからしっかり閉じる。❷唇を横に広げてからすぼめる。❸口を閉じてほおを膨らまし、ゆるめてすぼめる。❶〜❸をそれぞれ数回行う。

食前食後に必ず行いたい口腔ケア

口の中を清潔に保つ口腔ケアは、嚥下障害やマヒがあると行いにくいのですが、そうした状況でこそしっかり行いたいものです。

食前の口腔ケアは舌やほおのマッサージ効果もあり、食べる力を回復するためのリハビリにもなります。また、口の中が清潔になると味覚がより鋭敏になるため、嚥下反射がスムーズに起こる効果も期待できます。

嚥下障害がある場合は、唾液が少なかったり、飲み込めない食べ物が口のなかに残ったりして、口の中はいっそう汚れます。誤嚥《ごえん》による肺炎を予防するためにも、食後も口腔ケアを必ず行いましょう。水分にむせてしまう場合も安全にケアができる柄つきのスポンジブラシ、舌ブラシ、歯間ブラシなど、便利な製品がいろいろ開発されています。マヒがあって口が開きにくい、歯ブラシが持ちにくいなどの場合に助けてくれる製品もあります。歯科医師や歯科衛生士など専門家に相談して、じょうずに活用してください。

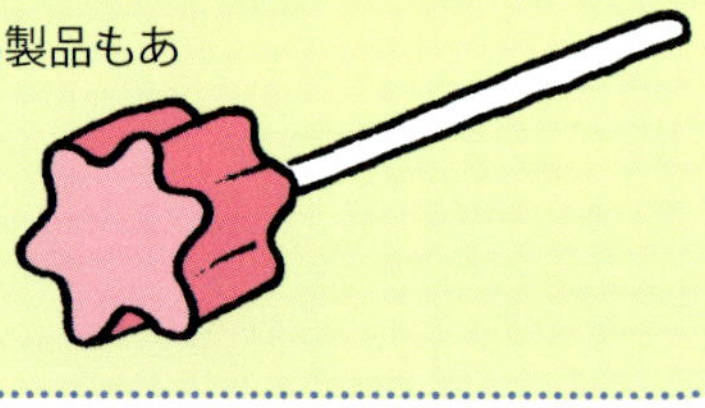

嚥下障害がある場合の食事のケア

食事は、人に食べさせてもらうより、自分で食べるほうが数倍も数十倍もおいしく、生きる喜びにつながります。できるだけ自分で食べるようがんばりましょう。

ただ、自力で食べることにこだわって、食事が十分にとれなかったり、誤嚥して肺炎などを招いては本末転倒です。

誤嚥を防ぐには、**図1**のように上体をリクライニングにすると安心です。ただ、30度リクライニングでは自分で食べることはできません。自力で食べるには上体を、できれば60度まで起こしたいものです。むせたりしないか、口の中に飲み残しがないかを確認しながら、自力で食べられて誤嚥をしない角度を探しましょう。

誤嚥を防ぐには食べ方も大切です。ひと口分ずつ口に運び、確実に飲み込んでから次のひと口を入れるようにして、ゆっくり食べましょう。慣れないうちは、ひと口飲み込んだら咳《せき》ばらいをして、「ごくん」と飲み込む動作をするか、食べ物と交互にごく少量の水（むせる場合はとろみをつける）を飲むとよいでしょう。

30度リクライニング&頸部前屈

30度リクライニングにすると気管が前（上）、食道が後ろ（下）になるので、飲食物が重みで下の食道に落ちていき、誤嚥が起こりにくくなります。ただし、あごが上がっていると、のどと気道がまっすぐつながり誤嚥しやすくなります。**図2**のように、あごを引いて頭を起こすと、のどと気道に角度がつくので、誤嚥を防ぐことができます。

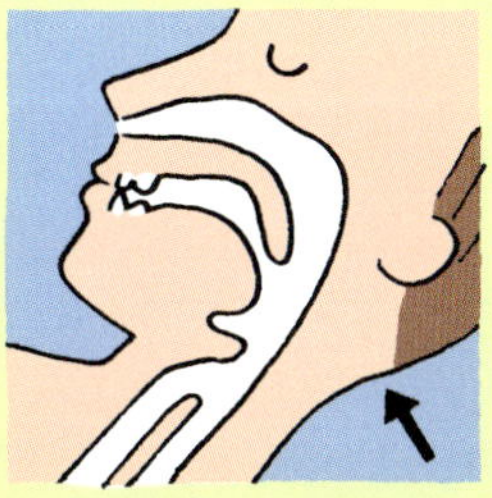

図2 頸部（首）を前屈する

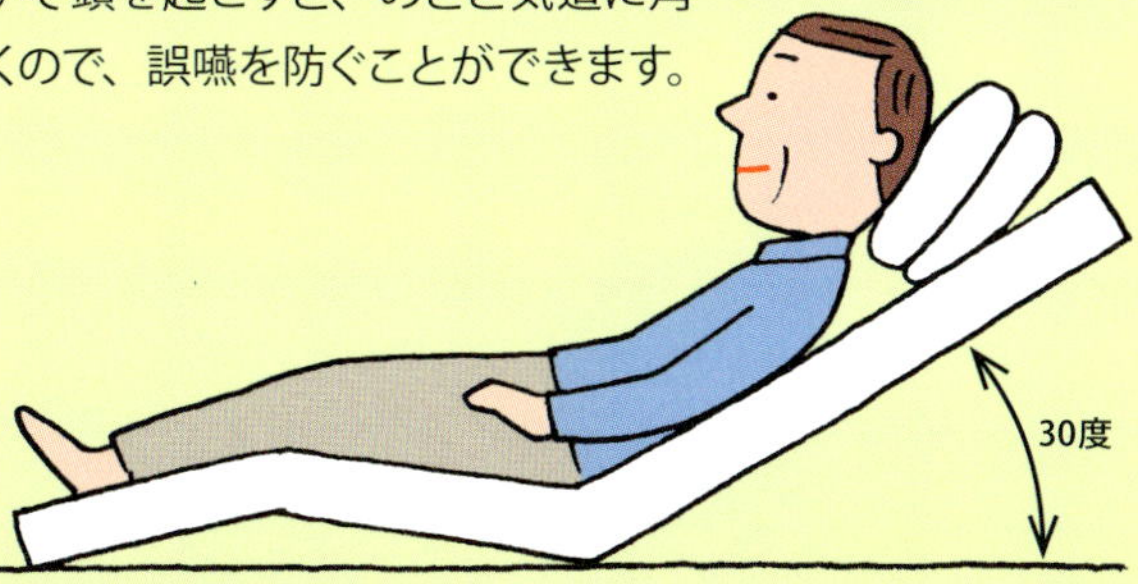

図1 30度リクライニング

ティースプーン・たて長スプーン・アイスクリームスプーン

ひと口分の量はティースプーン1杯分（3～5ml）が目安。少なすぎても、のどや食道への刺激が足りないために嚥下反射が起きにくく、飲み込みにくくなります。ゼリーややわらかく煮た食品もこの大きさにカットします。

スプーンの形は、計量スプーンのように深く丸い形より、ティースプーンのように、浅くだ円形のほうが口に入りやすいようです。さらに浅い長方形、浅い平形のアイスクリームスプーンなど、患者さんの状態によって使い分けるとよいでしょう。

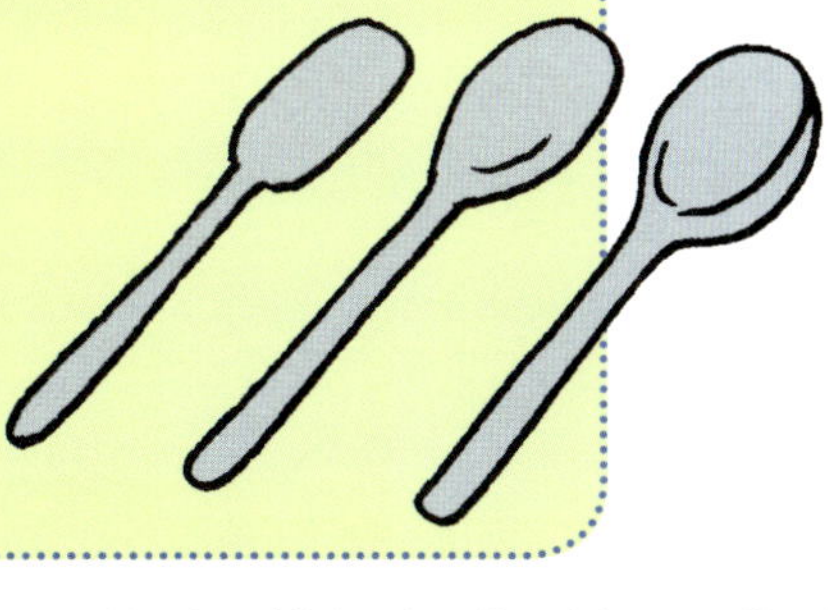

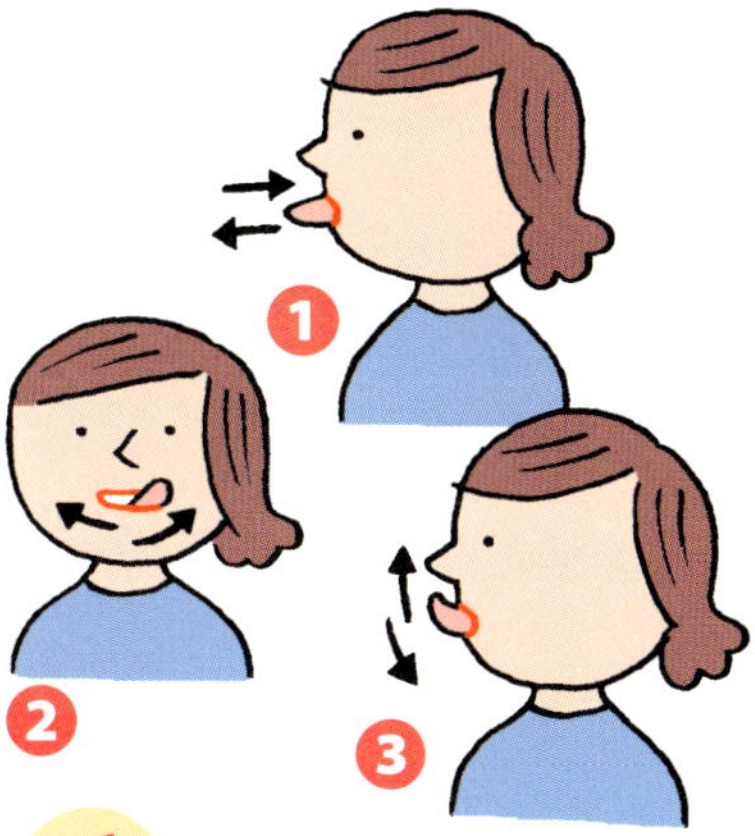

6 舌の体操

❶舌を前にまっすぐ出したり引っ込めたりする。❷舌で口の左右の角をさわる。❸舌を前に出して鼻先をさわるつもりで曲げる。❶～❸をそれぞれ数回行う。

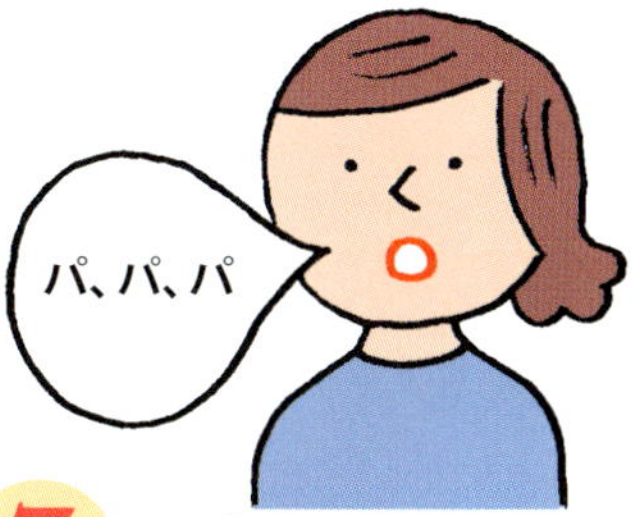

7 発音訓練

❶パパパ、❷タタタ、❸カカカ、❹ラララ。❶～❹を数回行う。

8 深呼吸

最後に①と同様にゆっくりと深呼吸する。

参考資料（p30～31）『口から食べる嚥下障害 Q&A 第4版』（藤島一郎・著、清水一男・絵　中央法規出版）

「なめらか食」を家庭で作ってみましょう

第2章から始まる料理ページでは、普通食とともに「なめらか食」を紹介しています。なめらか食は、嚥下障害時のペースト食を卒業し、やわらかい固形物が食べられるようになった人に適した食事です。施設や病院により、ソフト食、消化食、移行食などとも呼ばれます。名前は違っても、以下の特徴を持っていれば、同じ状態の食事です。嚥下障害食を家庭で用意することは大変ですが、なめらか食はコツがわかれば手作りできます。

同じ豆腐ハンバーグで くらべてみると

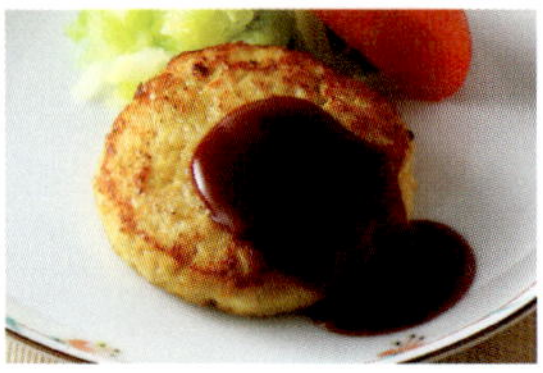

普通食
(作り方46ページ)

ひき肉は豆腐の3割強で、山芋をつなぎにしているので、ひき肉だけのハンバーグよりぐんとやわらかい。

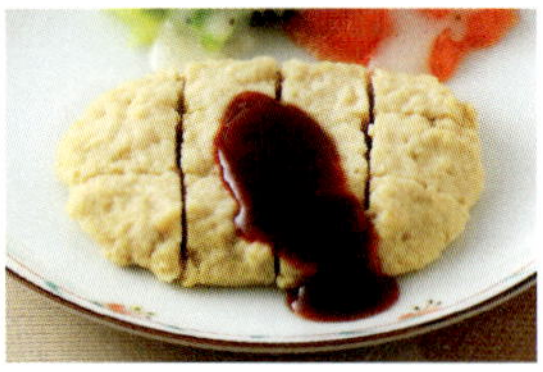

なめらか食
(作り方48ページ)

普通食と同じハンバーグ種に水どきかたくり粉を加えて、油を使わずに蒸し焼きにする。つけ合わせのゆでキャベツとトマトは刻んでとろみ剤を混ぜる。

なめらか食 3つのコツ

1 ひと口大にする

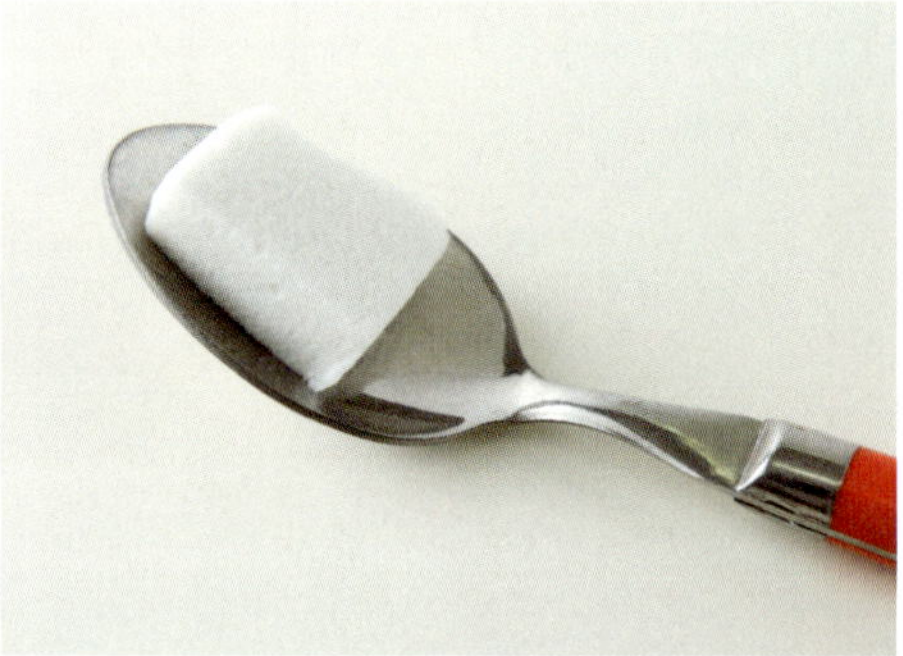

ひと口大はティースプーンにのる大きさ。この大きさで口に入るよう、肉や魚、野菜も1㎝角（目安）に切る。

2 舌とあごでつぶせる やわらかさにする

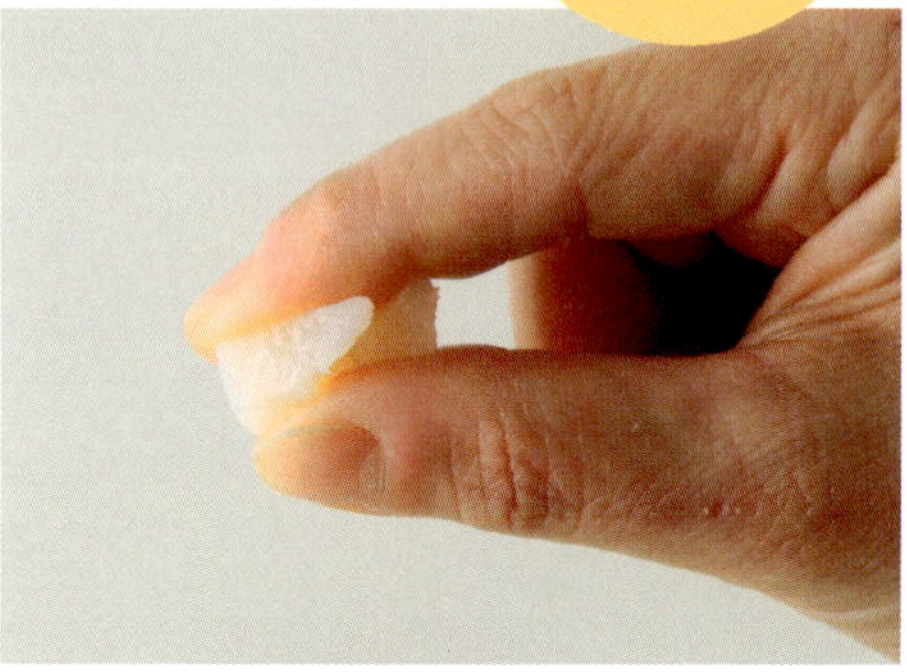

食材は、指ではさんで軽く押すだけでつぶれるくらいやわらかくなるまで仕上げる。野菜にも火を通す。

3 とろりとのどに入るよう とろみをつける

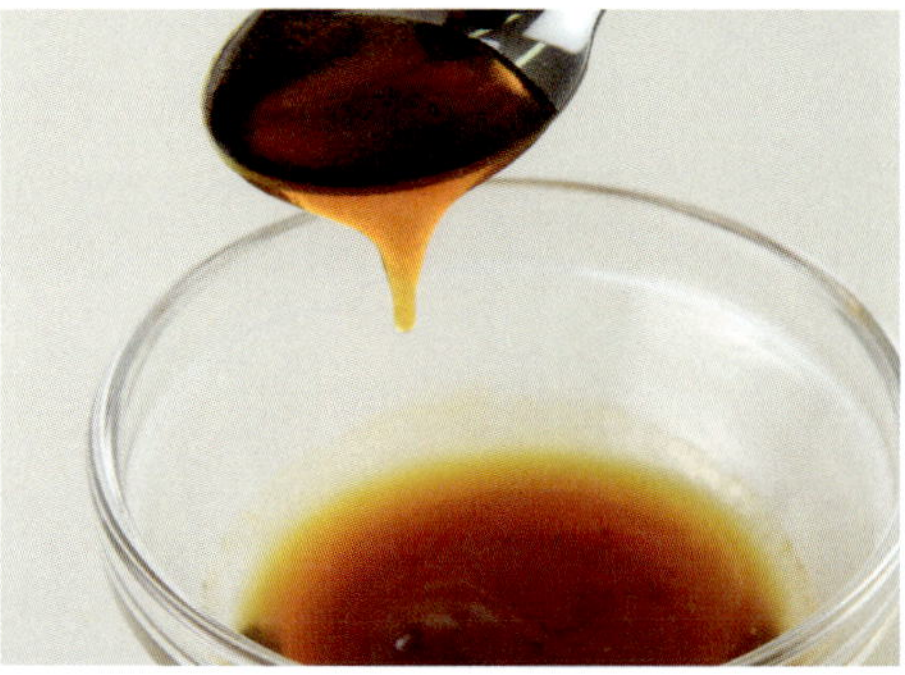

のどにゆっくりすべり落ちるよう、なめらかな食感に仕上げる。足りない場合はとろみ剤でとろみをプラスする。

食材にとろみをつける際は、①ひとつまみ程度から始める。②だまにならないよう、よくかきまぜる。③時間がたつととろみが出てくるので、様子を見て仕上げる。

食材の選び方

多くの食材は調理を工夫すれば食べられますが、
他の食材で近い食感や栄養が得られる場合は、大きな手間をかけるより、
食材を変えたほうが得策です。「避けたい食品」はそうした意味で選択したものです。
なお、★印の調理のポイントは34～35ページで紹介しています。

食品群	なめらか食に使う食材と調理	避けたい食材
肉類	ひき肉　肉団子　コンビーフ	ひき肉以外の肉類
魚類	脂肪の多い切り身魚（生ザケ、ギンダラ、カラスガレイ、キンメダイ、養殖ブリ、サバなど） 刺し身（マグロの赤身、ホタテ貝柱） 塩蔵品（いくら、生食用たらこ） 練り製品（はんぺん、カニかまぼこ）	イカ　タコ　エビ （いずれもすり身は可） 貝類 練り製品（かまぼこ、つみれ、ちくわ、さつま揚げなど）
大豆製品	豆腐（絹、木綿、焼き）　湯葉（生、乾燥）　豆乳	油揚げ　厚揚げ　がんもどき 凍り豆腐
卵・乳製品	温泉卵　ポーチドエッグ　ゆで卵（みじん切り） 茶碗蒸し　卵豆腐 牛乳　ヨーグルト　クリームチーズ　カッテージチーズ とけたチーズ	固形チーズ
野菜類	根菜（にんじん、大根、かぶ、玉ねぎ）……★ 葉菜（白菜、キャベツ、ほうれん草、小松菜、モロヘイヤなど）……★ 果菜（なす、トマト、きゅうり、かぼちゃなど）……★ 花菜（ブロッコリー、カリフラワー）……★ 冷凍野菜（ブロッコリー、カリフラワー、さやいんげん、さやえんどう、オクラ、グリーンアスパラガス、小松菜、モロヘイヤ）……★	生野菜（レタス、サラダ菜、ハーブ類） 水菜　ごぼう れんこん（すりおろしは可） とうもろこし（裏ごしは可）
芋類・豆類	じゃが芋　さつま芋　里芋　山芋（すりおろし、ゆで）	枝豆（裏ごしは可） グリンピース（裏ごしは可） あずき（こしあんは可） いんげん豆
海藻類・きのこ	もずく　おぼろ昆布　とろろ昆布	焼きのり　わかめ　こんぶ こんにゃく　きのこ
果物類	メロン　桃　バナナ　パパイヤ　マンゴー　いちご シロップ漬け　ゼラチンゼリー	りんご（生）　なし　パイナップル ドライフルーツ

刻み食は嚥下障害がある場合は避けます

普通のかたさでも細かく刻めば食べやすいのでは？　と思いがちですが、嚥下障害がある場合は避けましょう。細かく刻んだ食材は口の中で広がって、しっかりかんで唾液と混ぜて1つのかたまりにしないと飲み込めません。摂食・嚥下障害が少しでもあって、よくかんで舌とあごを使ってひとまとめにすることができない場合は、のどの奥に刻んだ食材が残って誤嚥する心配があります。

刻み食が向くのは、嚥下障害がなく、口がよくあかない、義歯などでかたまりがかめないなどの場合です。なめらか食であれば、やわらかい食材を刻んでとろみ剤を加えてまとめれば、飲み込むことができます。

調理のポイント

なめらか食を作るための調理ポイントです。
いずれも第2章以降の各料理の下ごしらえで再度、登場しますが、
❶～❹のポイントを押さえれば、舌になじんだ〝わが家〟の味も
なめらか食に変身させることができます。

❶野菜の皮はできるだけむく

野菜の皮は包丁やピーラーなどで普通にむきます。いつもはむかない野菜も以下の要領でむきましょう。

トマト

トマトの皮は薄いだけに、加熱してはがれるとのどに張りつく心配がある。丸ごと皮に浅く切り目を入れて熱湯に入れると皮がはじけるので、そこからくるっとむく。

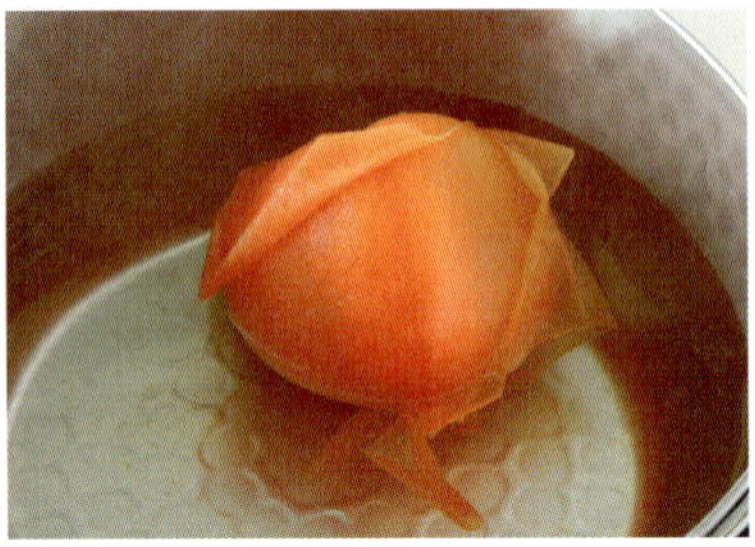

グリーンアスパラガス

生のまま、穂先の下の茎の皮をピーラーでむく。根元に近い下の皮はかたいが、むいてしまえば果肉はやわらかい。根元は3㎝程度切って使わない。

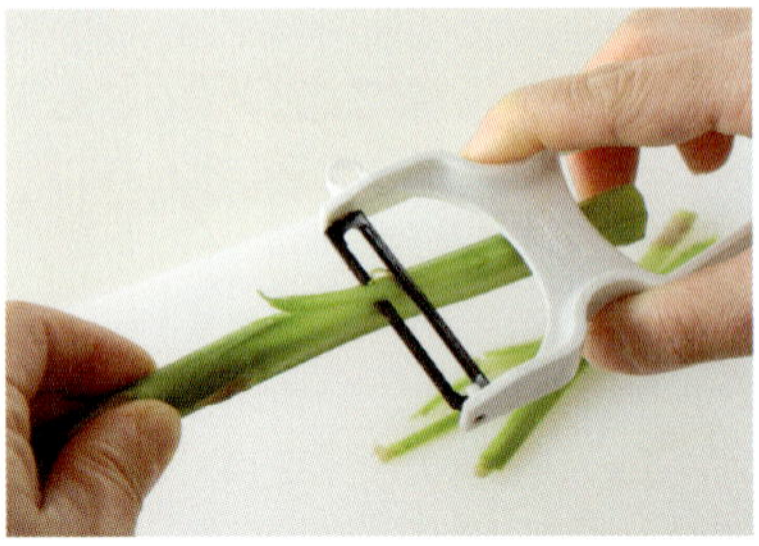

なす

なすは皮をむくと果肉の色がアクで変わる。すぐに果肉も刻んで水に放してアクを抜く。

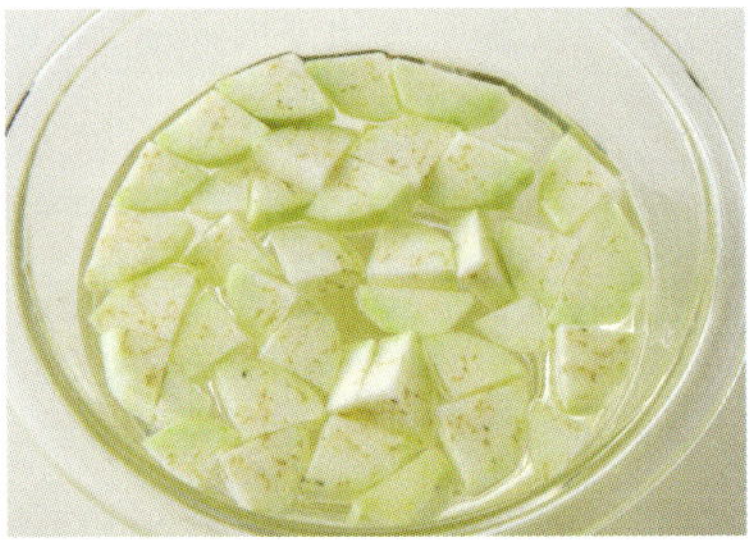

パプリカ

皮が厚いので、ゆでたり焼いたりしてからむいてもよいが、生のうちに丸のままピーラーでむくほうが簡単にできる。

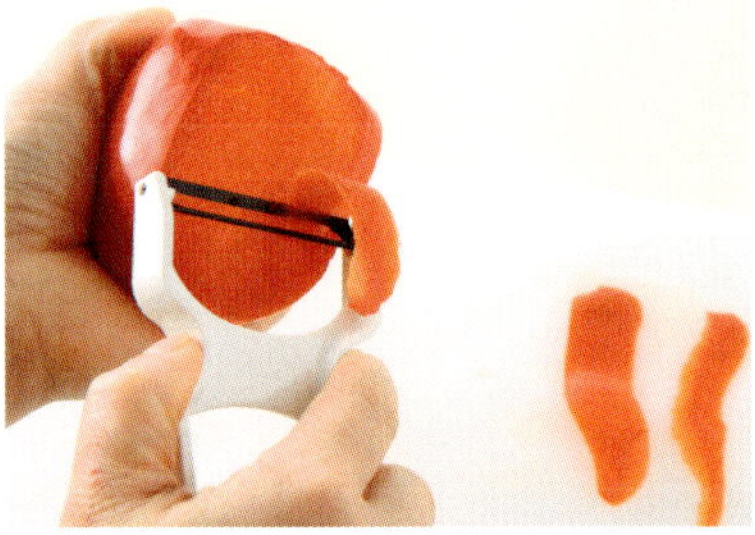

❷ひと口大に切る

加熱してできあがったときに、ティースプーンにのる大きさになるよう、7～10㎜角を目安に切ります。繊維を断ち切る方向に切るよう注意しましょう。

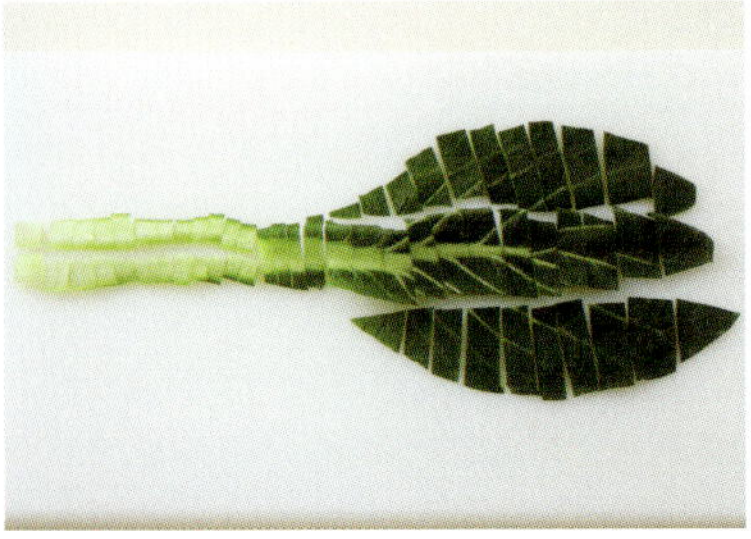

小松菜

葉は薄いので、広いままだとのどに張りつきやすい。軸は意外に繊維がかたい。1茎ずつ葉も広げておき、葉は縦に3～4等分、茎は中央で切り分け、横に4～5㎜幅に切る。

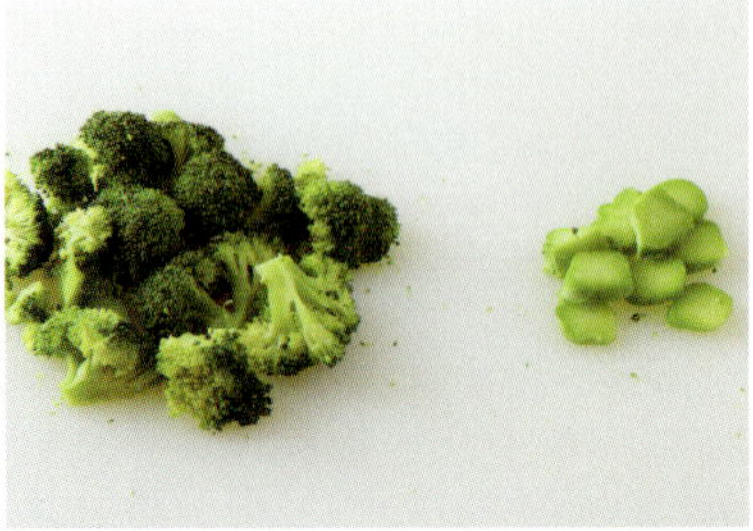

ブロッコリー

茎はかたいので、花蕾（つぼみ）のできるだけ付け根に近いところで切り離し、皮をピーラーでむいて薄い輪切りにする。花蕾は小さく切り分ける。

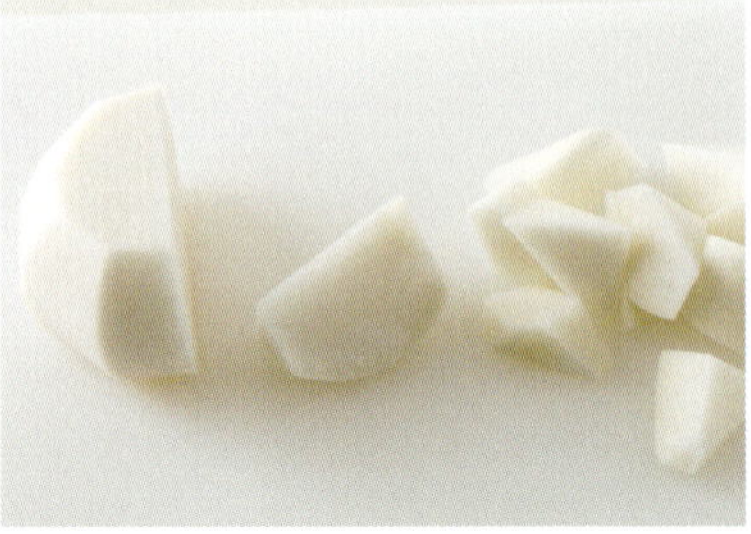

かぶ

かぶは縦に走る繊維がかたいので、皮を厚めにむく。くし形に切ってから、さらに小さく乱切りにして繊維を断ち切る。

❸ 舌とあごでつぶせるやわらかさに加熱する

野菜は大きいままゆでたのでは、軸や茎に火が通りにくく、調味した後に時間をかけても繊維はなかなかやわらかくなりません。食べられる大きさに切ってからゆでるのがコツです。

小松菜

刻んでからゆでる。かたい茎を２本の指でつまみ、軽く押すだけでつぶれるまでゆでる。

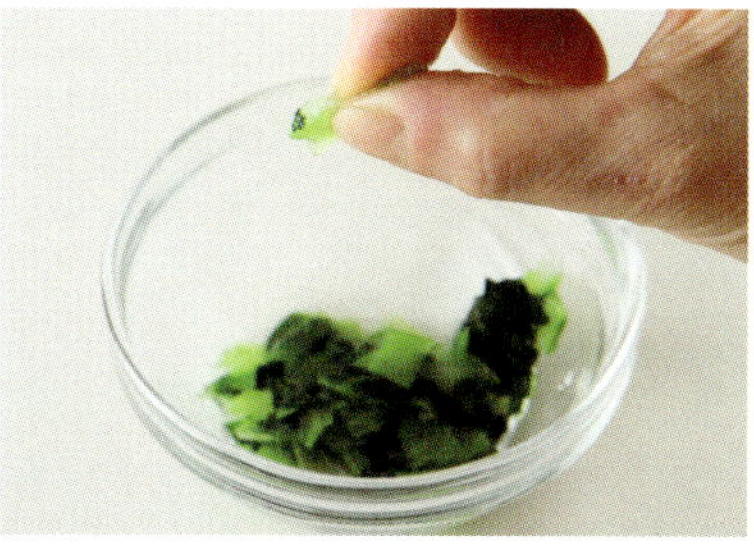

オクラ

縦に走る繊維がかたいので、輪切りにして種を除き、指先でつぶせるまでゆでる。

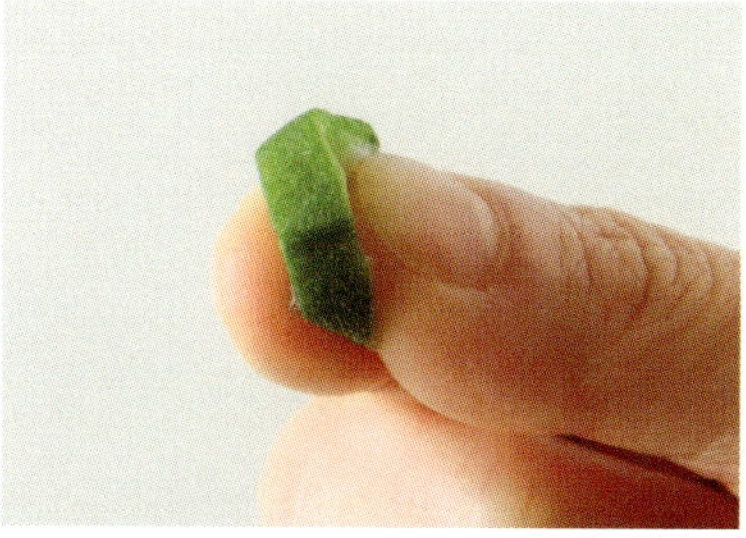

ブロッコリー

花蕾（つぼみ）の付け根がかたいので、花蕾がつぶれてしまっても、付け根がやわらかくなるまでゆでる。

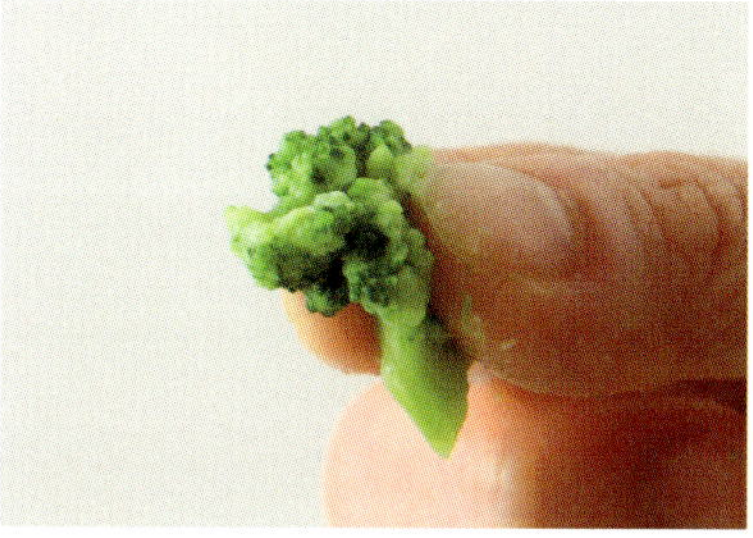

きゅうり

きゅうりも皮を全部むき、３～４㎜厚さの斜め半月形に切って、つぶれるまでゆでる。

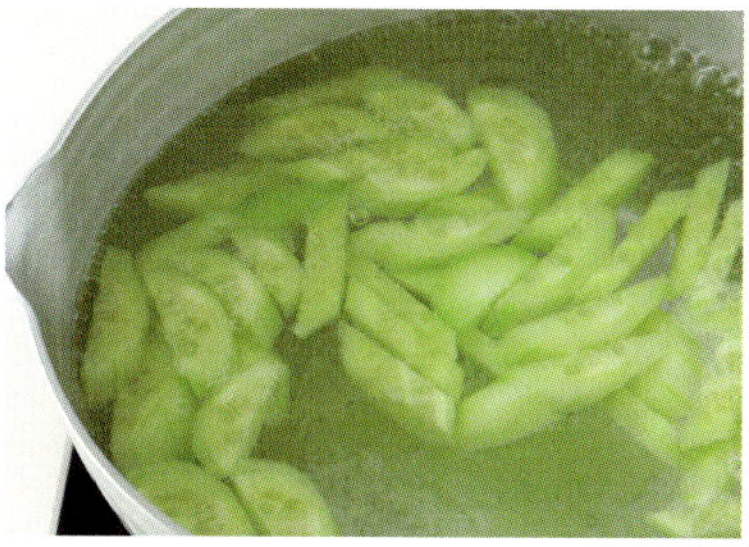

❹ 余分な水分はとろみ剤でまとめる

なめらか食に移行したばかりの時期は、不用意に入る水分でむせる心配があります。ゆでた野菜はかんだときに中から水分が飛び出しがちなので、むせやすいうちは、とろみ剤をからめて水分を吸わせておくと安心です。

トマト

トマトは皮をむいて刻めば生食できるが、水分が多い。傾けても水分がにじんでこないくらに、とろみ剤をからめておくと安心。

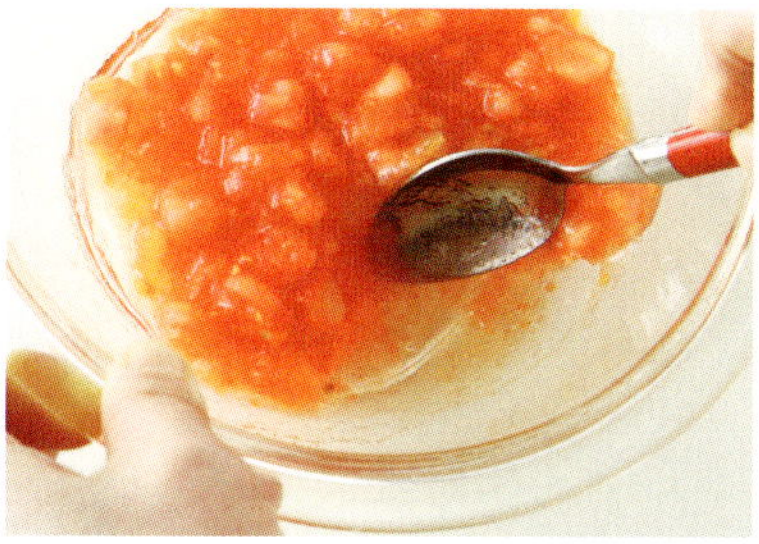

ツナ

ツナはとろみ材をからめておくと、口の中でばらけて気道に飛び込んでしまう心配がない。

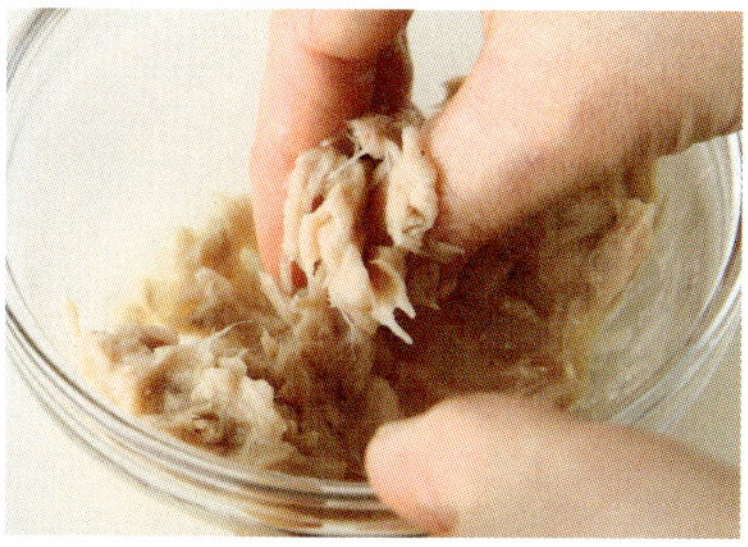

みかん缶

缶詰の果物は食べやすいが、みかんはかんだときに中から水分が飛び出す。とろみ剤をからめておけば、つぶれたときにむせにくくなる。

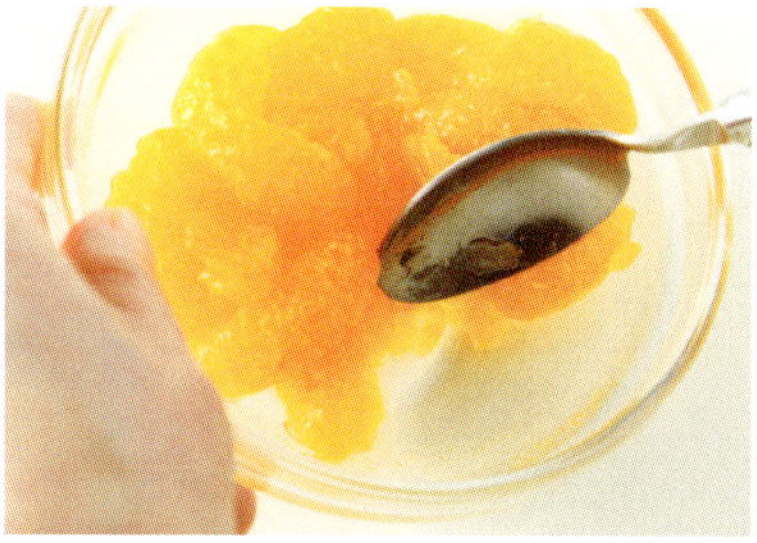

モロヘイヤ

モロヘイヤは葉にぬめりがあって飲み込みやすいものの、ぬめりに水分を含むので、水けを絞りにくい。とろみ剤をからめておくとよい。

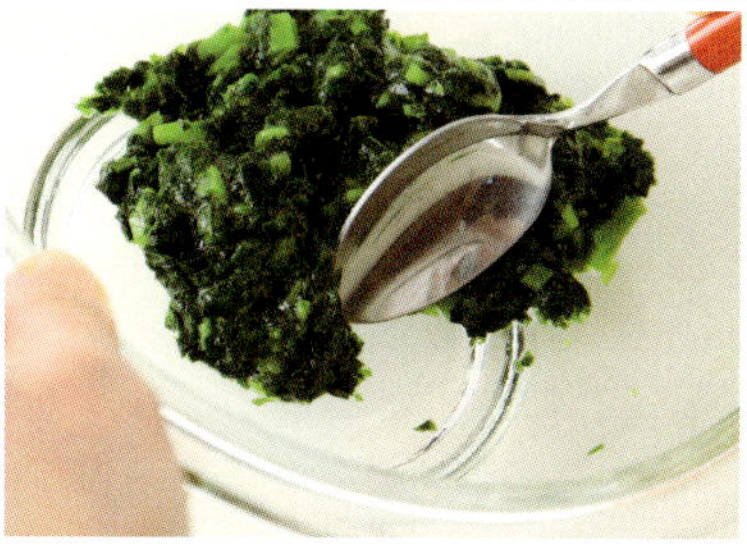

あると便利な調理器具

なめらか食を作るときに活躍する調理器具です。
特別な製品ではないので、手持ちのものをじょうずに活用してください。

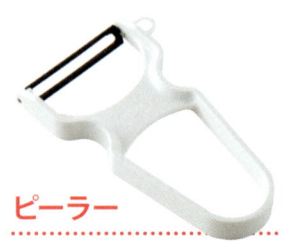

ピーラー

二重の刃が回転して、じゃが芋やパプリカなどの球形も、アスパラのような棒状の野菜も、皮がむける。

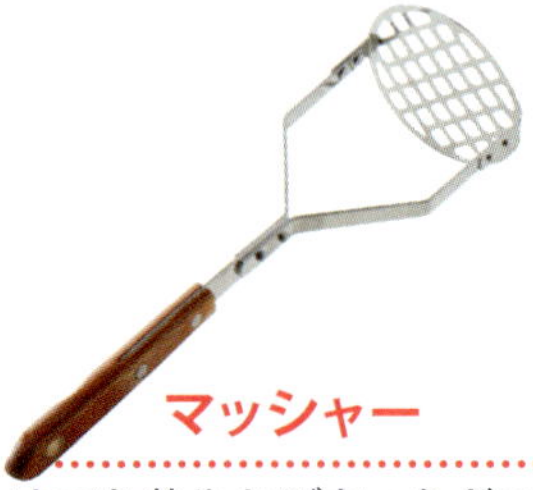

マッシャー

ゆでた芋やかぼちゃなどの野菜をひと押しするだけで簡単につぶせる。片手で手軽に使えるのもメリット。

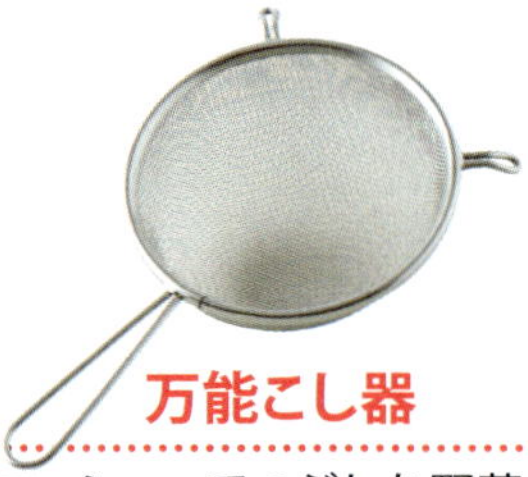

万能こし器

マッシャーでつぶした野菜をこしてなめらかにしたり、豆腐を裏ごししたりする。

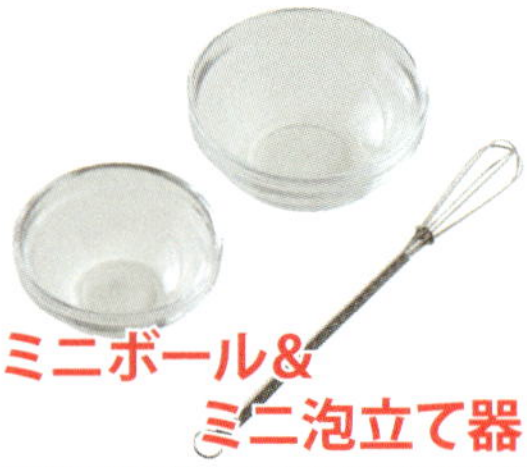

ミニボール&ミニ泡立て器

1人分の調味料や食材にとろみ剤をまぜるときに便利な50～100ml容量の耐熱ボウルと、柄の長いミニ泡立て器。

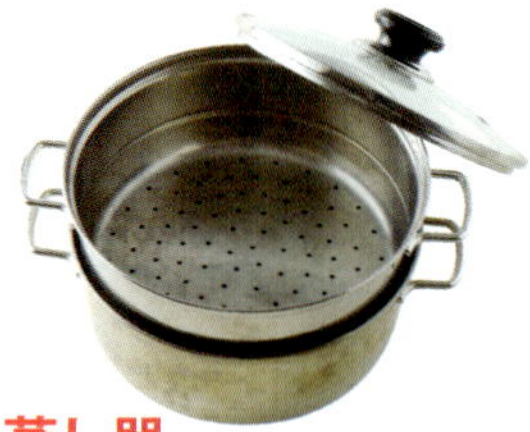

蒸し器

肉や魚はゆでるとうまみが逃げ、電子レンジで加熱するとかたくなる。蒸し器で蒸せば水分が失われず、均一にふっくらと火が通る。

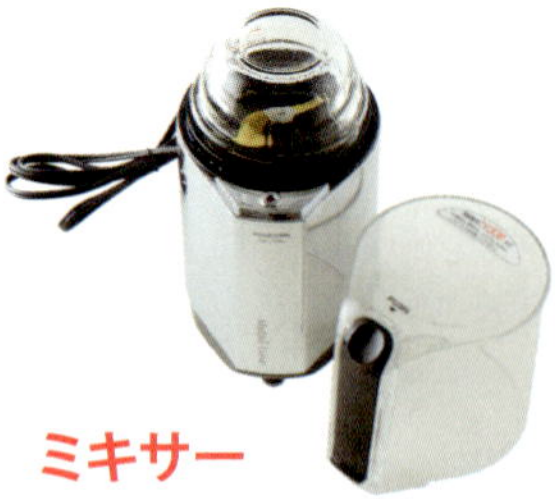

ミキサー

肉や魚のすり身、野菜のポタージュなどを作る際の必需品。200ml容量くらいの小型が重宝する。

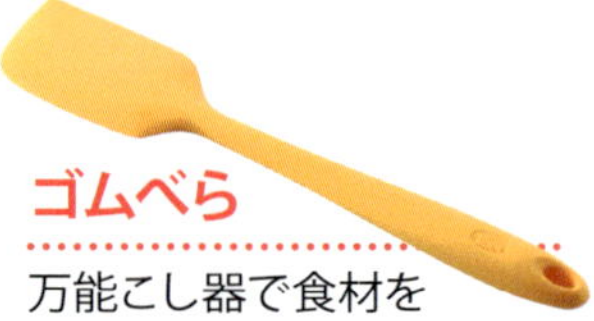

ゴムべら

万能こし器で食材をこすときに、こし器のカーブに沿ってしなやかに動くので、木べらより効率的。

マヒがある人をサポートする食器&カトラリー

手や顔などにマヒがある場合もできるだけ、自力で食べるようにしましょう。食事を助けてくれるさまざまな食器や食具が開発されています。作業療法士や言語聴覚士に相談しながら、自分の状態に合うものを選びましょう。

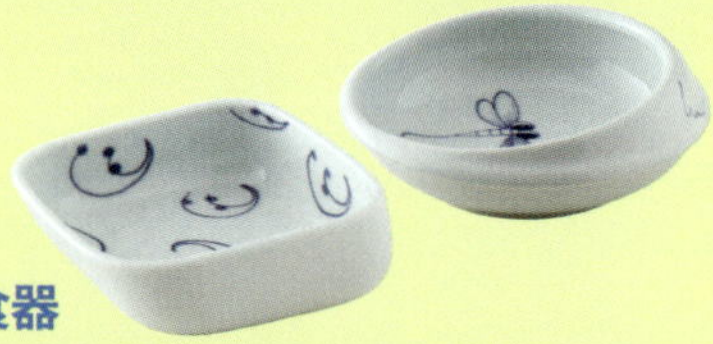

食器

垂直に立った縁に食材を寄せてすくい上げられるようデザインされた角鉢と丸鉢。一方の縁はつかみやすく外に開いている。写真は厚手の強化磁器製品。軽いメラミン樹脂製品もある。

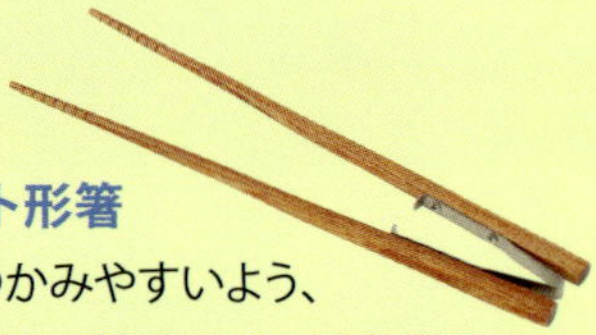

ピンセット形箸

握ってもつかみやすいよう、箸《はし》のあいだにバネをとりつけた製品。左右どちらの手でも使える。

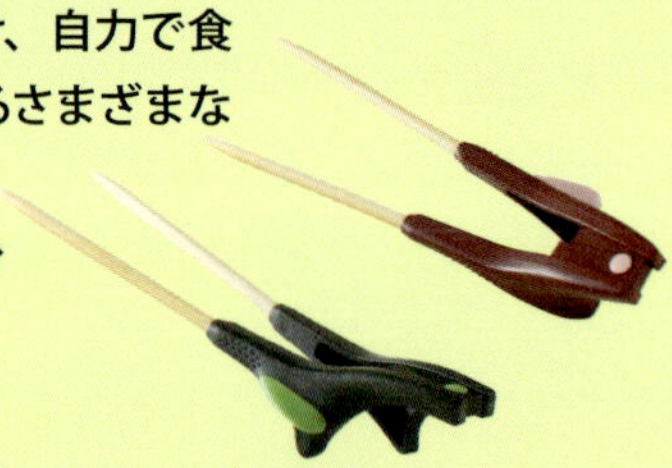

グリップつき箸

グリップが指を支えるので、小さい力でも握って箸先を動かすことができる。赤色は右手用、緑色は左手用。

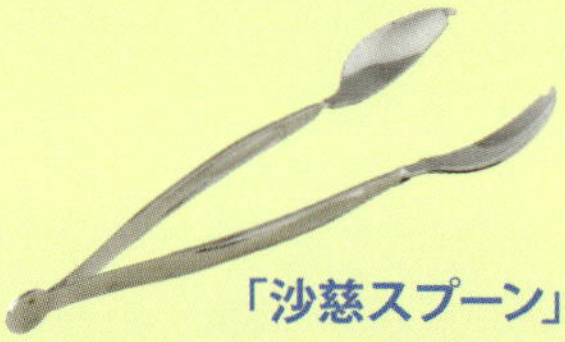

「沙慈スプーン」

スプーンとフォークがピンセット形に連結しており、刺す、つまむ、すくう、切る、のせる、引き寄せるの6つの機能が1つで果たせる。

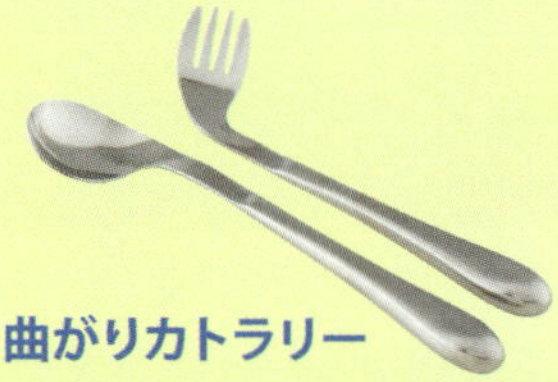

曲がりカトラリー

スプーンとフォークの先が左右に曲がっており、マヒの状態に応じて選べる。持ち手が太く、中空構造なので軽いのも特徴。

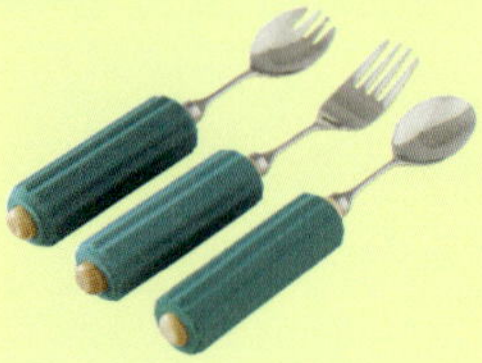

スポンジグリップ付きカトラリー

弾力のある太いスポンジ性グリップは、小さい力で握りやすく、すべりにくい。手持ちのスプーンやフォークにとり付けて使えるグリップの別売りもある。

第２章

実践！
リハビリ献立＆１品料理

退院したその日から役立つ料理集

まず、再発を防ぐために栄養のバランスに配慮した献立を、3日分紹介します。

患者さんとご家族がいっしょに楽しめる「普通食」と「なめらか食」の２タイプの献立です。
74 ページからは1品料理を紹介します。
こちらも「普通食」と「なめらか食」それぞれに適したレシピを紹介していますので、
献立と組み合わせて活用してください。

●料理レシピの見方

- 献立は、普通食が食べられる人に向く「普通食」と、嚥下機能が回復過程にある人に向く「なめらか食」の２つのタイプを紹介しています。それぞれ同じ献立をベースにしていますので、健康なご家族には「普通食」、患者さんには「なめらか食」と、作り分けることができます。
- １カップ =200ml、大さじ１=15ml、小さじ１＝ 5 ml、ミニスプーン（ミニと表記） 1＝ 1 ml です。カップ、スプーンで計ったおもな食品の重量（g）をカバー袖に記しました。（本書では、卵１個＝ 60g、マヨネーズ小さじ１＝ 5g、中濃ソース小さじ１＝ 5g、ドレッシング小さじ１＝ 8.5g としています）。
- 「だし」は、とくにことわりのない限り、こんぶとカツオ節の和風だしを示しています。市販のだしのもとを使う場合は、各製品の表示を参考にご使用ください。
- 塩分とは、ナトリウムの量を食塩に換算した食塩相当量をさします。

●患者さんがエネルギーや塩分を減らしたい場合

- 本書の献立は、健康なご家族もおいしく召し上がれるように、１日あたり、普通食＝1800kcal、なめらか食＝ 1600kcal、塩分 9g を基準に作成しています。
- エネルギーを減らしたい場合は、巻末の「栄養成分値一覧」を参考に、主食や副菜、デザート等で調整、また、塩分を減らしたい場合は汁物等で調整してください。

【例】

◆ごはん 170g を 150g に変える→ 34kcal 減。
◆牛乳（200ml）を低脂肪乳に変える→ 38kcal 減。
◆１日目・普通食の場合／朝・夕のごはん各 170g を各 150g に変える→ 68 kcal 減。
昼のコーヒーゼリーを果物 60g に変える→ 60 kcal 減。
朝のみそ汁をやめる→塩分 1.3g 減。
納豆とおひたしのしょうゆをやめる→塩分 0.6g 減。

1日目の献立

朝食

普通食

MENU

- 納豆
- はんぺんとがんもどきとなすの田舎煮
- モロヘイヤのおひたし
- 庄内麩とねぎのみそ汁
- ごはん
- ヨーグルトのフルーツソース添え

1食分	塩分
650kcal	3.6g

朝食は日中の活動を支える大切なエネルギー源です。朝でも手軽に調理できる加工食品を使用しますが、納豆、はんぺん、がんもどきはいずれも、脳卒中の再発予防に役立つ栄養成分が豊富。和食で不足しがちな乳製品をデザートに添え、栄養価が高くても胃腸にやさしい献立です。

納豆

材料●1人分

- 納豆 ……… 小1パック(30g)
- しょうゆ ………… 小さじ⅓
- 練りがらし ………… 少量
- 万能ねぎの小口切り …… 2g

納豆はよく練って粘りけを出し、しょうゆとからしを加えて、さらによくまぜ、器に盛り、ねぎを散らす。

はんぺんとがんもどきとなすの田舎煮

材料●1人分

- はんぺん ………… 60g
- がんもどき ………… 20g
- なす ………… 50g
- さやいんげん ………… 10g
- にんじん ………… 30g
- 植物油 ………… 小さじ½
- だし ………… 大さじ4
- しょうゆ・みりん … 各小さじ⅔
- 砂糖 ………… 小さじ⅔

1 はんぺんは大きめのひと口大に切る。がんもどきは湯をかけて油抜きをし、大きいものは食べやすい大きさに切る。
2 なすは皮を縞目にむき、7～8㎜厚さの半月形かいちょう形に切り、水にさらしてアクを抜く。にんじんは4㎜厚さのいちょう形に切る。
3 さやいんげんは熱湯でゆで、斜めに切る。
4 なべに油を熱してなすとにんじんをいため、だしとしょうゆ、みりん、砂糖を加える。煮立ったら1を加えて落とし蓋をし、弱火で10～15分、煮る。
5 器に盛り、さやいんげんを飾る。

モロヘイヤのおひたし

材料●1人分

- モロヘイヤ ………… 50g
- しょうゆ ………… 小さじ⅓
- 削りガツオ ………… 少量

調理メモ
しょうゆのかわりに市販のめんつゆを使ってもおいしい。

1 モロヘイヤは堅い軸を除いて2㎝幅くらいにざく切りにする。
2 熱湯を沸かして1を入れてやわらかくゆで、水にとってさらし、ざるに上げる。
3 しょうゆをからめて器に盛り、削りガツオを飾る。

庄内麩とねぎのみそ汁

材料●1人分

- 庄内麩(細切りタイプ) …… 1g
- ねぎ ………… 2g
- だし ………… ¾カップ
- みそ ………… 大さじ½

1 ねぎは縦半分に切ってから斜めに3～4㎜幅に切る。
2 だしをあたためて庄内麩とねぎを加えてひと煮し、みそをとき入れて煮立つ直前に火を止める。

食材メモ
麩は好みのものでよいが、観世麩や玉麩などの汁をたくさん吸うタイプは、口に入れたときに汁けが飛び出してむせることがあるので注意する。

ごはん

材料●1人分 ………… 170g

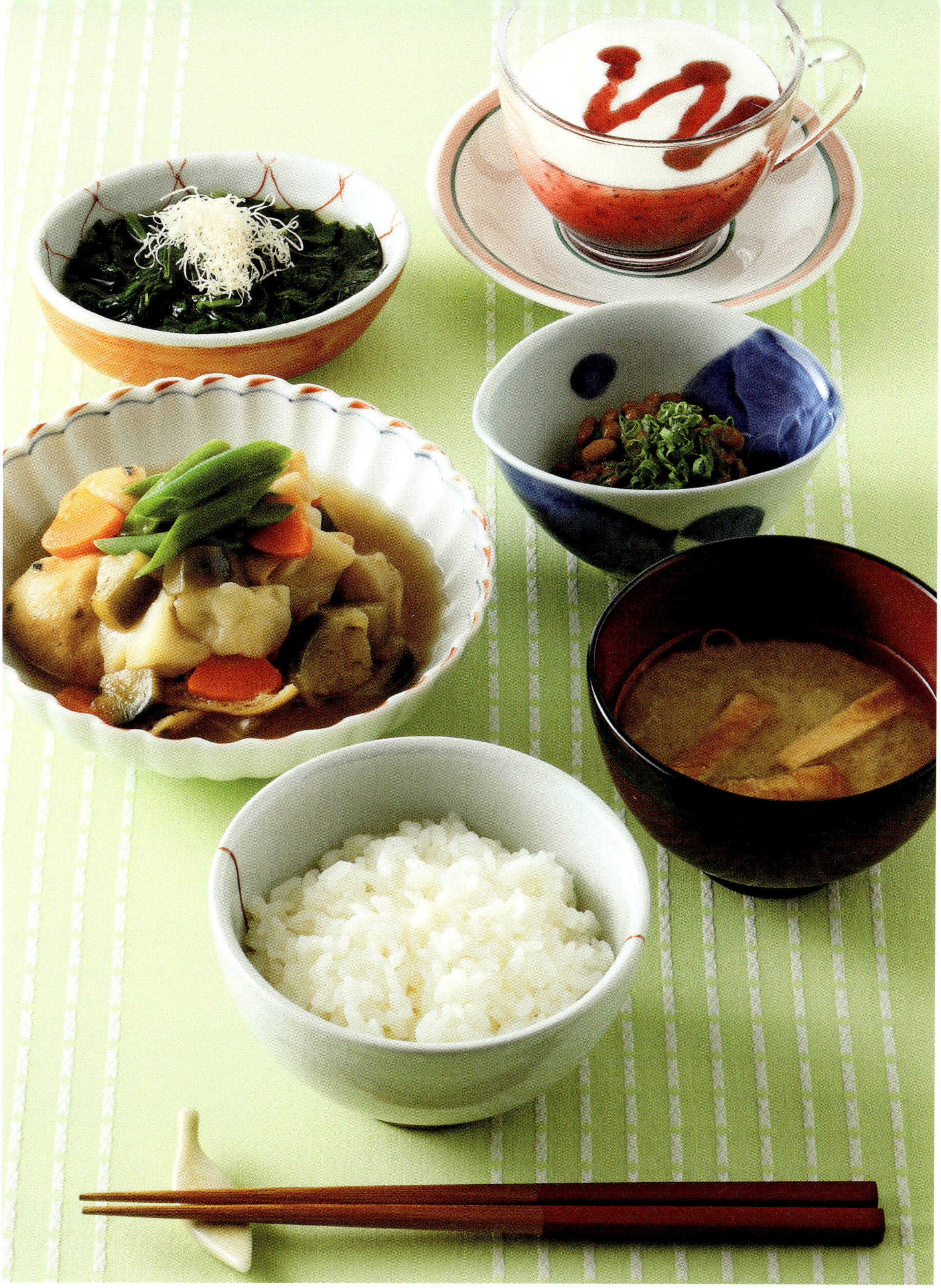

ヨーグルトのフルーツソース添え

材料●1人分

プレーンヨーグルト ‥‥ 100g

フルーツソース（市販品）

‥‥‥‥‥‥‥‥‥‥ 小さじ2

フルーツソースはブルーベリーなど好みのものを用意し、飾り用を少し残し、器に敷いてヨーグルトを盛る。上から飾り用のソースをかける。

MENU

挽き割り納豆
はんぺんとなすの煮物
モロヘイヤのおひたし
手まり麩とにんじんのみそ汁
ごはん（軟飯）
ヨーグルトの
フルーツソース添え

1食分 517kcal　塩分 3.2g

挽き割り納豆

材料●1人分

挽き割り納豆	30g
しょうゆ	小さじ⅓
練りがらし	少量

挽き割り納豆にしょうゆと練りがらしを加えてよくまぜ、器に盛る。

ごはんになじみやすい挽き割りに。普通食のねぎは除く

はんぺんとなすの煮物

材料●1人分

はんぺん	40g
なす	50g
にんじん	30g
さやいんげん	少量
だし	大さじ4
しょうゆ	小さじ⅔
みりん	小さじ⅓
砂糖	小さじ⅔
かたくり粉	小さじ⅓

普通食のがんもどきは除き、食材はすべて小さく切り、煮汁にとろみをつけてまとめます

1 はんぺんは7～8㎜角くらいに切る。
2 なすは皮をむいてひと口大に切り、水にさらしてアクを抜く。
3 にんじんもひと口大の乱切りにし、やわらかくゆでる。
4 さやいんげんも、斜めに小さく刻み、やわらかくゆでる。
5 だしとしょうゆ、みりん、砂糖をなべに合わせてあたため、なすを入れて煮る。なすに火が通ったらはんぺんとゆでたにんじんを加える。味がなじんだら、かたくり粉を倍量の水でといて流し、とろみをつける。
6 器に盛り、さやいんげんを飾る。

なめらかポイント

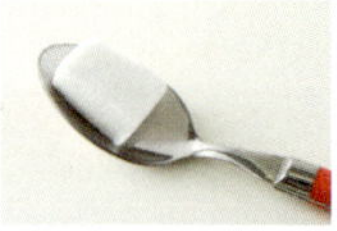

●ひと口大はティースプーンにのる大きさが基本だが、はんぺんは火が通るとふくらむので、ひとまわり小さく切る。

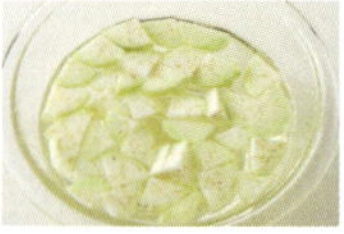

●なすは縦4つ割りにして7～8㎜厚さに切るとひと口大になる。水にさらしてアクを抜く。

モロヘイヤのおひたし

材料●1人分

モロヘイヤ（冷凍も可）	50g
しょうゆ	小さじ⅓
削りガツオ	少量
とろみ剤	少量

1 モロヘイヤは茎から葉を摘みとり、熱湯でやわらかくゆで、水にさらしてからざるに上げ、水けをしぼり、こまかく刻む。
2 ボウルに移してしょうゆであえ、とろみ剤をまぜ、器に盛って削りガツオを飾る。

しっかり刻んで、とろみ剤で余分な水分をおさえます

調理メモ

モロヘイヤは、刻んでからゆでると水けをきりにくくなるため、ゆでてから刻む。冷凍食品を利用すると軸がないので扱いやすく、生より繊維がやわらかく食べやすい。

なめらかポイント

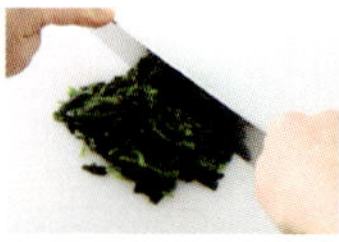

❶モロヘイヤはぬめりがあってやわらかいが、よくかまないと大きいままスルッとのどに落ちる危険がある。ゆでた後、5㎜幅くらいに刻む。

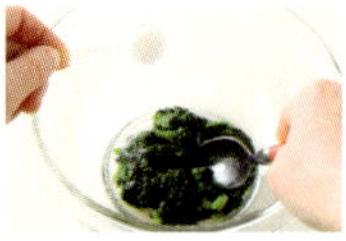

❷ゆでた青菜は口に入れたときに水分が分離してむせることがある。むせやすい場合は、しょうゆで調味した後、とろみ剤をまぜる。

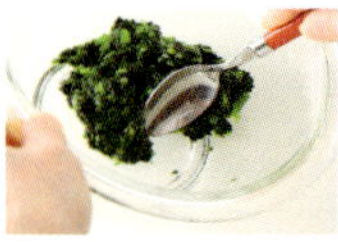

❸とろみ剤の適量は、ボウルを傾けても水分がにじみ出てこないことが目安。メーカーによって量は異なるので加減する。

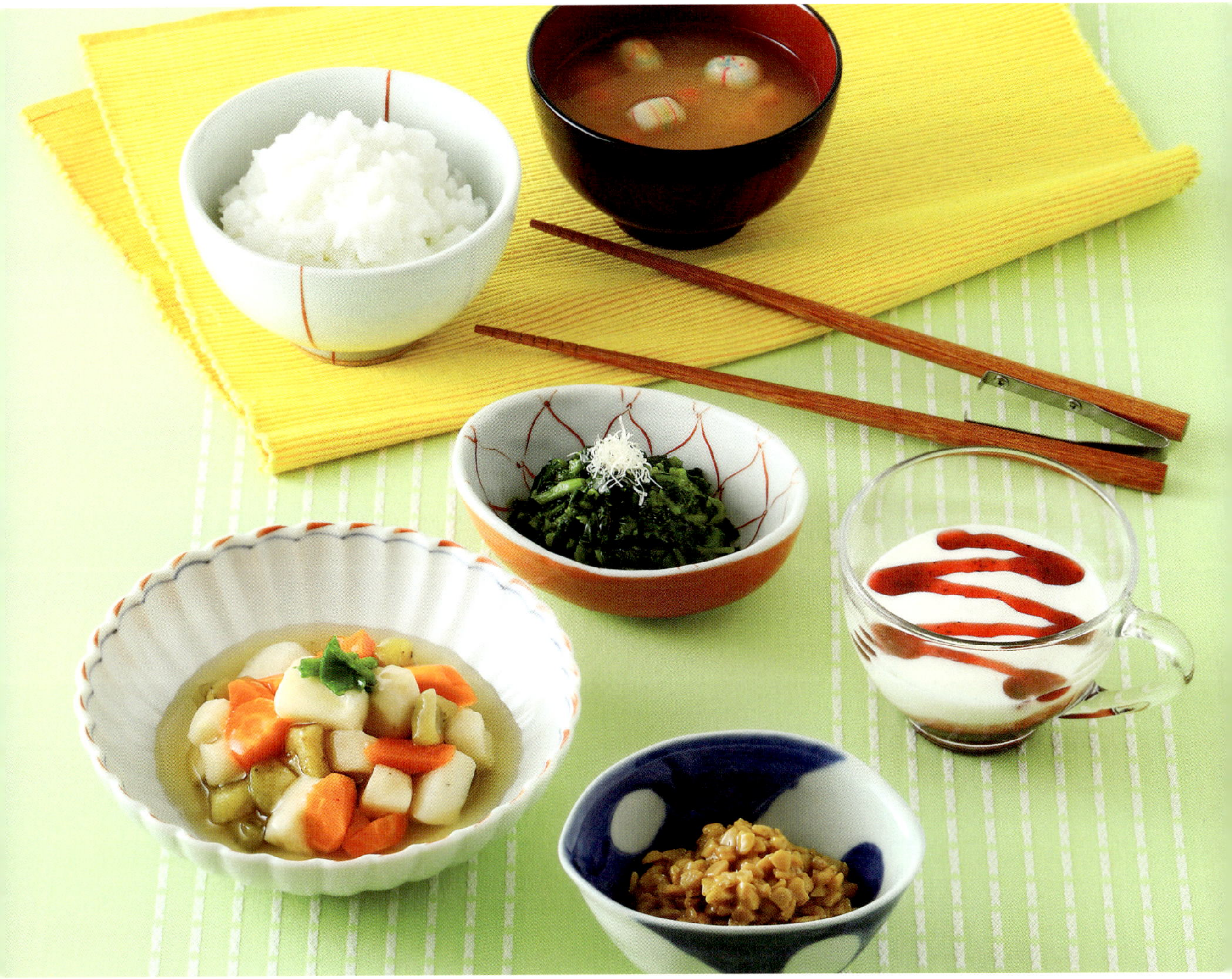

手まり麩とにんじんのみそ汁

麩はごく小さなものに、
ねぎはにんじんに替えます

材料●1人分

手まり麩	3個（1g）
にんじん	15g
だし	¾カップ
みそ	大さじ½

1 手まり麩は水につけてもどし、水けを軽く絞る。

2 にんじんは1㎝角に切り、だしで煮る。にんじんがやわらかくなったらみそをとき入れ、手まり麩を加えて火を止める。

ごはん（軟飯）

材料●1人分（でき上がり200g）

米	60g
水	190ml

3倍強の量の水で
やわらかく炊きます

米を洗って水けをきり、分量の水に30分浸してから普通に炊く。

調理メモ

3～4食分をまとめて炊き、冷凍しておくとよい。冷蔵庫だと2日は保存可能。

ヨーグルトのフルーツソース添え

材料●1人分

プレーンヨーグルト	80g
フルーツソース（市販品）	小さじ2

ヨーグルトを器に盛り、ソースをかける。

普通食と同じでOK

1日目の献立
昼食

普通食

MENU

ツナクリームのスパゲティ

ミモザサラダ

コーヒーゼリー

1食分	塩分
572kcal	2.1g

めん類はマヒがあると食べにくい食品ですが、あえて食べることでリハビリに役立ちます。でも、ツルツルでは食べにくすぎ。クリームをからめるとつかみやすく、かむにも楽です。生野菜もクリーミードレッシングであえ、コーヒーゼリーもかみやすいよう、かために作ってくずします。

ツナクリームのスパゲティ

材料●1人分

スパゲティ（乾燥）……60g

ツナ（水煮缶）……50g

ホワイトソース

a
- バター……小さじ¾
- 小麦粉……小さじ1
- 牛乳……大さじ5
- 塩……ミニ½弱
- こしょう……少量

玉ねぎ……40g

パプリカ（赤）……20g

おろしにんにく……少量

オリーブ油……小さじ¾

チキンブイヨン（顆粒）……小さじ¼

こしょう……少量

パセリのみじん切り……少量

1 スパゲティはたっぷりの熱湯でゆでて、ざるに上げて水けをきる。

2 ツナは缶汁をきってほぐす。

3 ホワイトソースを作る。なべにバターをとかして小麦粉を加えて焦がさないようにいため、牛乳を加えてなめらかにのばし、とろみがつくまで煮、塩とこしょうで調味する。

4 玉ねぎは薄い半月形に切り、パプリカは細く切る。

5 なべにオリーブ油とにんにくを入れて弱火にかけ、香りが立ったら玉ねぎを加えてしんなりいため、パプリカを加えていため合わせ、水¼カップとブイヨンを加えて弱火で5～6分煮る。**3**のホワイトソースを加えてなめらかにまぜ、こしょうをふり、最後にツナをまぜる。

6 器にスパゲティを盛って**5**のツナクリームをかけ、パセリを散らす。

調理メモ
ホワイトソースを作るかわりに、5の仕上げに市販のクリームシチューフレーク1人分を加えてとろみをつけ、仕上げに分量のバターを加えてもよい。

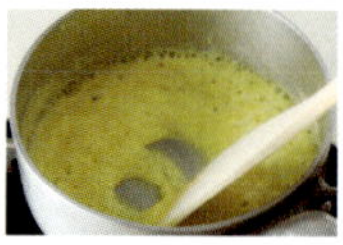

ホワイトソースは手作りがおいしく、冷凍もできる。バターと小麦粉がよくまじり、小さな泡が立つくらいまでいためると、ダマになりにくい。

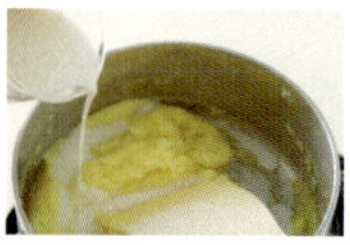

牛乳を少しずつ加えながら、木べらで手早く底からまぜ、なめらかに仕上げる。

ミモザサラダ

材料●1人分

レタス……20g

グリーンアスパラガス……20g

トマト……30g

かたゆで卵……大¼個（15g）

フレンチドレッシング（市販品）……大さじ½

1 レタスはせん切りにして長さを2cmに切る。

2 アスパラガスははかまを除いて熱湯でやわらかめにゆで、1.5cm長さに切る。

3 トマトは皮を湯むきして（34ページ参照）、1.5cm角に切る。

4 ゆで卵は小さく刻む。

5 レタスを器に盛って**2**～**4**を散らし、ドレッシングをかける。

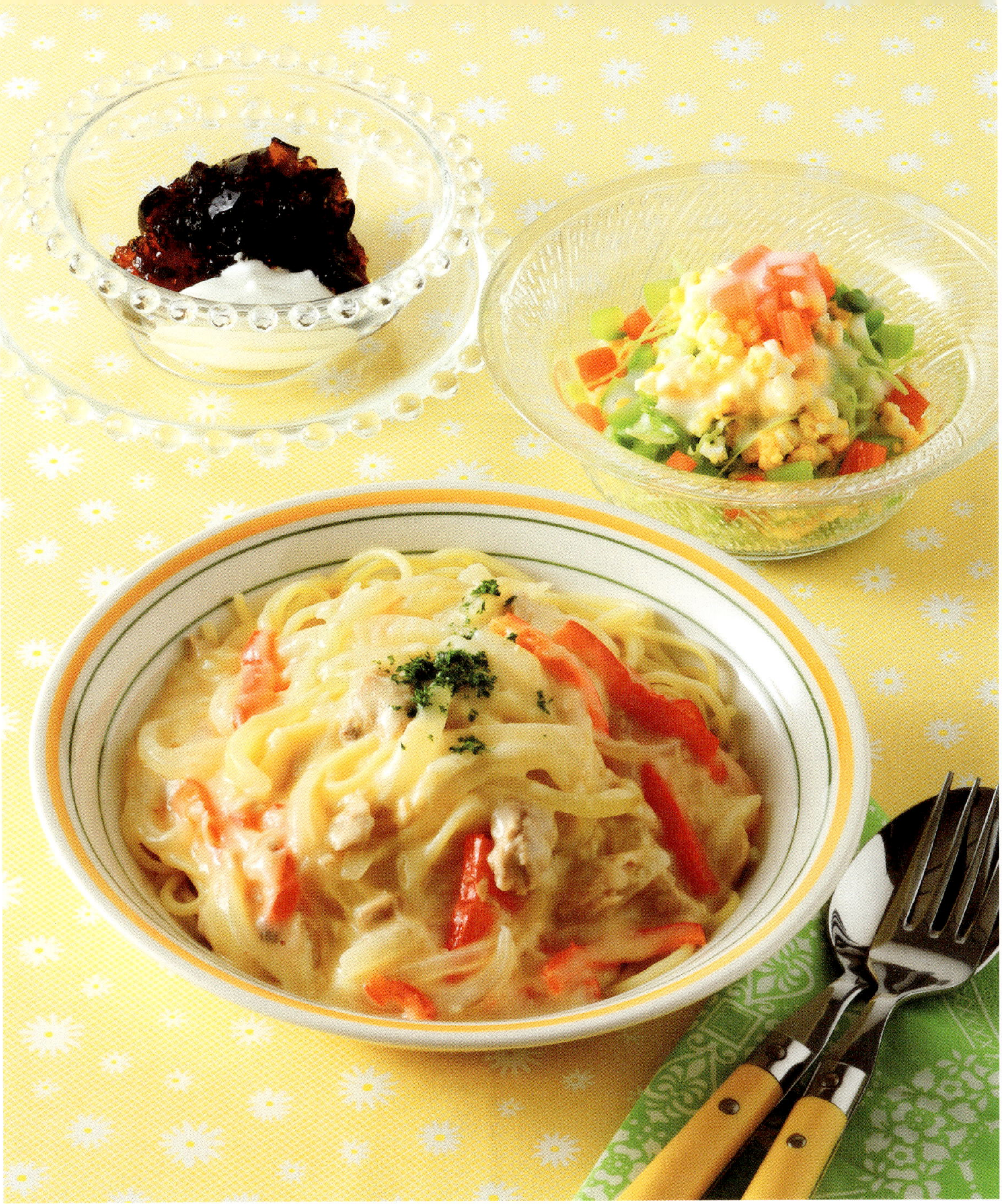

コーヒーゼリー

材料●1人分

アイスコーヒー
（市販品・無糖）……40ml
水 ……………………40ml
粉ゼラチン ………小さじ½強
砂糖 ………………小さじ1
a ［ 生クリーム…… 大さじ1
　 ［ グラニュー糖　小さじ½強

1 粉ゼラチンは水大さじ1にふり入れてふやかす。

2 なべにコーヒーと残りの水を合わせて火にかけ、砂糖を加えて煮とかす。沸騰しない火加減にして1を加えてとかし、冷やし固める。

3 aをボウルに合わせて泡立て、ホイップクリームを作る。

4 コーヒーゼリーが固まったら、フォークの背などでつぶし、器に盛って、3を添える。

誤嚥予防ポイント

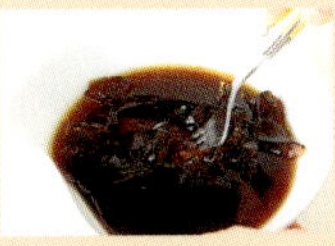

やわらかいゼリーは誤嚥しやすいので、かためにに固める。フォークでくずすと、凹凸が多くなるので、かみやすい。

1日目の献立

昼食

なめらか食

MENU

ツイストマカロニのツナクリームソース

ミモザサラダ

コーヒーゼリー

1食分 583kcal

塩分 2.9g

ツイストマカロニのツナクリームソース

材料●1人分

ツイストマカロニ（乾燥）‥60g

a
- 塩 ‥‥‥‥ 少量
- こしょう ‥‥‥‥ 少量
- オリーブ油 ‥‥ 小さじ⅓

ツナ（水煮缶）‥‥‥‥50g

ホワイトソース

b
- バター‥‥‥‥ 小さじ¾
- 小麦粉‥‥‥‥ 小さじ1
- 牛乳 ‥‥‥‥ 大さじ5
- 塩 ‥‥‥‥ ミニ½弱
- こしょう ‥‥‥‥ 少量

玉ねぎ ‥‥‥‥40g

パプリカ（赤）‥‥‥‥20g

バター ‥‥‥‥ 小さじ¾

塩 ‥‥‥‥ 小さじ⅕

こしょう‥‥‥‥ 少量

とろみ剤 ‥‥‥‥ 適量

パセリのみじん切り ‥‥ 少量

1 マカロニは表示時間よりも長く、やわらかくゆで、aをからめる。

2 ツナは缶汁をきって、手で細かくほぐし、とろみ剤を加えてペースト状にする。

3 bの材料でホワイトソースを作る（42ページの作り方参照）。

4 玉ねぎは薄いくし形切りに、パプリカは細く切る。

5 フライパンにバターをとかして**4**をいため、塩とこしょうで調味し、ホワイトソースを加える。さめたらミキサーにかける。

6 **5**にとろみ剤をまぜてからツナを加える。

7 器にマカロニを盛って**6**をかけ、パセリを散らす。

ツイスト型マカロニに、とろみ剤入りソースをからめます

なめらかポイント

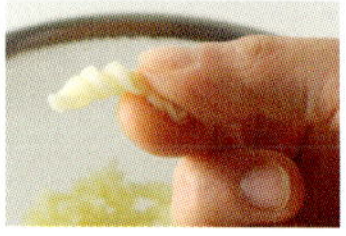

●マカロニは指先でつぶせるくらいにやわらかくゆでる。早ゆでタイプを使うと、薄いのでさらにやわらかい。

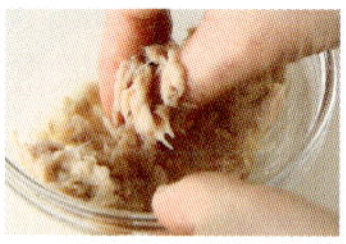

●ツナにとろみ剤をもみ込むとペースト状になる。ホワイトソースとなじみやすく、なめらかなソースになる。

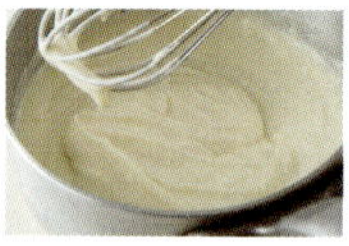

●ホワイトソースのでき上がりにとろみ剤を加え、泡立て器で筋が残るくらいのかたさにする。

ミモザサラダ

材料●1人分

キャベツ ‥‥‥‥40g

グリーンアスパラガス ‥‥15g

トマト ‥‥‥‥30g

とろみ剤 ‥‥‥‥ 適量

かたゆで卵‥‥ 大¼個（15g）

ノンオイルフレンチドレッシング（市販品・ジャネフ）‥‥‥‥ 大さじ½

野菜は皮もていねいに除き、とろみ剤で水分をおさえます

1 キャベツは1㎝角に刻む。

2 アスパラガスは皮をむいて斜めに7～8㎜幅に切る。

3 湯を沸かしてキャベツをやわらかくなるまでゆで、ざるに上げる。続いてアスパラガスをやわらかくゆで、ざるに上げる。

4 トマトは皮を湯むきにして（34ページ参照） 7～8㎜角に切る。

5 ゆで卵は白身を3～4㎜角に刻み、黄身も刻んでまぜる。

6 **3**～**5**にそれぞれとろみ剤を加えてよくまぜてまとめ（35ページ参照）、器に盛り合わせ、ドレッシングをかける。

なめらかポイント

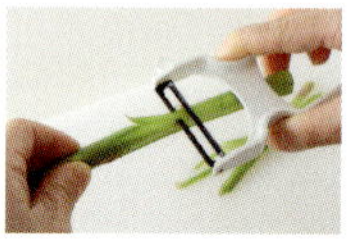

●アスパラガスは茎の皮をピーラーでむいて、やわらかい果肉だけにする。

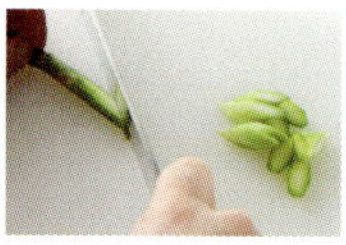

●穂先、茎ともに、斜めに7～8㎜幅に切る。

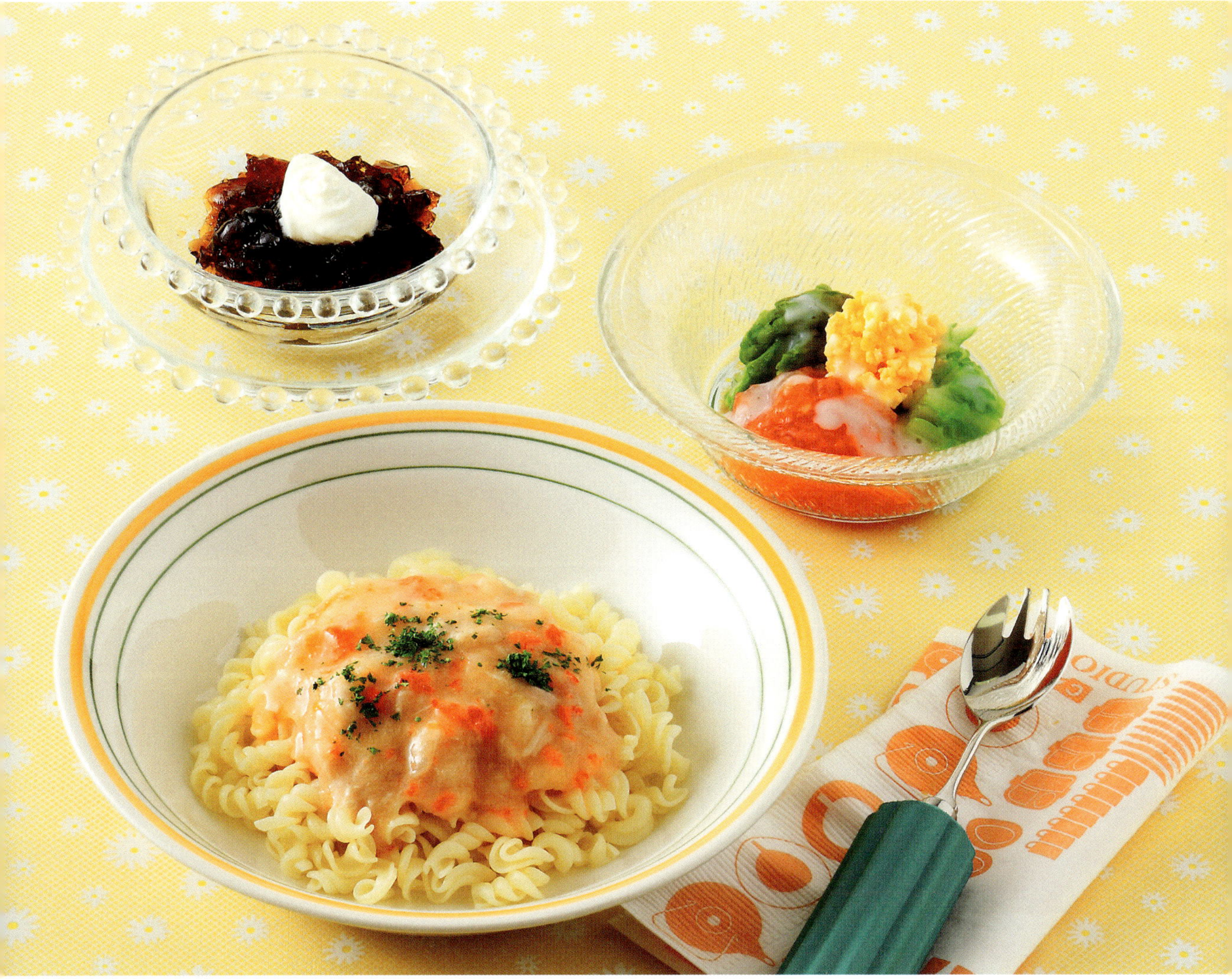

コーヒーゼリー

普通食と同じで OK

材料●1人分

アイスコーヒー
（市販品・無糖）…… 40ml
水 …………………… 40ml
粉ゼラチン ……… 小さじ½強
砂糖 ……………… 小さじ1
a［ 生クリーム…… 大さじ1
　 グラニュー糖 ‥ 小さじ½強

1 なべにコーヒーと水を合わせて火にかけ、砂糖を加えて煮とかす。沸騰しない火加減にしてゼラチンを加えてとかし、冷やし固める。

2 aをボウルに合わせて泡立て、ホイップクリームを作る。

3 コーヒーゼリーが固まったら、フォークの背などでつぶし、器に盛って、2を添える。

誤嚥予防ポイント

ゼラチンは体温でとけるので、飲み込む前にとけて誤嚥を招きやすいことがある。口の中に含んでいる時間が長いととけてくるので、少しずつ食べること。

1日目の献立

夕食

普通食

MENU

豆腐ハンバーグ

里芋の含め煮・
とろろこんぶ添え

にんじんと
そうめんのすまし汁

ごはん

オレンジ

1食分	塩分
607kcal	2.8g

脳卒中の再発予防に役立つ栄養満点の豆腐。ひき肉をまぜてハンバーグに仕立て、香ばしく焼いてケチャップソースをかけると、洋風好みの方にも喜ばれます。里芋の含め煮は、こんぶとごまの風味を生かしてごく薄塩に、デザートは血糖値の上がりにくい果物にし、夜間の健康管理に配慮します。

豆腐ハンバーグ

材料●1人分

もめん豆腐……65g
豚ひき肉……20g
玉ねぎ……20g
a
- 山芋とろろ（冷凍）……小さじ1弱（1g）
- とき卵……⅒個分（6.5g）
- 生パン粉（細引き）……小さじ1強
- 塩……ミニ⅓
- こしょう……少量

植物油……小さじ1
b
- トマトケチャップ……小さじ1弱
- 中濃ソース……小さじ1弱
- みりん……小さじ⅕弱

キャベツ……30g
トマト……30g
フレンチドレッシング（市販品）……大さじ½

調理メモ
豆腐の比率が多いので、通常のハンバーグよりも火の通りが早い。

1 豆腐は耐熱皿にのせてラップをかけ、電子レンジで約5分加熱し、出た水分を捨ててさます。
2 玉ねぎはすりおろす。
3 ボウルに豆腐を入れて手でこまかくほぐし、ひき肉、玉ねぎ、aを加え、手で握りつぶすようにして粘りけが出るまでこね、だ円形にまとめる。
4 フライパンに油を熱し、**3**を入れてきつね色に焼き、弱火で2〜3分加熱する。裏に返してさらに2〜3分加熱して火を通す。
5 あいたフライパンにbを入れて煮立て、ソースを作る。
6 キャベツはひと口大に切ってゆで、トマトは皮を湯むきにして（34ページ参照）くし形に切る。以上を器に置いてドレッシングをかけ、ハンバーグを盛り、**5**のソースをかける。

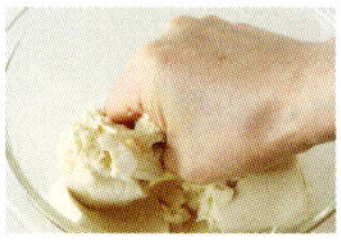

❶豆腐はくずしても水分が出てこなくなるまで水きりをして、こまかくつぶす。

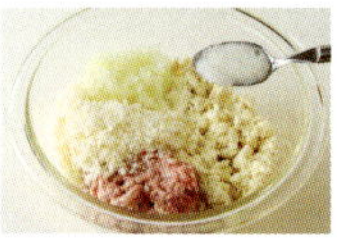

❷とろろは小さじ1杯と少量だが、ふんわりとなめからな口当たりにする効果がある。少量なので、冷凍食品を使うと便利。

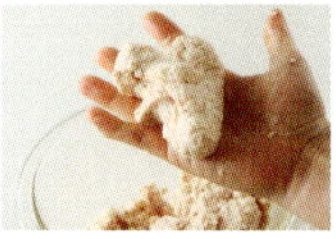

❸手で握って指の形が残るかたさがちょうどよい。かたいようなら、豆腐かとろろを足すとよい。

里芋の含め煮・とろろこんぶ添え

材料●1人分

里芋（冷凍）……3個（60g）
だし……大さじ4
しょうゆ……小さじ½
みりん……小さじ½
とろろこんぶ……少量
白すりごま……少量

1 里芋は解凍してだしとともになべに入れ、火にかける。ひと煮立ちしたらしょうゆとみりんで調味し、里芋に竹ぐしが通るまで煮る。
2 器に盛り、とろろこんぶと白すりごまを飾る。

食材メモ
冷凍里芋は、皮をむいて加熱してあるので、皮むきと下ゆでをはぶくことができる。冷凍のかぼちゃ、ブロッコリーもおすすめ。

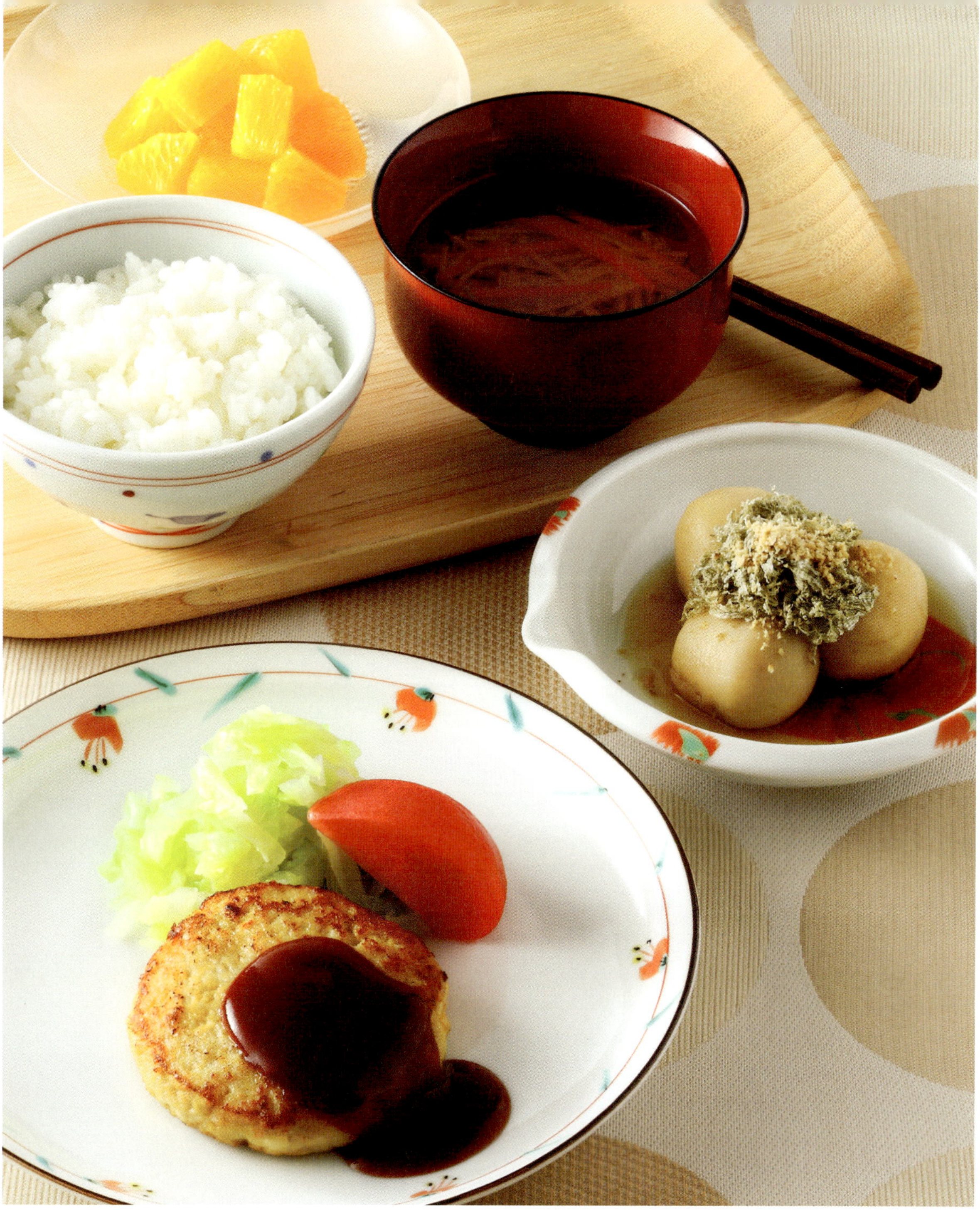

ごはん

材料●1人分 ……………170g

オレンジ

材料●1人分 ……………60g

にんじんとそうめんのすまし汁

材料●1人分

にんじん	20g
そうめん	2.5g
だし	¾カップ
a 塩	ミニ½強
a しょうゆ	小さじ⅓
万能ねぎ	2g

1 にんじんは1㎝角に切る。

2 そうめんは3㎝長さに折ってから、熱湯で透き通るまでゆでる。

3 なべにだしとにんじんを入れて火にかけ、にんじんがやわらかくなるまで煮、aで調味する。

4 器にそうめんを入れ、万能ねぎを小口切りにして加え、3をあたためて盛る。

夕食

なめらか食

MENU

- 豆腐ハンバーグ
- 里芋の含め煮・とろろこんぶ添え
- にんじんとそうめんのすまし汁
- ごはん（軟飯）
- みかん缶

1食分 520kcal　塩分 2.8g

豆腐ハンバーグ

材料●1人分

木綿豆腐 ……………… 65g
豚ひき肉 ……………… 20g
玉ねぎのすりおろし …… 20g
a ┌ 山芋とろろ（冷凍） …… 小さじ1弱（1g）
　│ とき卵 …… 1/10個分（6.5g）
　│ 生パン粉（細引き） …… 小さじ1強
　│ 塩 …… ミニ1/3
　└ こしょう …… 少量
b ┌ かたくり粉 …… 大さじ1/2強
　└ 水 …… 大さじ2
c ┌ トマトケチャップ …… 小さじ1弱
　│ 中濃ソース …… 小さじ1弱
　└ みりん …… 小さじ1/5弱
キャベツ ……………… 30g
トマト ……………… 30g
ノンオイルクリーミードレッシング（ジャネフ・市販品） …… 大さじ1/2
とろみ剤 …… 適量

普通食の種に
かたくり粉を加えて
なめらかに。
つけ合わせ野菜も
とろみ剤でまとめます

1 豆腐は耐熱皿にのせて電子レンジで20～30秒加熱し、水けをきってさます。
2 豆腐をボウルに入れて小さくほぐし、ひき肉と玉ねぎ、aを加えて粘りけが出るまで練りまぜる。
3 bをまぜ合わせて2に加え、なめらかに練りまぜ、だ円形にまとめる。
4 フッ素樹脂加工のフライパンをあたためて3を入れ、蓋をして蒸し焼きにする。
5 cをなべに合わせて煮立て、ソースを作る。
6 キャベツは1cm角に切ってやわらかくゆで、水けをしぼる。トマトは皮を湯むきにして（34ページ参照）1cm角に刻む。それぞれとろみ剤を加えて、水分がにじまないくらいまでとろみをつける。
7 豆腐ハンバーグを1～2cm角に切って器に盛り、5のソースをかける。6を添えてドレッシングをかける。

なめらかポイント

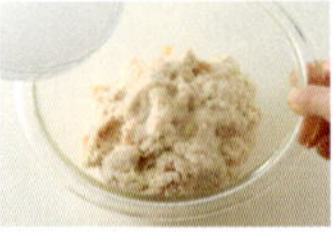

❶豆腐ハンバーグは普通食と同じ種を作り、水どきかたくり粉を加えてやわらかくする。

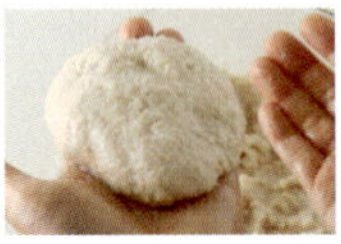

❷普通食よりなめらかで、やっと固まるくらいのかたさにする。

里芋の含め煮・とろろこんぶ添え

材料●1人分

里芋（冷凍） …… 3個（60g）
だし …… 大さじ4
しょうゆ …… 小さじ1/2
みりん …… 小さじ1/2
とろろこんぶ …… 少量
白すりごま …… 少量
とろみ剤 …… 適量

1 里芋は解凍して1個を4等分に切る。
2 だしで里芋をやわらかく煮たら、調味料を加えて弱火にし、味を含ませる。
3 とろろこんぶは手で短く裂き、すりごまとともに2に加える。最後にとろみ剤を加えてひと混ぜし、器に盛る。

小さく切った里芋を
とろろこんぶと
すりごまであえて、
すべり止めに

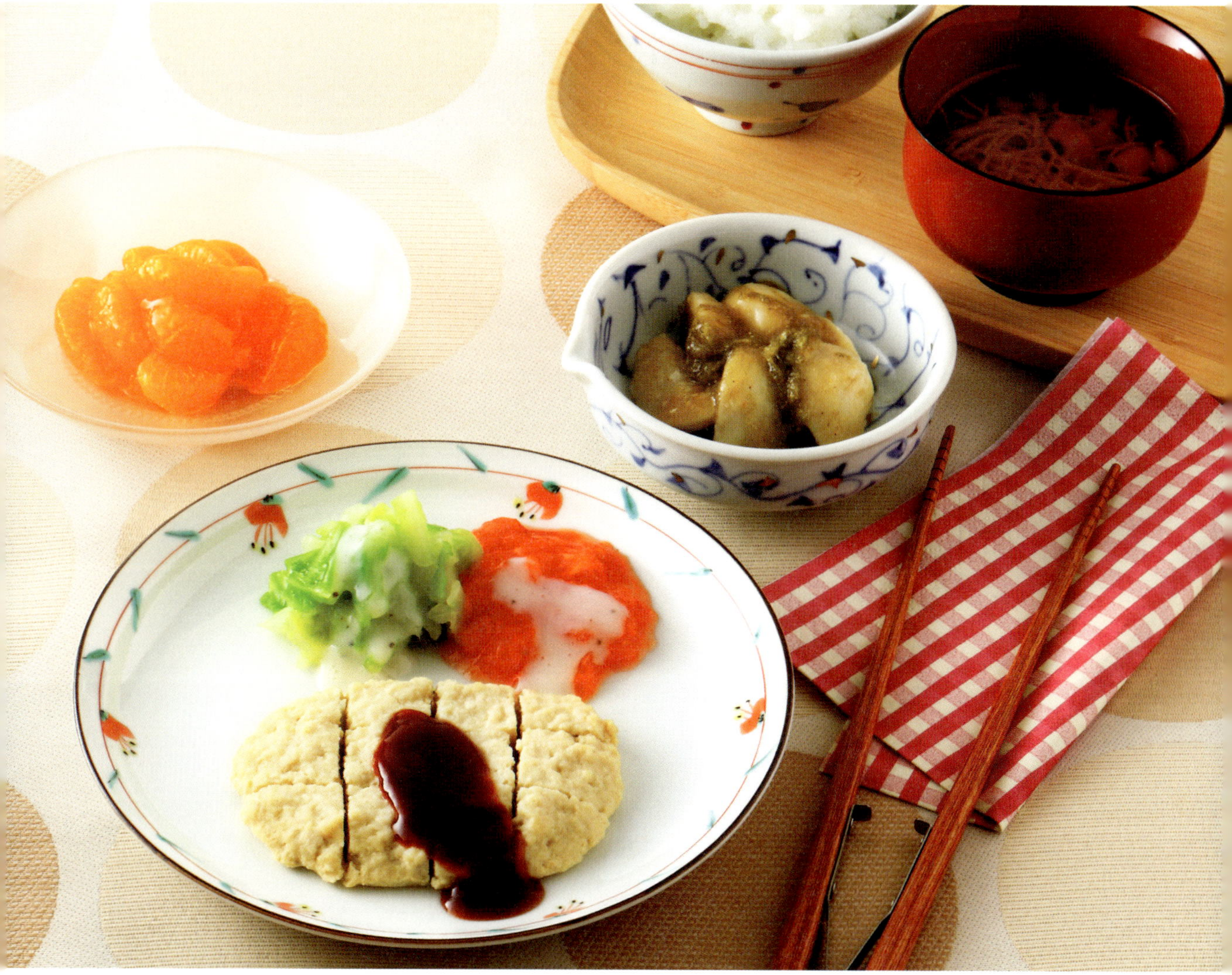

普通食から
万能ねぎを除くだけで OK。
必要なら
とろみ剤をプラスして

にんじんとそうめんのすまし汁

材料●1人分

にんじん……………………10g
そうめん…………………… 3g
a
- だし……………… ¾カップ
- 塩………………… ミニ½強
- しょうゆ……… 小さじ⅓

1 にんじんは1㎝角に切り、やわらかくゆでる。
2 そうめんは1～2㎝長さに折ってから、熱湯で透き通るまでゆでる。
3 器に**1**と**2**を入れ、aをあたためて注ぐ。

ごはん（軟飯）

材料●1人分（でき上がり200g）

米………………………………60g
水…………………… 190ml

みかん缶

材料●1人分

みかん（缶詰）…………60g
とろみ剤……………… 適量

みかんは1房を半分に切ってとろみ剤を加えてとろみをつけ、器に盛る。

半分に切って
とろみ剤でまとめます

誤嚥予防ポイント

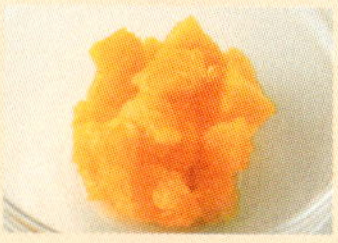

みかん缶は1房を半分に切る。かんだときに水分がピュッと飛び出るので、とろみ剤で覆っておくとよい。

2日目の献立

朝食

普通食

MENU

- ポテトのミートソースグラタン
- トマトとカッテージチーズのサラダ
- トーストのジャム添え
- パパイヤ
- 牛乳

1食分 684kcal
塩分 3.5g

朝食に便利なハムやソーセージはかみにくく、飲み込みも心配です。おすすめはミートソース。市販品はとろっとしたソースが多いだけに、野菜や芋にからみやすく、食べやすくしてくれます。チーズもおすすめ食材です。グラタンにはとけるチーズ、サラダには低脂肪のカッテージチーズを添え、良質たんぱく質、カルシウムとも満点の献立です。

ポテトのミートソースグラタン

材料●1人分

じゃが芋（メークイン）……130g
塩……ミニ⅔
こしょう……少量
さやいんげん……10g
ミートソース（市販品）……50g
ピザ用チーズ……10g
パセリのみじん切り……少量

調理メモ
ラップをして電子レンジであたため、オーブントースターで焼き色をつけてもよい。

1 じゃが芋はひと口大のさいの目に切って水にさらした後、水から入れてやわらかくゆで、水けをきり、塩とこしょうをふる。
2 さやいんげんは筋を除き、斜めに7〜8㎜長さに切り、熱湯に入れてやわらかくゆで、水けをきる。
3 耐熱皿にじゃが芋を並べてミートソースをかけ、チーズを散らし、高温に熱したオーブンでチーズがとけるまで焼く。
4 さやいんげんをのせてパセリをふる。

トマトとカッテージチーズのサラダ

材料●1人分

トマト……60g
カッテージチーズ（サラダ用）……小さじ2
ノンオイルサウザンアイランドドレッシング（市販品・ジャネフ）……大さじ½

1 トマトは皮を湯むきにして（34ページ参照）ひと口大に切り、器に盛る。
2 カッテージチーズをのせ、ドレッシングをかける。

トーストのジャム添え

材料●1人分

食パン（8枚切り）……2枚
ジャム（いちご）……小さじ2

1 食パンは軽くトーストする。
2 温かいうちにジャムを塗って食べる。

調理メモ
食パンは薄く切って香ばしく焼くほうが、中まで火が通るので消化がよい。耳がかたくかみきりにくい場合は、耳を落としてトーストする。サンドイッチ用のパンが便利。

パパイヤ

1人分……75g

牛乳

1人分……200ml

食材メモ
パパイヤは低エネルギーでたんぱく質分解酵素を含み、消化もよい。パパイヤがない場合は、桃、メロンを選べば、ほぼ同じエネルギー量。マンゴーはパパイヤに似ているが甘みが強く、やや高エネルギー。

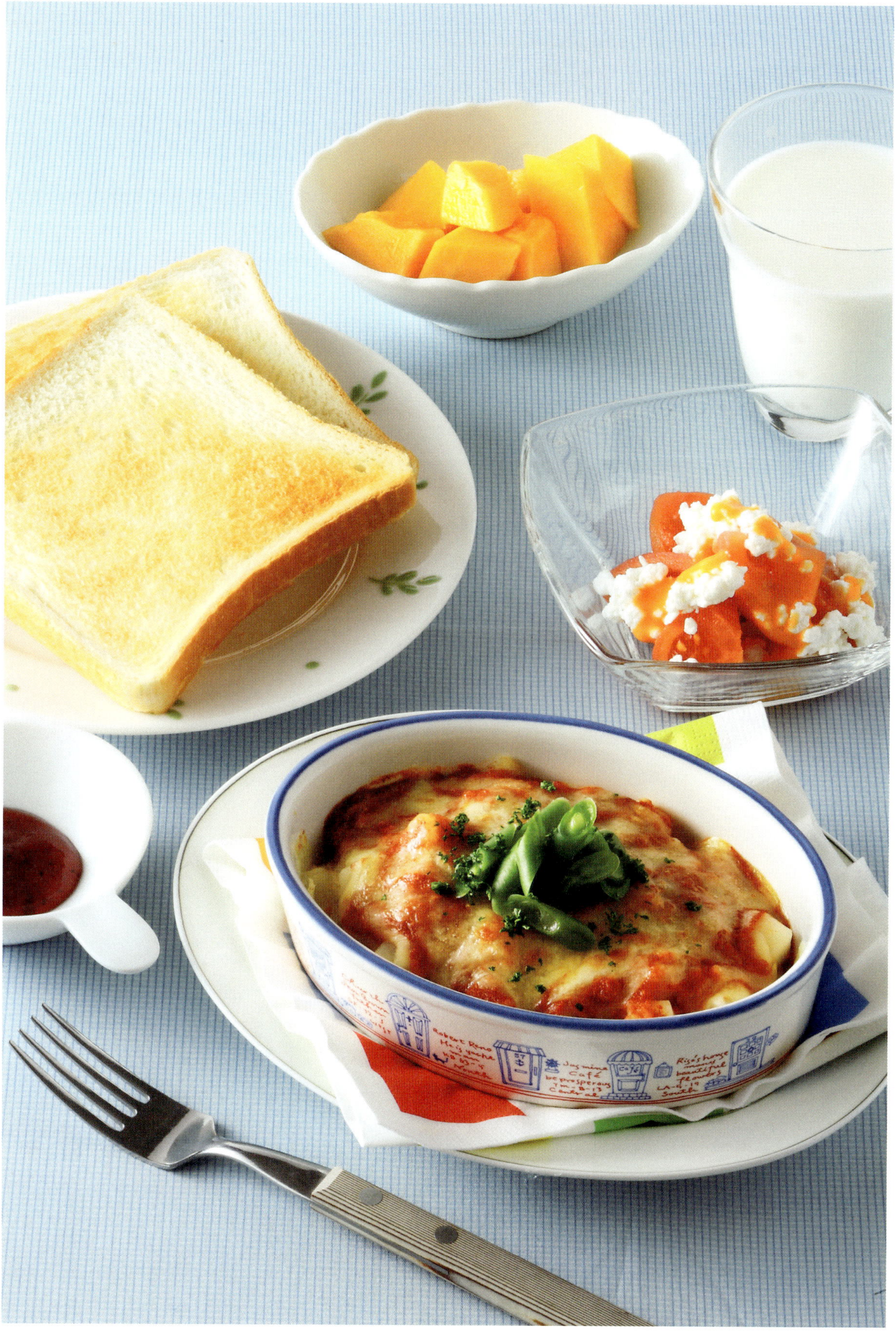

2日目の献立

朝食

なめらか食

じゃが芋はやわらかくゆで、
ミートソースはミキサーでペースト状に

ポテトのミートソースグラタン

材料●1人分

じゃが芋（メークイン） ‥ 130g
塩 ………………… ミニ⅔弱
こしょう………………… 少量
さやいんげん …………10g
とろみ剤 ……………… 適量
ミートソース（市販品） ‥‥50g
ピザ用チーズ …………10g

1 じゃが芋はひと口大のさいの目に切り、水にさらした後、水から入れてやわらかくゆで、水けをきり、塩とこしょうをふる。

2 さやいんげんは筋を除いて斜めに5〜6㎜長さに切る。熱湯でやわらかくゆで、とろみ剤をからめる。

3 ミートソースはミキサーにかけて、大きな肉の粒がなくなる程度まで撹拌する。

4 耐熱皿にじゃが芋を並べてミートソースをかけ、チーズを散らす。

5 高温に熱したオーブントースターに入れてチーズがとける程度まで温める。仕上げに2のさやいんげんを添える。

なめらかポイント

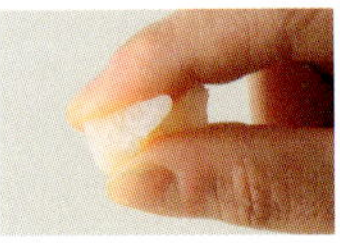

●じゃが芋は指先でつぶれるくらいのやわらかさにゆでる。男爵系品種は、加熱するとほくほくして粉けがのどに飛び込む心配があるので、ねっとりとした食感のメークインを使う。

調理メモ

焼き加減は、チーズを焦がさない程度に。焦げると口の中でチーズがとけずに残ってしまう。ミキサーにかけたミートソースを1回分ごとに分けて冷凍しておくと便利。

MENU

ポテトの
ミートソースグラタン

トマトとカッテージチーズの
サラダ

パンがゆのジャム添え

パパイヤ

牛乳

1食分 528kcal

塩分 2.8g

トマトとカッテージチーズのサラダ

材料●1人分

トマト …………………60g
とろみ剤 ……………… 少量
カッテージチーズ（サラダ用）
………………… 小さじ2
ノンオイルイタリアンバジルドレッシング（市販品・リケン）
………………… 大さじ½

1 トマトはヘタをくり抜き、十字に切り目を入れ、沸騰したお湯に入れ、皮がはじけたら水にとって皮をむく。

2 トマトはひと口大に切り、とろみ剤を加える。かたい果肉があればとり除く。

3 トマトを器に盛り、カッテージチーズをのせ、ドレッシングをかける。

トマトは水分が出ないよう、
とろみ剤でコーティング

なめらかポイント

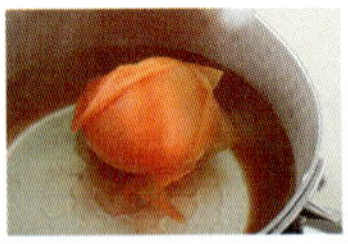

●トマトの皮は薄くてものどに張りつきやすいので、むいておくと安心。へたをくり抜き、沸騰湯に入れる。皮がはじけたら、水にとって皮をむく。

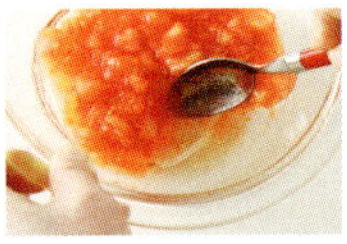

●トマトは口の中でつぶれて水分が飛び出やすいので、刻んだ後、とろみ剤をまぜて、傾けて水分が出てこないくらいまでとろみをつける。

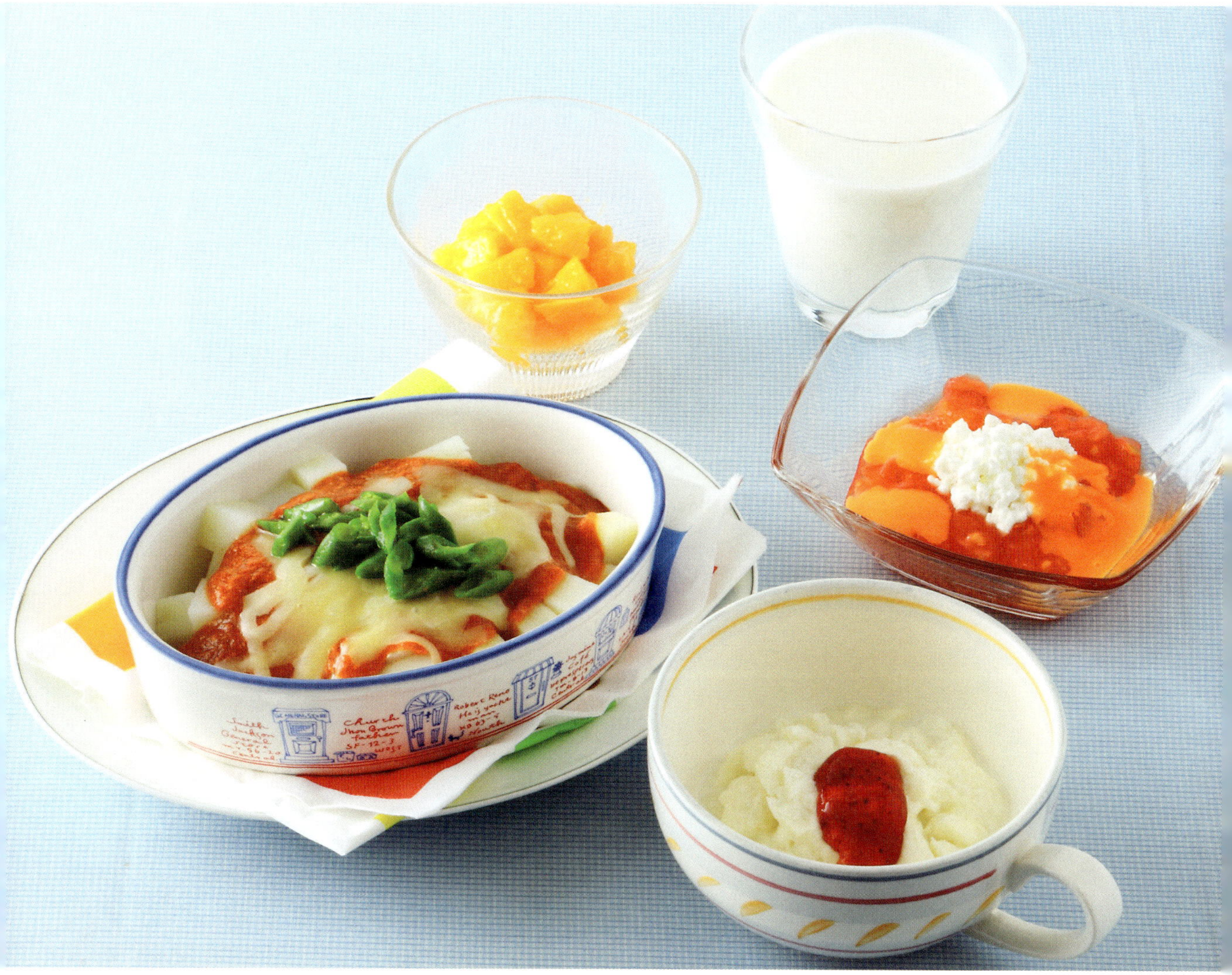

パンがゆのジャム添え

食パンを牛乳で
やわらかく煮ます

材料●1人分

食パン（8枚切り）……… 1枚
牛乳 ……… 大さじ4
砂糖 ……… 小さじ⅓
ジャム（いちご）……… 小さじ2

1 食パンは耳を落としてひと口大にちぎり、耐熱性容器に入れる。

2 牛乳と砂糖を加えて軽くまぜ、ラップをして電子レンジで30～40秒加熱する。とり出してひとまぜする。

3 器に盛り、ジャムをのせる。

調理メモ

加熱しすぎるとかたくなるので注意する。あたためた牛乳にパンを浸してもよい。

パパイヤ

パパイヤもとろみ剤で
コーティング

材料●1人分

パパイヤ ……… 75g
とろみ剤 ……… 適量

パパイヤはひと口大に切る。果肉がかたい場合はフォークの背などでつぶし、やわらかければそのまま、とろみ剤をからめて器に盛る。

牛乳

1人分 ……… 180ml

2日目の献立

昼食

普通食

MENU

とろろけんちんそば
かぼちゃの甘煮
もずくときゅうりの酢の物
杏仁豆腐

1食分 510kcal
塩分 3.5g

すすって食べるそばは、食べにくい食材の代表です。箸《はし》でつまむこともむずかしいかもしれません。でもだいじょうぶ、とろろの粘りが大きな助けになります。すすれないだけに誤嚥《ごえん》の心配がなく安心です。あせることなく、ゆっくりかんで食べましょう。

とろろけんちんそば

材料●1人分

そば（乾めん）…………70g
木綿豆腐…………30g
里芋（冷凍も可）…………25g
大根…………25g
にんじん…………15g
ごぼう…………10g
山芋（冷凍も可）…………40g
ごま油…………小さじ½
だし…………3/5カップ
みりん…………小さじ1⅔
しょうゆ…………小さじ1⅔

食材メモ
里芋と山芋のとろろは冷凍食品を使うと手軽。冷凍の里芋は丸いので、半解凍して半分に切る。

1 そばは熱湯でゆでて水けをきる。
2 豆腐はひと口大に切る。大根とにんじんは4～5㎜厚さのいちょう形に切る。里芋はひと口大に切り、水にさらす。ごぼうはささがきにして、水にさらす。
3 なべにごま油をあたため、水けをきったごぼうを入れてしんなりするまでいためる。大根、にんじん、里芋の順に加えていため合わせる。
4 野菜に透明感が出たら、だしを注いでひと煮立ちさせ、火を弱めてアクをすくう。みりんとしょうゆを加え、弱火で約15分、野菜がやわらかくなるまで煮、豆腐を加えてさっと煮る。
5 器にそばを盛り、4のけんちん汁をかける。山芋をすりおろしてのせる。

かぼちゃの甘煮

材料●1人分

かぼちゃ…………70g
だし…………⅓カップ強
砂糖…………小さじ⅔
しょうゆ…………小さじ⅓強

1 かぼちゃは皮をむき、3～4㎝角に切る。
2 なべにだしを入れてかぼちゃを並べ、火にかける。煮立ったら弱火にして砂糖としょうゆを加え、火が通るまで煮る。

もずくときゅうりの酢の物

材料●1人分

もずく（塩抜き）…………40g
きゅうり…………10g
a
酢…………小さじ1
みりん…………小さじ1
薄口しょうゆ…………小さじ⅔
だし…………小さじ2

1 もずくは2㎝長さに切る。
2 きゅうりは斜め薄切りにして縦にせん切りにし、塩少量（分量外）をまぶしてしんなりしたら洗って水けをしぼる。
3 aを合わせて1と2をあえ、器に盛る。

食材メモ
もずくは三杯酢で調味した市販品を使ってもよい。その場合はaは不要。

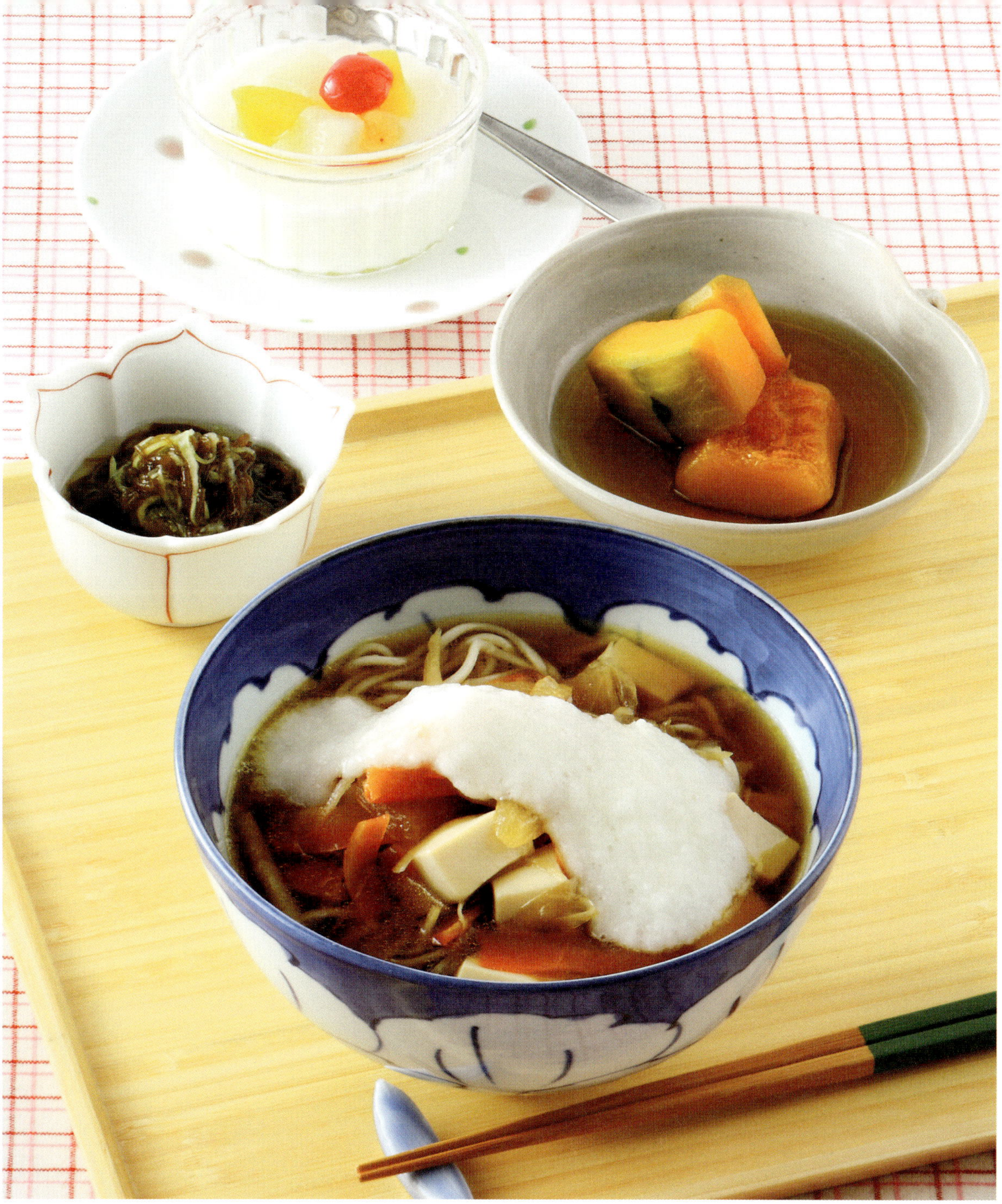

杏仁豆腐

材料●1人分

a	牛乳	40ml
	水	40ml
	砂糖	小さじ2
粉寒天		0.4g
アーモンドエッセンス		少量
b	水	小さじ2
	砂糖	小さじ⅓
ミックスフルーツ（缶詰）		10g

1 なべにaを合わせて火にかけ、煮立ったら弱火にして2分煮て寒天をとかす。

2 あら熱がとれたらエッセンスを加え、型に流して冷やし固める。

3 耐熱皿にbを合わせて電子レンジで加熱し、砂糖が煮とけたら冷ます。

4 2に3のシロップをかけ、ミックスフルーツを飾る。

2日目の献立

昼食

なめらか食

MENU

とろろけんちんそば

かぼちゃの甘煮

もずく酢

杏仁豆腐

1食分 490kcal　塩分 3.4g

とろろけんちんそば

材料●1人分

そば（乾めん）…60g
木綿豆腐…30g
里芋（冷凍）…25g
大根…25g
にんじん…15g
だし…⅗カップ
みりん…小さじ1⅓
しょうゆ…小さじ1⅓
山芋とろろ（冷凍も可）…40g
ごま油…小さじ½

1 木綿豆腐、大根、にんじんはひと口大に切る。冷凍里芋は解凍して1個を4等分に切る。
2 大根とにんじんは水から入れてやわらかくなるまでゆでる。
3 なべにだしを入れ、里芋と木綿豆腐を加えて煮立て、みりんとしょうゆで調味する。
4 そばは、4分の1長さに折ってゆでる。
5 器にそばを盛り、3と、とろろをかけ、最後に香りづけにごま油を回しかける。

温かい汁に入れたゆでそばはやわらかくふやけるので、普通食からごぼうを除けば「なめらか食」になる

誤嚥予防ポイント

そばは、かむ力が弱い場合は短く切っておくと安心。つゆにむせる心配がある場合は、とろみ剤でとろみをつけるとよい。

かぼちゃの甘煮

材料●1人分

かぼちゃ…70g
だし…大さじ5
砂糖…小さじ⅔
しょうゆ…小さじ⅓

かぼちゃもひと口大に切ります

1 かぼちゃはピーラーで皮を全部むき、ひと口大に切る。
2 なべにだしを入れてかぼちゃを並べて、火にかける。煮立ったら火を弱め、蓋をして火が通るまで煮る。
3 しょうゆと砂糖で調味し、味がなじむまで煮る。

調理メモ

2でかぼちゃに火が通る前にだしが煮詰まりそうなら、途中でだしか水を足す。

もずく酢

材料●1人分

もずく（塩抜き）…40g
a 酢…小さじ1
a みりん…小さじ1
a 薄口しょうゆ…小さじ⅓
a だし…小さじ2

1 もずくは2cm長さに切る。
2 aを合わせてよくまぜ、もずくをあえて器に盛る。

2cm長さに短く刻みます

調理メモ

市販のもずく酢を使う場合は、一度、調味液からもずくをとり出して、刻んでから戻す。

なめらかポイント

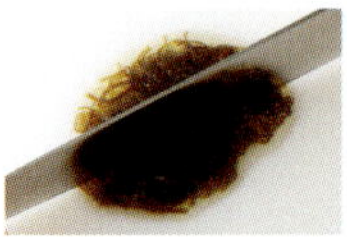

●もずくは長いままだと、かまずに飲み込んでのどにつかえる危険がある。包丁で2cmくらいに刻む。

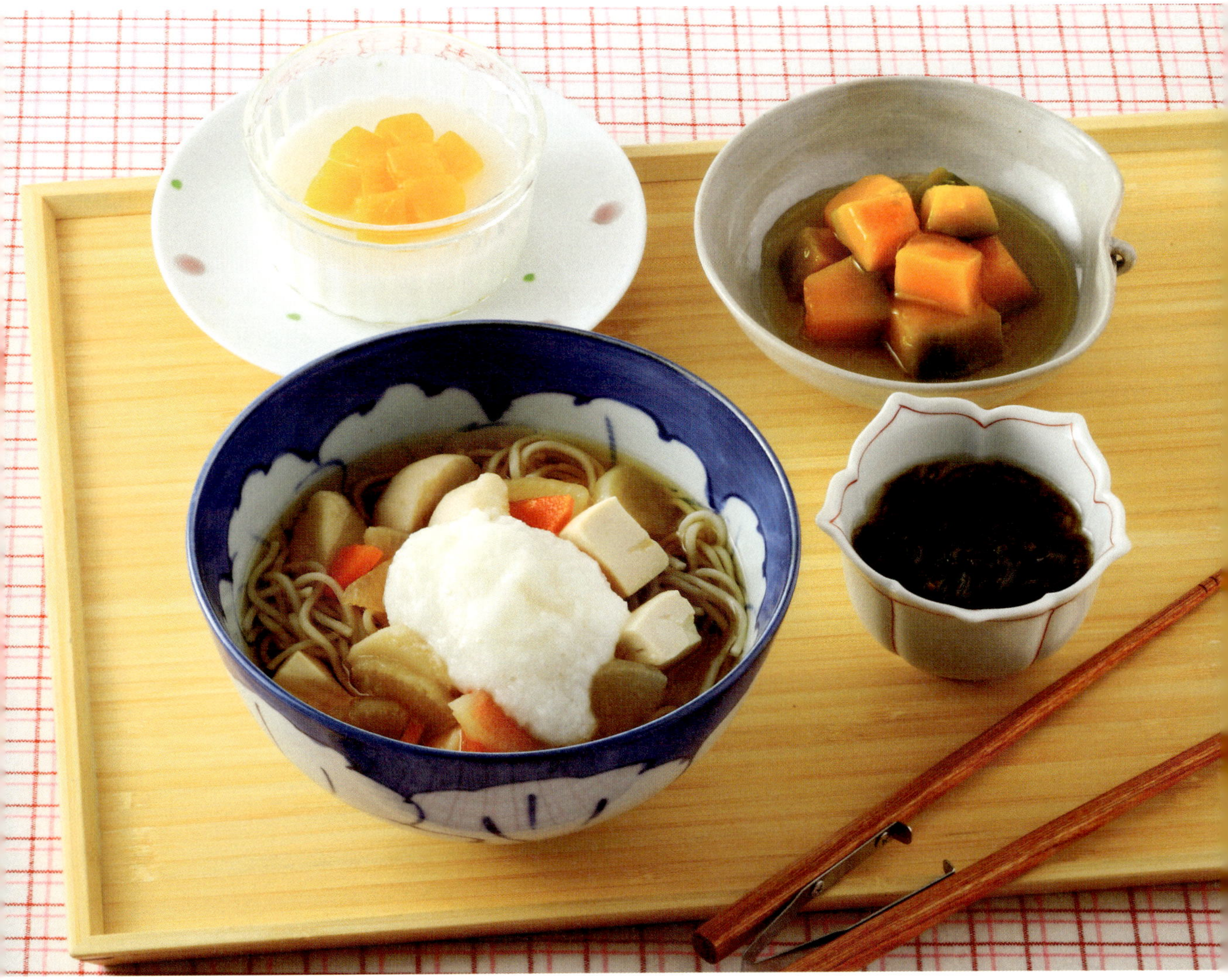

シロップにとろみ剤でとろみをつけます

杏仁豆腐

材料●1人分

- a
  - 牛乳……40ml
  - 水……40ml
  - 砂糖……小さじ2
- 粉寒天……0.4g
- アーモンドエッセンス……少量
- b
  - 水……小さじ2
  - 砂糖……ミニ½強
- とろみ剤……適量
- 黄桃(缶詰)……10g

1 なべにaを合わせて火にかけ、煮立ったら弱火にして2分煮て寒天をとかす。

2 あら熱がとれたらエッセンスを加え、型に流して冷やし固める。

3 耐熱皿にbを合わせて電子レンジで加熱し、砂糖が煮とけたらとろみ剤を加えてとろみをつけ、冷ます。

4 黄桃は1㎝角に切り、かたい場合はゆでるか電子レンジで加熱してやわらかくして冷ます。

5 **2**がかたまったら**3**のシロップをかけ、黄桃を飾る。

なめらかポイント

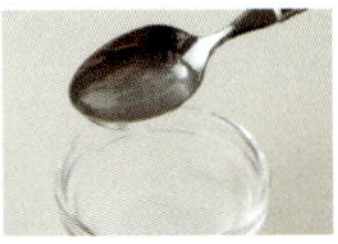

●シロップは濃度があるのでとろみ剤がまざりにくい。透明になるまでよくまぜる。

2日目の献立

夕食

普通食

MENU

- 白身魚のクリーム焼き
- 大根とにんじんのコンソメ煮
- カニかまぼことレタスのサラダ
- ごはん
- キウイフルーツ

1食分 614kcal　塩分 2.0g

かむ力が低下しているときは、肉より魚のほうが食べやすいはず。でも、焼き魚は意外にパサついてのどを通りにくく、和風の煮魚は洋風味が好きな人には敬遠されがちです。おすすめは白身魚のホワイトソース焼きです。チーズ焼きより低塩分低エネルギーでコクとうまみがあり、冷凍の魚でもおいしく食べられます。

白身魚のクリーム焼き

材料●1人分

白身魚（カレイ、スズキなど）……60g
小麦粉……小さじ1
植物油……小さじ¼
ホワイトソース
- バター……小さじ¼
- 小麦粉……小さじ⅓
- 牛乳……大さじ1⅔
- 塩……ミニ⅓
- こしょう……少量
- 生クリーム……小さじ1

じゃが芋（メークイン）……30g
グリーンアスパラガス……30g
にんじん……20g
塩……ミニ⅓
こしょう……少量

調理メモ
クリーム焼きはムニエルするときに七分通り火を通し、焼いて完全に火を通す。

1 ホワイトソースのバターで小麦粉をいためて牛乳でのばし（42ページ参照）、塩とこしょう、生クリームを加えてなめらかにまぜる。
2 白身魚は水けをふいて小麦粉をまぶす。フライパンに油を熱したところに入れ、両面に薄くきつね色の焼き色をつける。
3 オーブントースターの天板にアルミ箔を敷き、白身魚を置いて**1**のソースを一面にかけ、高温に熱したオーブントースターに入れて焦げ目がつくまで焼く。
4 焼いているあいだに、じゃが芋とにんじんは1㎝角に切り、水から入れてゆでる。沸騰したらアスパラガスを7～8㎜長さに切って加え、やわらかくゆでてざるに上げ、塩とこしょうをふる。
5 器に白身魚を盛って**4**をつけ合わせる。

大根とにんじんのコンソメ煮

材料●1人分

大根……60g
にんじん……15g
水……¼カップ
チキンコンソメ（顆粒）……ミニ½
塩……ミニ⅓
こしょう……少量

1 大根とにんじんは5㎜角の拍子木切りにする。
2 なべに**1**と水を入れてやわらかくなるまで煮、コンソメと塩、こしょうで調味する。

カニかまぼことレタスのサラダ

材料●1人分

カニかまぼこ……20g
レタス……20g
きゅうり……15g
a
- ノンオイル和風ドレッシング（市販品・ジャネフ）……大さじ½
- ごま油……小さじ½

1 カニかまぼこは1㎝長さに切って細かくほぐす。
2 レタスはせん切りにして2㎝長さに切る。きゅうりは斜め薄切りにしてせん切りにする。
3 器に**2**を盛ってカニかまぼこをのせ、食卓でaをかける。

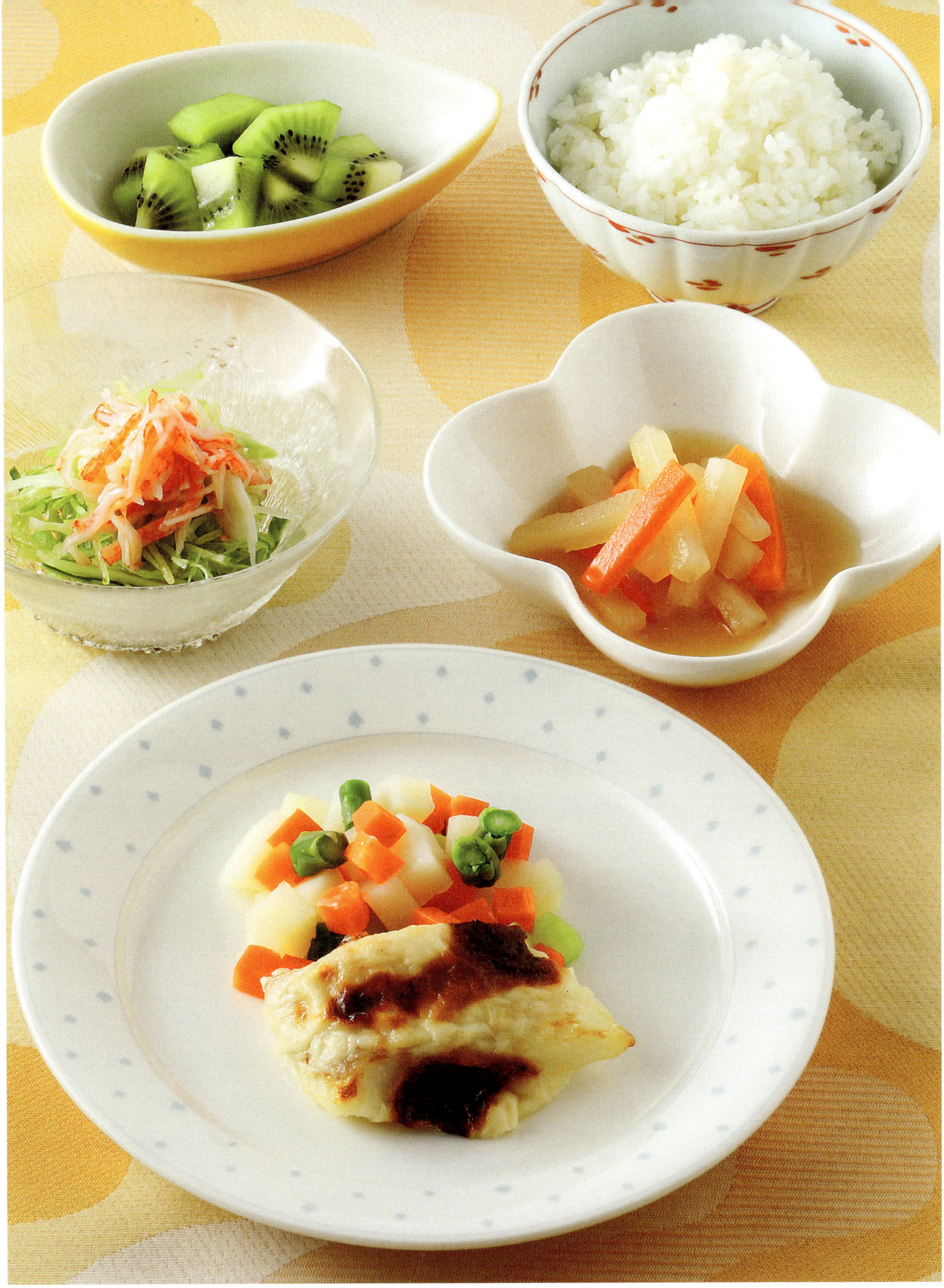

ごはん

材料●1人分 ………… 170g

キウイフルーツ

材料●1人分 ………… 60g

2日目の献立
夕食

なめらか食

MENU

- 白身魚のクリーム焼き
- 大根とにんじんのコンソメ煮
- カニかまぼことゆでキャベツのサラダ
- ごはん（軟飯）
- キウイフルーツ

1食分 602kcal　塩分 2.2g

白身魚のクリーム焼き

材料●1人分

- 白身魚（カレイ、スズキなど）……60g
- a
  - 卵……10g
  - 生クリーム……小さじ2
  - 牛乳……小さじ1
  - 白ワイン……小さじ1
  - 塩……ごく少量（0.1g）
  - こしょう……少量
  - かたくり粉……大さじ½強
- ホワイトソース
  - バター……小さじ⅓
  - 小麦粉……小さじ1
  - 牛乳……大さじ1
  - 塩……ミニ⅕
  - こしょう……少量
  - 生クリーム……小さじ1
- じゃが芋（メークイン）……30g
- ブロッコリー……30g
- にんじん……20g
- 塩……ミニ⅓
- こしょう……少量
- とろみ剤……適量

1 白身魚は1切れを2等分し、半分はラップに包んで電子レンジで1分ほど加熱する。あら熱がとれたら手で細かくほぐす。

2 残り半分の白身魚にaを加えてミキサーにかけ、ペースト状にする。

3 1と2を耐熱性ボウルに合わせてよくまぜ、ラップをかけて電子レンジで1分ほど加熱し、あら熱がとれたらなめらかにまぜ合わせて丸める。

4 ホワイトソースを作る（42ページ参照）。

5 オーブントースターの天板にアルミ箔を敷いて3をのせ、ホワイトソースをかける。高温に熱したオーブントースターに入れ、薄く焼き色がつくまで焼く。

6 じゃが芋とにんじんは1cm角に切り、水から入れてやわらかくなるまでゆで、塩とこしょうをふる。ブロッコリーは小房に分け、茎は薄く切り、熱湯でやわらかくなるまでゆで、とろみ剤を加える。

7 5を器に盛り、6を添える。

蒸した身と生のペーストを合わせてミンチにし、ホワイトソースをまぜて焼きます

なめらかポイント

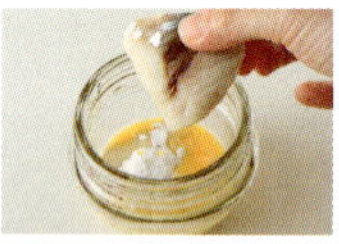

❶半分の生の魚は卵液やクリーム、粉類とともにミキサーかフードプロセッサーにかける。

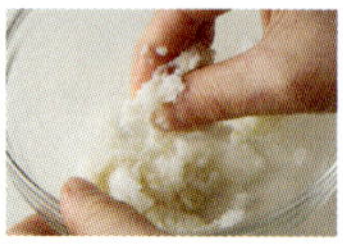

❷電子レンジで蒸した魚は細かくほぐす。指先で小骨などがあれば除く。

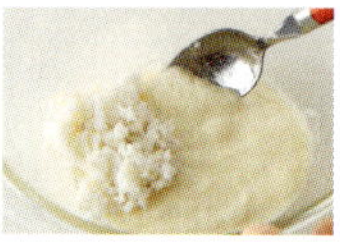

❸ミキサーにかけた生魚と❷をまぜ合わせる。この状態で丸めて冷凍すれば2～3週間保存可。

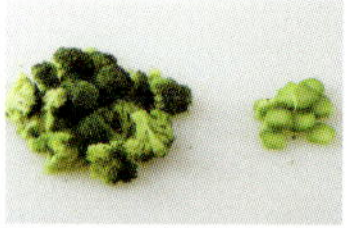

❹ブロッコリーはつぼみはやわらかいが、茎は意外にかたい。つぼみは小さく切り分け、茎は薄い輪切りにしてゆでる。

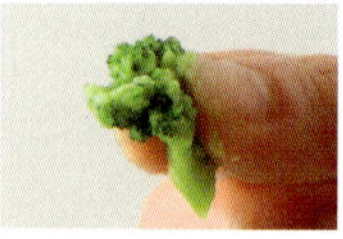

❺つぼみの付け根がクチャッとつぶれるまでゆでる（または蒸す）。冷凍品を使うと短時間ゆでるだけでやわらかくなるが、生鮮品では10分くらいかかる。

大根とにんじんのコンソメ煮

材料●1人分

- 大根……60g
- にんじん……15g
- 水……¼カップ
- チキンコンソメ（顆粒）……ミニ½
- 塩……ミニ⅓
- こしょう……少量
- かたくり粉……ミニ1½

1 大根とにんじんは1cm角にする。

2 なべに1と水を入れてやわらかくなるまで煮、コンソメと塩、こしょうで調味する。

3 かたくり粉を倍量の水でといて2が煮立っているところに流し、とろみをつける。

小さく切ってつぶれるまで煮、煮汁にかたくり粉でとろみをつけてなめらかに

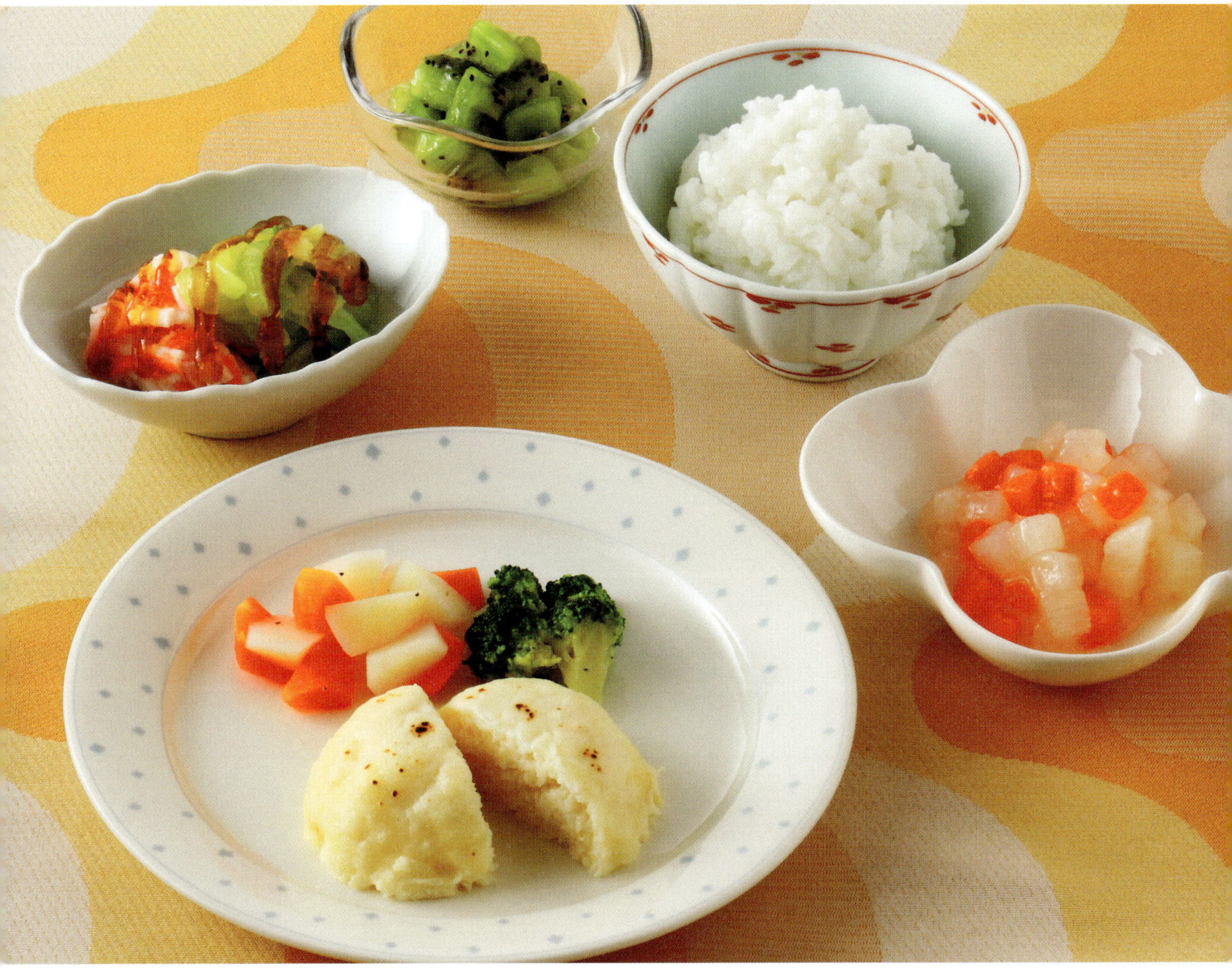

カニかまぼことゆでキャベツのサラダ

材料●1人分

カニかまぼこ……………15g
キャベツ…………………25g
きゅうり…………………15g
ノンオイル和風ドレッシング
（市販品・ジャネフ）
……………………大さじ½
とろみ剤………………適量

1 カニかまぼこは1㎝長さに切り、細かくほぐす。
2 キャベツは1㎝角に切り、きゅうりは皮をむいて縦半分に切り、斜めに3～4㎜厚さに切る。
3 2はそれぞれやわらかくなるまでゆで、ざるに上げて水けをきって冷ます。
4 ドレッシングにとろみ剤を加えてとろみをつける。
5 器に1と3を盛り合わせて4をかける。

なめらかポイント

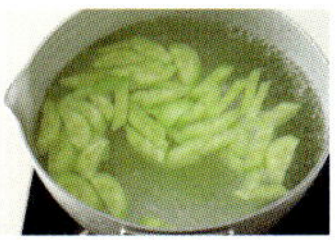

●きゅうりはかたい皮をきれいにむき、斜めに切って透明感が出るくらいまでゆでる。

レタスをキャベツにかえ、きゅうりもゆで、ドレッシングはとろみ剤を

ごはん（軟飯）

材料●1人分（でき上がり200g）

米……………………60g
水……………………190ml

キウイフルーツ

ひと口大に切ってとろみ剤でコーティングします

材料●1人分

キウイフルーツ…………60g
とろみ剤………………適量

1 キウイは芯のまわりのかたい果肉を除き、7～8㎜角に切る。
2 とろみ剤を加えてスプーンかフォークの背で軽くつぶし、器に盛る。

3日目の献立

朝食

普通食

MENU

- スクランブルエッグ
- さやいんげんとにんじんと舞茸のソテー
- ポテトサラダ
- 白菜のコンソメスープ
- ロールパン
- 牛乳

1食分 575kcal　塩分 3.1g

スクランブルエッグは手軽さと食べやすさで洋風の朝食に最適です。ポテトサラダも食べやすさは一番ですが、手間がかかるので、市販品ですませてもよいでしょう。ぜひ作ってほしいのは野菜のソテーやスープ。とくにスープは、市販品も豊富に出回っていますが、具だくさん、低脂肪・低塩分を求めるには、手作りしかありません。

スクランブルエッグ

材料●1人分

卵	1個(60g)
生クリーム	小さじ2
塩	ミニ⅓
こしょう	少量
植物油	小さじ½

1 卵をボウルに割りほぐし、生クリームと塩、こしょうを加えてよくまぜる。

2 フライパンに油を熱して1を流し、すぐにへらで底からまぜながらいため、半熟状になったら火を止める。さらに大きくまぜて、余熱でしっとりと仕上げる。

さやいんげんとにんじんと舞茸のソテー

材料●1人分

さやいんげん	50g
にんじん	10g
舞茸	10g
植物油	小さじ½
塩	ミニ⅕
こしょう	少量

調理メモ

さやいんげんは、電子レンジで加熱すると、果肉がしまってかたくなりがちなので、ゆでたほうがおいしい。冷凍品を使えば熱湯にさっと通すだけでよい。さやいんげんやにんじん、コーンなどを合わせた冷凍のミックス野菜を利用してもよい。

1 さやいんげんは筋を除いて斜めに3㎝幅に切る。にんじんも3㎝長さのマッチ棒状のせん切りにする。

2 熱湯ににんじんを入れてゆで、五分通り火が通ったらさやいんげんを加えてやわらかくゆで、ざるに上げて水けをきる。

3 舞茸はかたい軸は落として縦にほぐす。

4 フライパンに油を熱し、舞茸を入れて強火でいため、しんなりしたら2を加えていため合わせ、塩とこしょうで調味する。

5 器にスクランブルエッグと盛り合わせる。

ポテトサラダ

材料●1人分

じゃが芋(メークイン)	50g
にんじん	10g
きゅうり	10g
塩	ミニ⅕弱
カロリーハーフマヨネーズ(市販品)	小さじ1½
サラダ菜	小1枚

1 じゃが芋はひと口大に切って水にさらす。にんじんはひと口大に切る。

2 じゃが芋を水からゆでる。沸騰したらにんじんを加えていっしょにやわらかくゆで、水けをきる。

3 ボウルにじゃが芋を入れてフォークの背などでつぶし、さます。

4 きゅうりは皮をむいて薄い小口切りにし、塩をふってしんなりしたら水けをきる。

5 ボウルにじゃが芋とにんじん、きゅうりを合わせてマヨネーズであえ、サラダ菜を敷いた器に盛る。

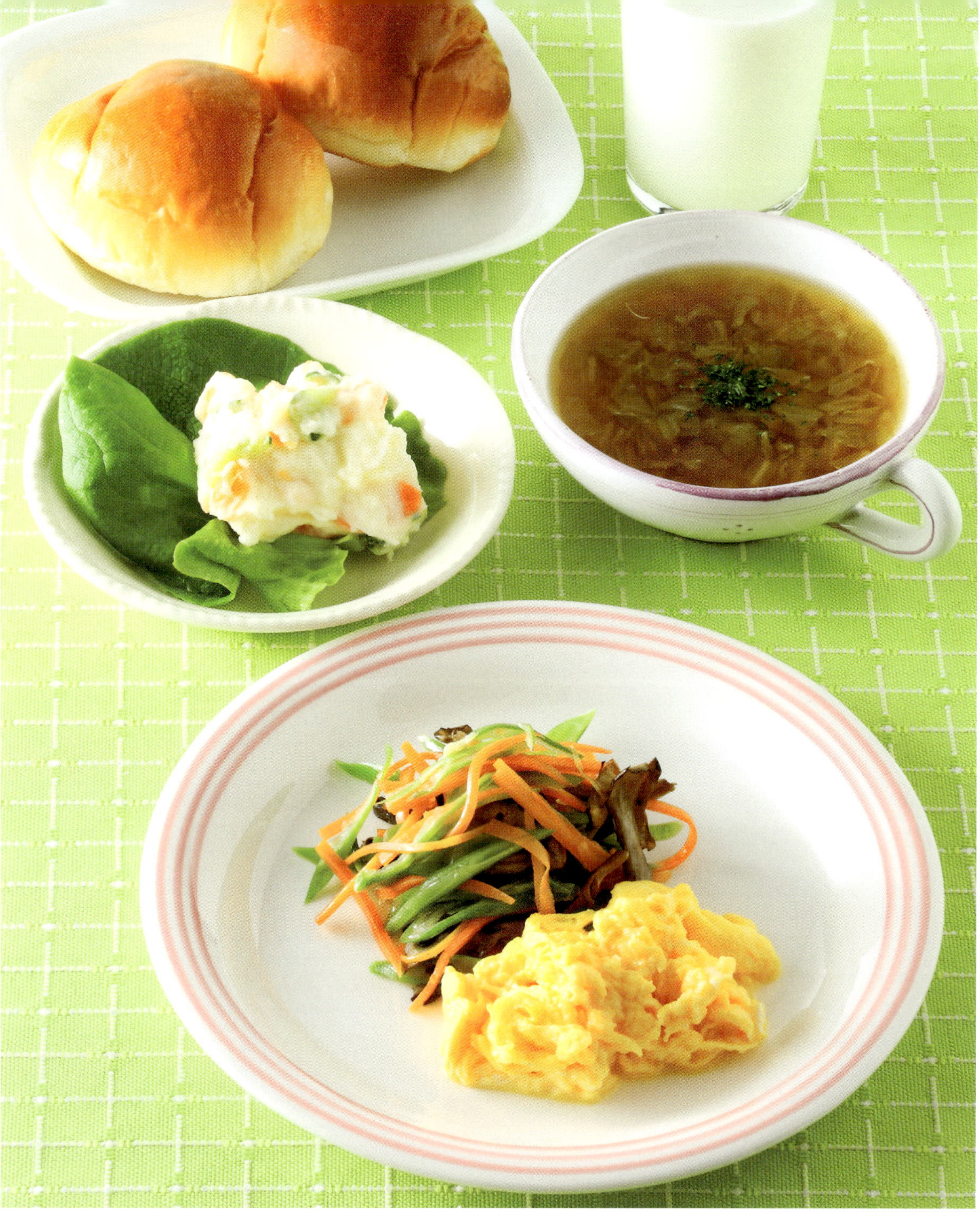

ロールパン

1人分 ………… 2個（60g）

牛乳

1人分 …………… 200ml

白菜のコンソメスープ

材料●1人分

白菜 …………………… 20g
水 ……………… ¾カップ
チキンコンソメ（顆粒）
……………… 小さじ⅓強
塩 ……………… ミニ½弱
こしょう ……………… 少量
パセリのみじん切り …… 少量

1 白菜はひと口大に切る。
2 なべに水とコンソメを合わせて煮立て、白菜を加えて透き通るまで煮、塩とこしょうで調味する。
3 器に盛り、パセリをのせる。

3日目の献立

朝食

なめらか食

MENU

スクランブルエッグ

さやいんげんとにんじんと玉ねぎのオイルあえ

ポテトサラダのトマト添え

白菜のコンソメスープ

パンがゆ

牛乳

1食分 523kcal　塩分 3.1g

普通食と同じでOK

スクランブルエッグ

材料●1人分

卵 ……………… 1個(60g)

生クリーム ………… 小さじ2

塩 ……………………… ミニ⅓

こしょう…………………… 少量

植物油 …………… 小さじ½

1 卵をボウルに割りほぐし、生クリームと塩、こしょうを加えてよくまぜる。

2 フライパンに油を熱して1を流し、すぐにへらで底からまぜながらいため、半熟状になったら火を止める。さらに大きくまぜて、余熱でしっとりと仕上げる。

さやいんげんとにんじんと玉ねぎのオイルあえ

材料●1人分

さやいんげん …………20g

にんじん ………………10g

玉ねぎ …………………20g

植物油 …………… 小さじ½

塩 ……………………… ミニ½

こしょう…………………… 少量

とろみ剤 ……………… 適量

1 さやいんげんは筋を除いて斜めに7～8㎜幅に切る。にんじんは2㎝長さのマッチ棒状に、玉ねぎも同じ長さの薄切りにする。

2 熱湯に、にんじん、さやいんげん、玉ねぎを順に加えてやわらかくなるまでゆで、ざるに上げて水けをきる。

3 ボウルに2を移し、油と塩とこしょう、とろみ剤を加えてあえる。スクランブルエッグと盛り合わせる。

なめらかポイント

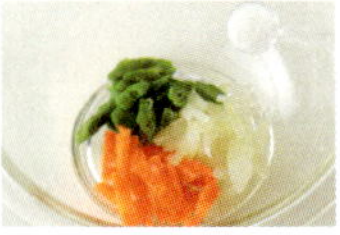

●とろみ剤を加えることで野菜の余分な水分をおさえ、油のなめらかさも加わって、食べやすくなる。

舞茸を玉ねぎに変え、いためずに、ゆでてから調味料ととろみ剤であえます

ポテトサラダのトマト添え

材料●1人分

じゃが芋(メークイン) ….50g

にんじん ………………10g

カロリーハーフマヨネーズ

(市販品)……… 小さじ1½

塩 ……………………ミニ⅕弱

トマト …………………30g

とろみ剤 ……………… 適量

1 じゃが芋はひと口大に切って水にさらす。にんじんは1㎝角に切る。

2 じゃが芋を水からゆでる。沸騰したらにんじんを加えていっしょにやわらかくゆで、水けをきる。

3 ボウルに2を移してフォークの背などでじゃが芋をつぶし、マヨネーズと塩を加えてよくまぜ、器に盛る。

4 トマトは皮を湯むきして(34ページ参照)7～8㎜角に切り、とろみ剤であえ、3に添える。

きゅうりをトマトにかえて、とろみ剤であえてのど越しなめらかに

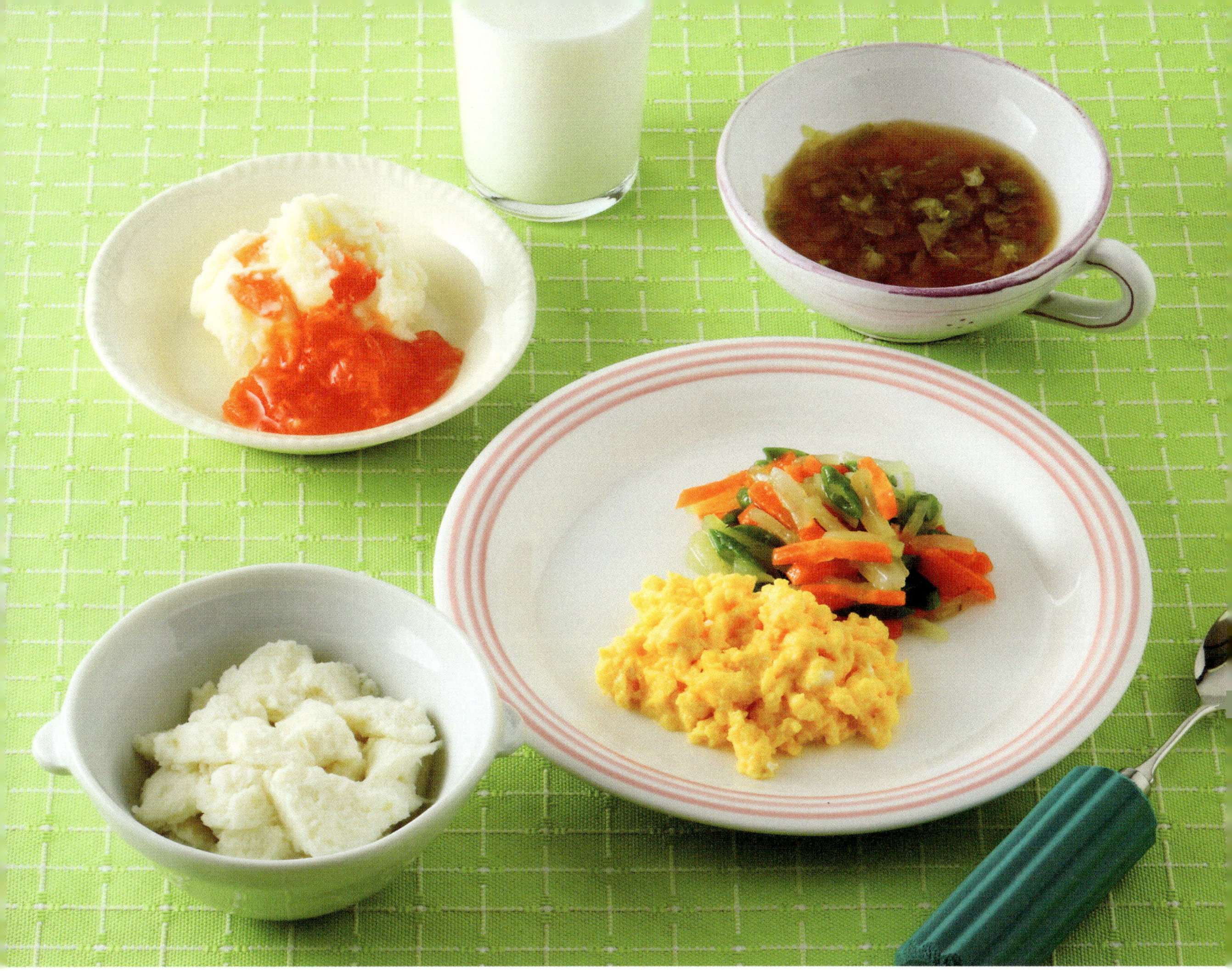

みじん切りのパセリは
むせやすいので
省きます

白菜のコンソメスープ

材料●1人分

白菜 ……………………20g

水 ………………… ¾カップ

チキンコンソメ（顆粒）

……………………小さじ⅓強

塩 ………………… ミニ½弱

こしょう………………… 少量

1 白菜は1㎝角に切る。

2 なべに水とコンソメを合わせて、白菜が透き通るまで煮る。塩とこしょうで調味し、器に盛る。

パンは牛乳で煮ます

パンがゆ

材料●1人分

食パン（耳なし8枚切り）

………………… 1枚（30g）

牛乳 ……………大さじ4強

砂糖 ……………… 小さじ⅓

1 食パンは耳を落としてひと口大にちぎり、耐熱性容器に入れる。

2 牛乳と砂糖を加えて軽くまぜ、ラップをして電子レンジで 30 〜 40 秒加熱する。とり出してひとまぜする。

調理メモ

加熱しすぎるとかたくなるので注意する。あたためた牛乳にパンを浸してもよい。

牛乳

1人分 ……………… 180ml

3日目の献立

昼食

普通食

MENU

メンチカツ
かぶの薄くず煮
ごはん
バナナヨーグルト

1食分 712kcal　塩分 2.2g

「豚カツが食べたい！」という要望に応える一品です。かみやすいよう、豚肉の厚切りをひき肉にかえてメンチカツにします。ただし、手作りは手間がたいへんなので、市販の冷凍品を使います。揚げ物は高脂肪・高エネルギーですが、要は食べ方です。副菜は脂肪控えめに、朝食のパンはバターなしに、夕食も脂肪控えめの和風献立にするなど、1日トータルで調整します。

メンチカツ

材料●1人分

- メンチカツ（市販品・冷凍）……1個（80g）
- 揚げ油……適量
- a
  - 中濃ソース……小さじ⅘
  - トマトケチャップ……小さじ⅘
- キャベツ……25g
- トレビス……5g
- トマト……30g
- フレンチドレッシング（市販品）……小さじ1
- レモンのくし形切り……1切れ

1 メンチカツはたっぷりの揚げ油できつね色に揚げ、油をきる。
2 キャベツとトレビスはせん切りにする。トマトは皮を湯むきにして（34ページ参照）くし形に切る。
3 aをまぜ合わせる。
4 器に2を添えてメンチカツを盛り、野菜にはドレッシングをかけ、メンチカツには3をかける。レモンを添えて、食卓で全体に絞りかけて食べる。

調理メモ
メンチカツは市販の揚げ物を使ってもかまわない。トレビスはなければサニーレタスやスプラウトなどにかえても。その分、キャベツを増やしてもよい。

かぶの薄くず煮

材料●1人分

- かぶ……1個（80g）
- a
  - だし……大さじ4
  - 塩……ミニ½
  - しょうゆ……小さじ¼
  - みりん……小さじ⅓強
- b
  - かたくり粉……小さじ⅓
  - 水……小さじ⅔
- 万能ねぎ……少量
- くこの実（あれば）……3粒

1 かぶは皮を厚めにむき、できれば丸ごとのまま小なべに入れ、水かだし（分量外）をかぶるまで注いで火にかけ、煮立ったら弱火にして蓋をし竹ぐしが通るまでゆでる。
2 aを別の小なべに合わせて火にかけ、煮立ったらbをまぜ合わせて流し、とろみがつくまで煮る。
3 万能ねぎは小口切りにする。くこの実は水からゆで、煮立ったら火を止めてそのまま冷ます。
4 器にかぶを盛り、2のくずあんをかけて万能ねぎを散らし、くこの実を添える。

調理メモ
●かぶは丸ごとゆでると時間がかかるので、数回分をまとめてゆでておくとよい。蒸し器で蒸してもよい。冷蔵庫で2日は保存できる。時間がない場合は縦半分か4分の1に切ってゆでるとよい。だしでゆでるかわりに、だし昆布か干しエビを少量加えてゆでてもよい。
●くこの実は赤い色が食欲をそそる。赤パプリカをゆでて薄切りにして添えてもよい。

ごはん

材料●1人分……170g

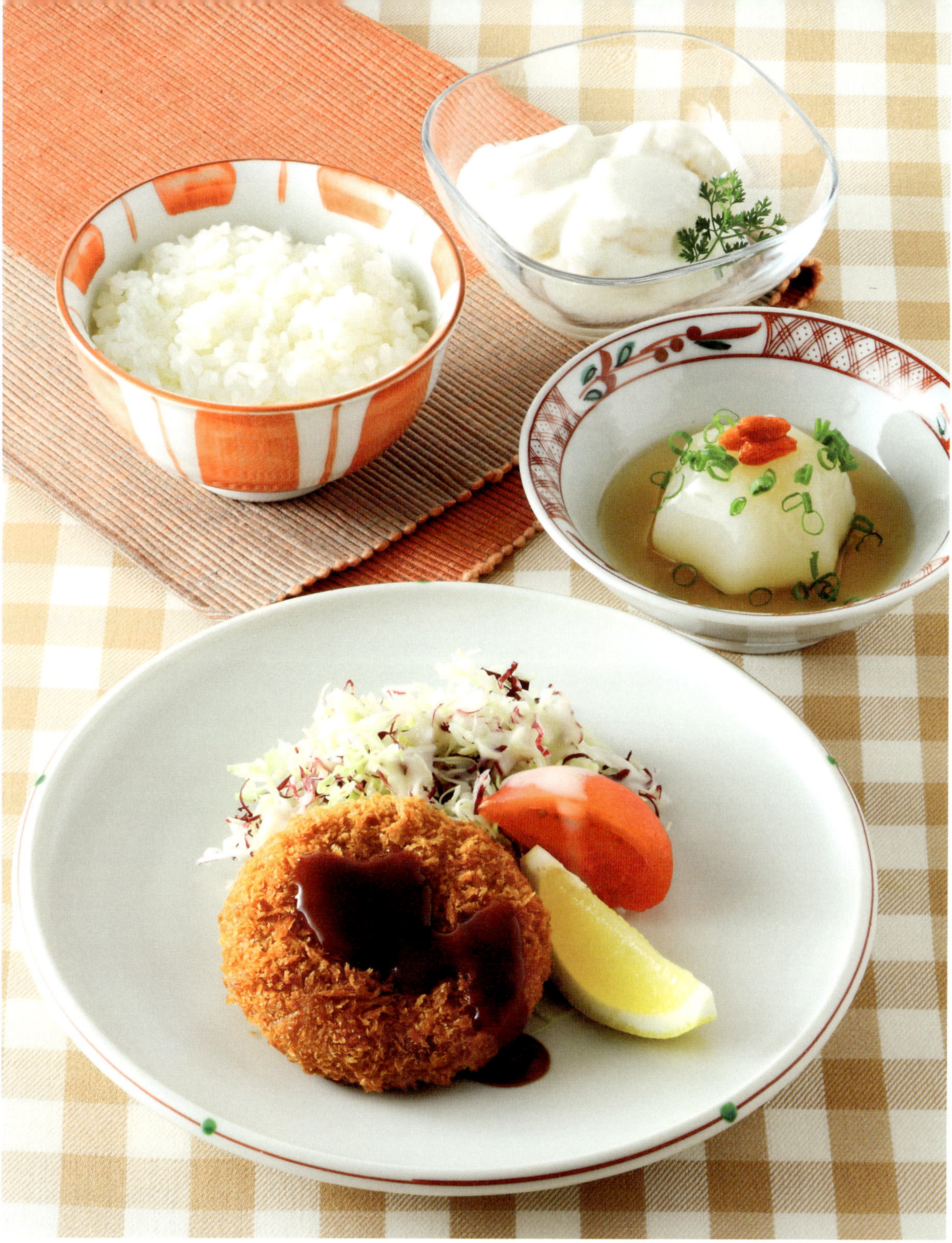

バナナヨーグルト

材料●1人分

バナナ……………………40g
プレーンヨーグルト ……80g
はちみつ…………小さじ1強
チャービル
（ミントでも可）……… 適量

1 バナナは輪切りにして器に盛る。

2 ヨーグルトにはちみつを加えてなめらかにまぜ合わせ、1にかけ、チャービルを添える。

3日目の献立
昼食

なめらか食

MENU

メンチカツ煮の卵あんかけ
かぶの薄くず煮
ごはん（軟飯）
バナナヨーグルト

1食分 665kcal
塩分 2.5g

メンチカツ煮の卵あんかけ

材料●1人分

メンチカツ（市販品・冷凍）		1個（80g）
揚げ油		適量
玉ねぎ		30g
a	だし	大さじ3½
	砂糖	小さじ1
	しょうゆ	小さじ⅓
	塩	ミニ⅓
b	かたくり粉	小さじ⅙
	水	小さじ⅓
卵		½個（30g）
三つ葉		適量
とろみ剤		適量

さっと煮て
フライ衣をふやかし、
玉ねぎ入りのかき卵を
からめてカツ丼風に

1 玉ねぎは1㎝角に切って熱湯でやわらかくゆでる。

2 aを火にかけて煮立てる。

3 メンチカツを揚げ油で揚げてaの4分の1量をかけ、衣がしっとりしたらひと口大に切って器に盛る。

4 残りのaをもう一度火にかけて玉ねぎを加え、bを加えてとろみをつける。卵を割りほぐして加え、とろとろに煮て3のメンチカツにかける。

5 三つ葉は5㎜長さに切ってやわらかくゆで、水けをきってとろみ剤をからめ、4に添える。

なめらかポイント

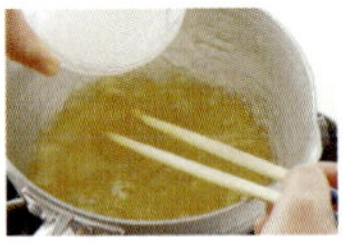

❶玉ねぎ入りの煮汁は水どきかたくり粉を流してとろみがつくまで煮る。火にかける汁は、とろみ剤ではなく水どきかたくり粉でとろみをつければよい。

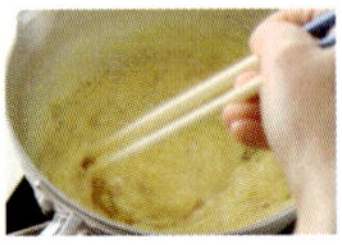

❷とき卵を流してかき卵風に手早くまぜながら煮る。

かぶの薄くず煮

材料●1人分

かぶ		80g
a	だし	大さじ4
	塩	ミニ½
	しょうゆ	小さじ¼
	みりん	小さじ⅓強
b	かたくり粉	小さじ⅓
	水	小さじ⅔
さやえんどう		3g
とろみ剤		適量

1 かぶは皮を厚めにむき、ひと口大の乱切りにし、小なべに入れて水かだし（分量外）をかぶるまで加えて蓋をし、竹ぐしが通るまでゆでる。器に盛る。

2 さやえんどうは筋を除き、斜めに小さく切り、熱湯でやわらかくゆでて、とろみ剤をからめる。

3 aを小なべに入れて煮立て、bを流してとろみをつけ、1にかけて2のさやえんどうを散らす。

万能ねぎを
さやえんどうにかえ、
かぶとともにひと口大に。
くこの実は省きます

なめらかポイント

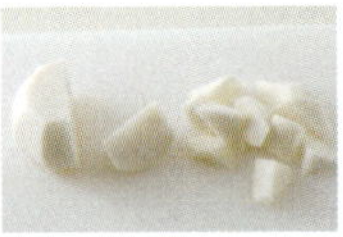

●かぶは縦4つ割りにしてから、1㎝角の乱切りにする。

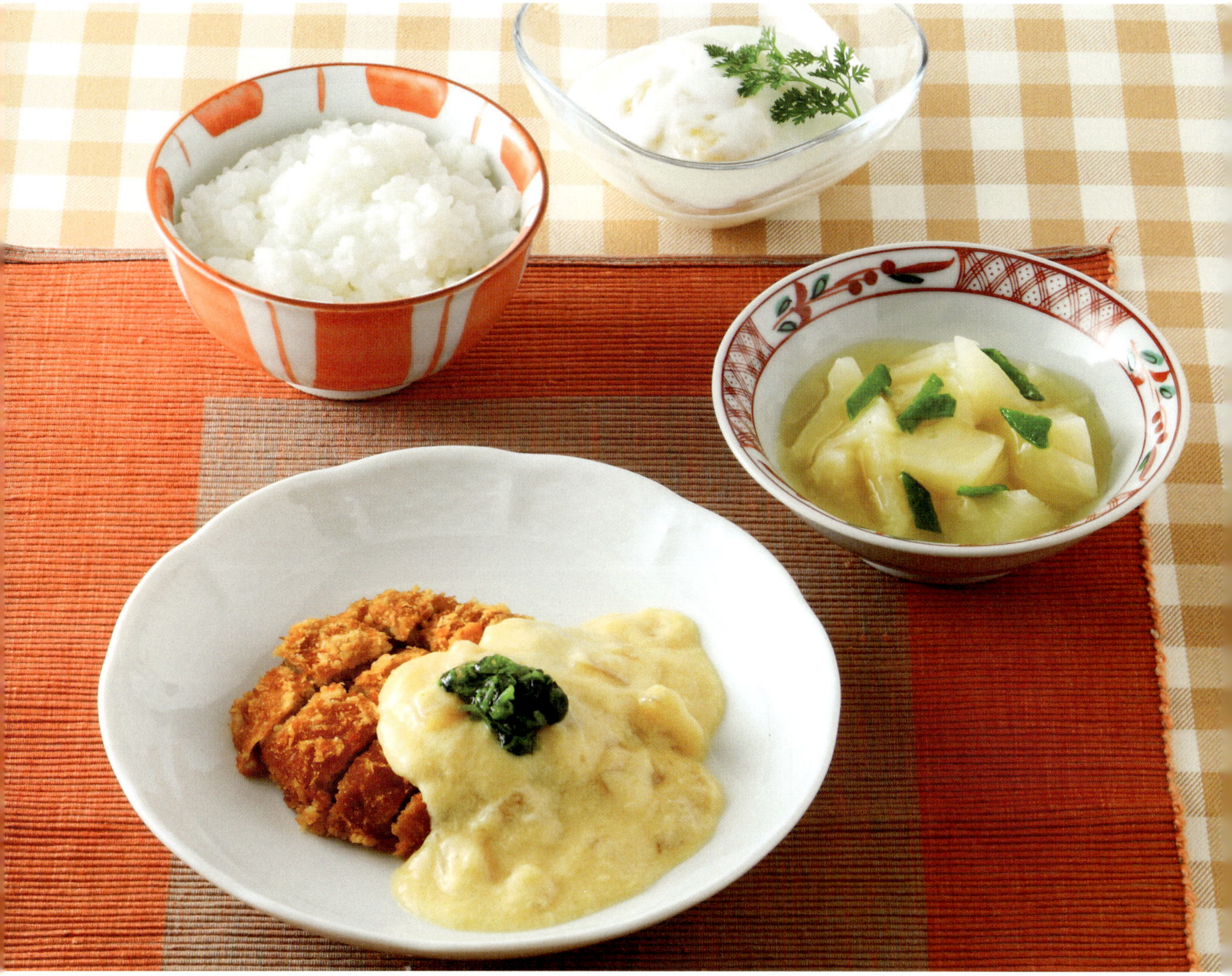

ごはん（軟飯）

材料●1人分（でき上がり200g）

米……60g

水……190ml

バナナヨーグルト

材料●1人分

バナナ……40g

プレーンヨーグルト……80g

はちみつ……小さじ1強

チャービル（あれば）……適量

1 バナナは5㎜厚さの輪切りにする。

2 ヨーグルトにはちみつを加えてなめらかになるまでまぜ、バナナをあえて器に盛る。あればチャービルを飾る。

バナナは薄く切り、さらにつぶしても

なめらかポイント

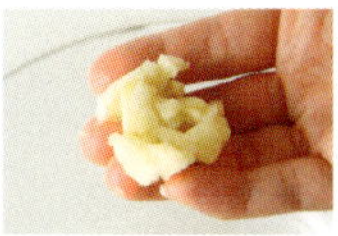

●バナナは完熟してつぶれるくらいにやわらかければそのままでよいが、かたいようなら指先でつぶしておく。

3日目の献立

夕食

普通食

MENU

- 刺し身の盛り合わせ
- 茶そばの小田巻き蒸し
- オクラとわかめとトマトのサラダ
- 豆腐となめこのみそ汁
- ごはん

1食分 523kcal　塩分 3.5g

主菜は刺し身。油はサラダに１人分１ｇ使うだけ。昼食より約２００kcal少ない献立です。血糖値も中性脂肪値も大きく上昇する心配がないので、就寝前の夕食に最適です。ただし和食は塩分が過剰になりがちです。この献立も、減塩しょうゆを使っても３ｇをオーバーします。血圧が高い場合はみそ汁の汁を残しましょう。それだけで０・５ｇ以上減らせます。

刺し身の盛り合わせ

材料●1人分

- マグロ（赤身）……30g
- ハマチ……30g
- 甘エビ……1尾（10g）
- 大根……15g
- 青じその葉などのつま野菜……少量
- 減塩しょうゆ……小さじ½
- わさび……少量

1 大根はできるだけ細いせん切りにして水にさらし、シャキッとしたら水けをきって器に盛る。

2 マグロ、ハマチ、甘エビはそれぞれ食べやすく切り、1につまを添えて刺し身を盛り合わせ、しょうゆとわさびを添える。

茶そばの小田巻き蒸し

材料●1人分

- 茶そば（乾燥）……10g
- a
  - 卵……½個（30g）
  - だし……¼カップ
  - 塩……ミニ½
- b
  - だし……大さじ2
  - しょうゆ……小さじ½
  - みりん……小さじ½
- c
  - かたくり粉……小さじ⅙
  - 水……小さじ⅓

1 茶そばは長さを3分の1程度に折り、熱湯でやわらかくゆで、水にとって洗い、水けをきる。

2 ボウルにaを合わせてよくまぜ、万能こし器に通して器に注ぐ。蒸気の立った蒸し器に入れ、中火で10分蒸す。竹ぐしを刺して濁った汁が出なければ蒸し上がり。

3 小なべにbを煮立たせ、cを流してとろみをつけ、2にかけ、茶そばをのせる。

オクラとわかめとトマトのサラダ

材料●1人分

- オクラ……30g
- トマト……30g
- わかめ（もどして）……10g
- ノンオイル青じそドレッシング（市販品・ジャネフ）……大さじ½
- オリーブ油……小さじ¼

1 オクラは熱湯でやわらかくなるまでゆで、ざるに上げて水けをきり、斜めに1cm幅に切る。

2 もどしたわかめは1～2cm角に切る。トマトは皮を湯むきにして（34ページ参照）くし形に切る。

3 オクラとわかめはあえて器に盛り、トマトを添える。

4 ドッシングとオリーブ油を合わせてよくまぜ、3にかける。

豆腐となめこのみそ汁

材料●1人分

- 木綿豆腐……15g
- なめこ……15g
- だし……¾カップ
- みそ……大さじ½

1 木綿豆腐はひと口大のさいの目切りにする。なめこはさっと洗って水けをきる。

2 だしをあたためてみそをとき入れ、1を加えてひと煮する。

ごはん

材料●1人分……170g

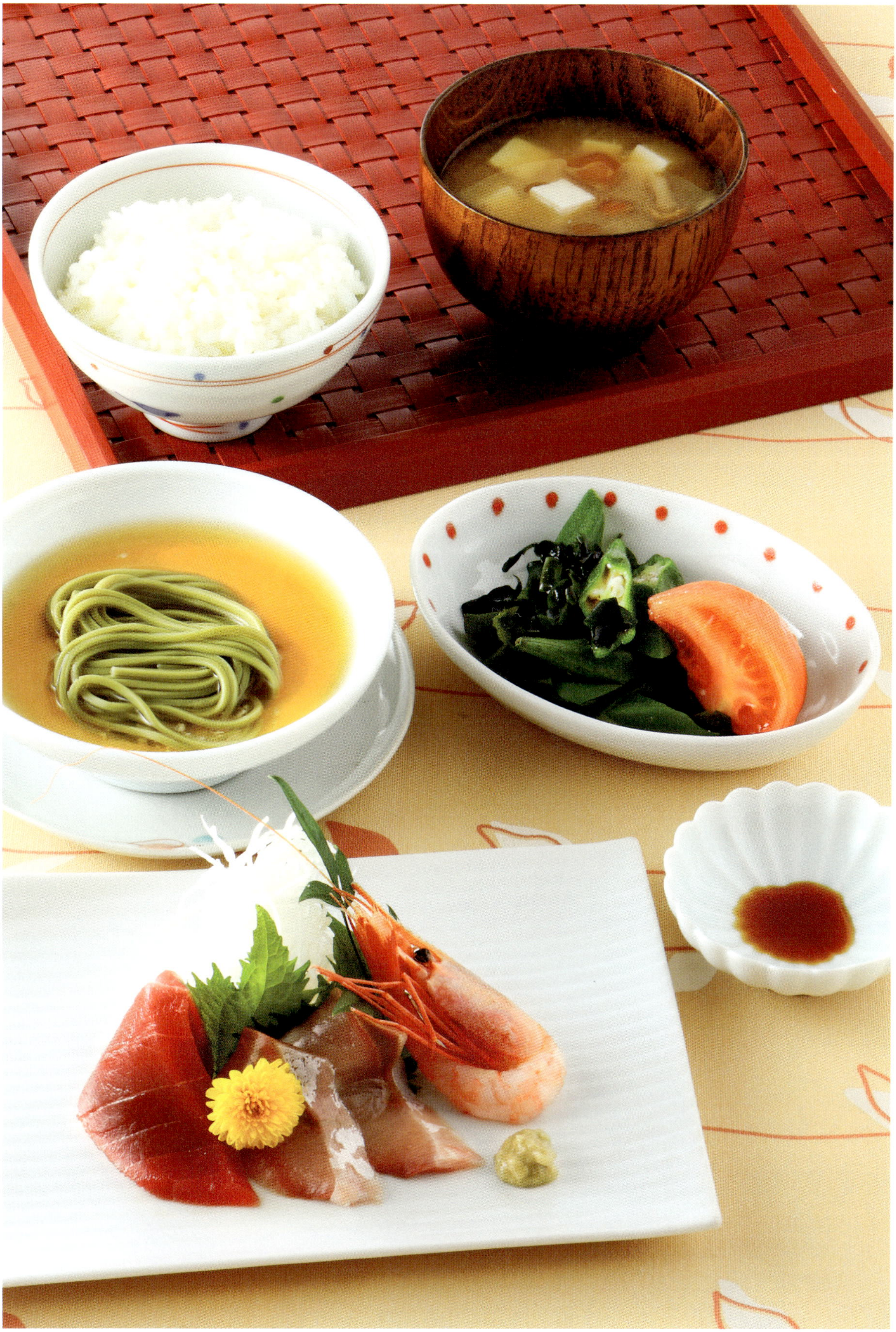

3日目の献立

夕食

なめらか食

MENU

- 刺し身の盛り合わせ
- 茶そばの小田巻き蒸し
- オクラとトマトのサラダ
- 豆腐とほうれん草のみそ汁
- ごはん（軟飯）

1食分 453kcal　塩分 3.7g

マグロも甘エビも刻み、普通食のハマチはイクラにチェンジ。青じそ入りおろし大根をとろみ剤でまとめてつまに添えて

刺し身の盛り合わせ

材料●1人分

- マグロ（赤身）……30g
- イクラ（塩蔵）……20g
- 甘エビ……1尾（10g）
- 大根……20g
- 青じその葉……2～3枚（1g）
- とろみ剤……適量
- 減塩しょうゆ……小さじ½
- わさび……少量

1 マグロはスプーンで身をこそげる。身がかたければさらに包丁でたたく。
2 甘エビは身を5㎜幅に刻む。身がかたければ縦にも包丁を入れる。
3 大根はすりおろして水けをきる。
4 青じそは5㎜角に切り、熱湯でやわらかくゆで、水けをきって大根おろしに混ぜ、とろみ剤を加える。
5 マグロと甘エビ、イクラを器に盛り合わせ、4を添える。しょうゆと好みでわさびを添えて食べる。

なめらかポイント

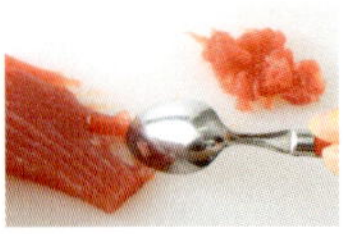

❶マグロはスプーンの縁でひっかくようにこそげる。筋の部分は使用しない。

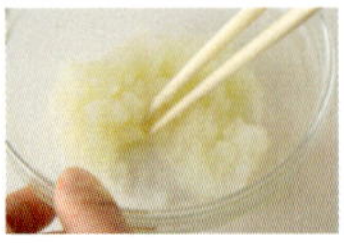

❷大根おろしにとろみ剤をまぜる。傾けても水けが出なければよい。

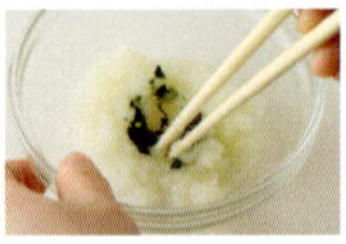

❸青じそもゆでて大根おろしにまぜると、のどにすんなり通る。

茶そばの小田巻き蒸し

材料●1人分

- 茶そば（乾燥）……10g
- a
  - 卵……½個
  - だし……¼カップ
  - 塩……ミニ½
- b
  - だし……大さじ2
  - しょうゆ……小さじ½
  - みりん……小さじ½
- c
  - かたくり粉……小さじ⅙
  - 水……小さじ⅓

1 茶そばは長さを3分の1程度に折り、熱湯でやわらかくゆで、水にとって水けをきり、蒸し器に入る器に盛る。
2 ボウルにaを合わせてよくまぜ、万能こし器に通して1の器に注ぐ。蒸気の立った蒸し器に入れ、中火で10分蒸す。竹ぐしで刺して濁った汁が出なければ蒸し上がり。
3 小なべにbを煮立たせ、cを流してとろみをつけ、2にかける。

茶そばを短く切る

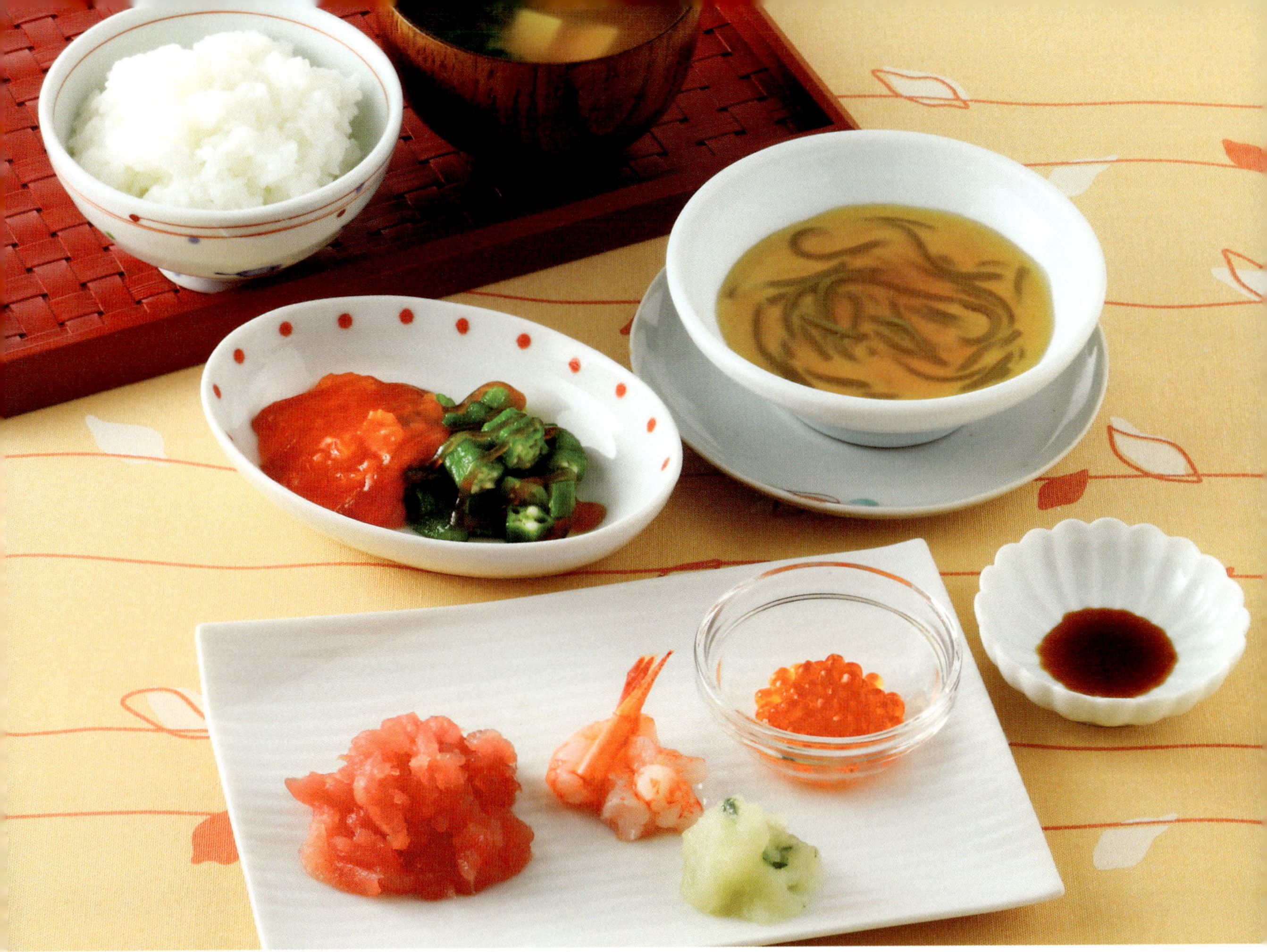

オクラとトマトのサラダ

材料●1人分

オクラ …………………30g
トマト …………………30g
とろみ剤 ……………… 適量
ノンオイル青じそドレッシング
（市販品・ジャネフ）
……………… 大さじ½

普通食のわかめを除いて、トマトとドレッシングにとろみ剤をまぜます

1 オクラはへたを落とし、5㎜幅の小口切りにして熱湯でやわらかくゆでる。
2 トマトは皮を湯むき（34ページ参照）にして、ひと口大に切り、とろみ剤を加えて水けをおさえる。
3 ドレッシングにとろみ剤を加えてとろみをつける。
4 器にオクラとトマトを盛り合わせ、3のドレッシングをかける。

●なめらかポイント●

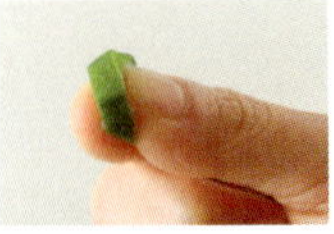

❶オクラは5㎜幅に切り、指先でつぶれるくらいにやわらかくゆでる

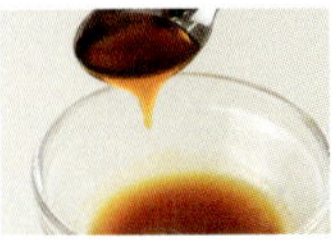

❷ドレッシングはとろみ剤を加えてよくまぜる。スプーンからゆっくり落ちるくらいにとろみをつけると、むせる心配がなく、あえた野菜をゆっくりとのどに運んでくれる。

豆腐とほうれん草のみそ汁

なめこをやわらかくゆでたほうれん草に変えます

材料●1人分

木綿豆腐 ………………15g
ほうれん草 ……………20g
だし …………… ¾カップ
みそ …………… 大さじ½

1 木綿豆腐はひと口大のさいの目切りにする。
2 ほうれん草は葉の部分を2〜3等分に縦に切り、横に1㎝幅に切る。熱湯でやわらかくゆで、水にとって絞り、器に入れる。
3 だしをあたためてみそをとき入れ、豆腐を加えてひと煮し、2に入れる。

ごはん（軟飯）

材料●1人分（でき上がり200g）

米 ……………………60g
水 ………………… 190ml

おすすめ1品料理

病院で患者さんに特に好評なメニューを選んで紹介します。

38～73ページで紹介した献立をひと通り試したら、主菜や副菜をこの中から選んで差し替えてみましょう。

1品替えるだけで献立全体がイメージチェンジできます。

114ページの「栄養成分値一覧」を確認して、できるだけ数値の近い料理を選んでください。

卵料理

卵は細胞の再生に必要な栄養の宝庫。

しかも、食感を自在に調節できます。

コレステロールが高めでも、1日1個ならだいじょうぶです。

なめらか食

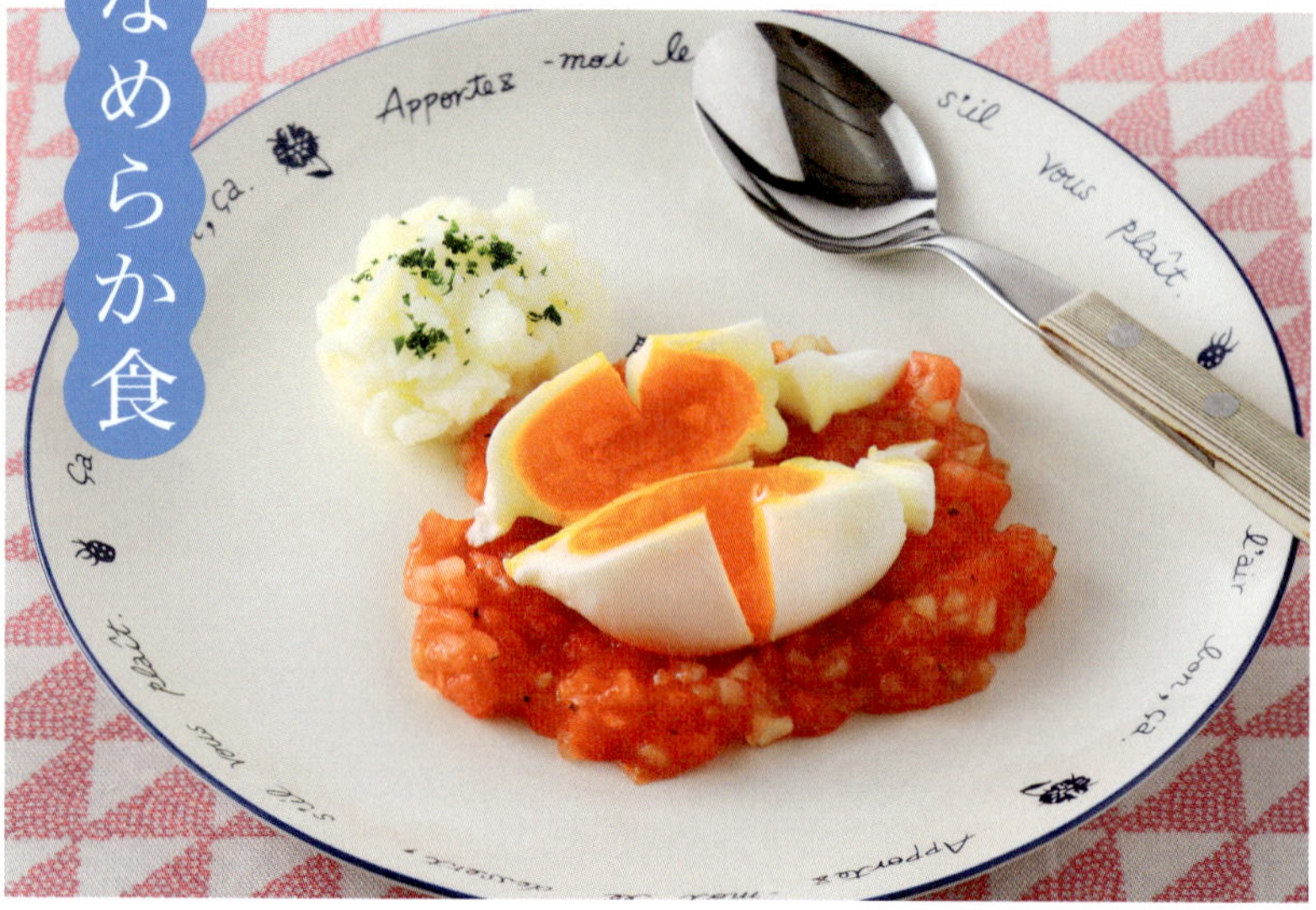

黄身も白身も、舌でつぶせるやわらかさに

1食分 187kcal　塩分 1.2g

ポーチドエッグのマッシュポテト&トマトソース添え

材料●1人分

- 卵 ……………… 1個(60g)
- マッシュポテト
  - じゃが芋(メークイン) …… 30g
  - バター …… 小さじ¾
  - 牛乳 …… 小さじ2
  - 塩 …… ミニ⅕
  - こしょう …… 少量
- トマトソース
  - トマト …… 30g
  - 玉ねぎ …… 20g
  - a
    - オリーブ油 …… 小さじ½
    - 塩 …… ミニ½
    - こしょう …… 少量
    - トマトケチャップ …… 小さじ1
- とろみ剤 …… 適量
- パセリのみじん切り(あれば) …… 少量

1 ポーチドエッグを作る。卵は室温にもどし、1個ずつボウルに割り入れる。なべに湯を沸かして酢少量(分量外)を加え、卵をボウルからそっと流し入れる。再び沸騰したら火を止めて蓋をし、余熱で3～4分おいて火を通す。

2 マッシュポテトを作る。じゃが芋は水からやわらかくゆでて、水けをきって熱いうちにつぶす。バターをまぜてから、牛乳、塩、こしょうを加え、なめらかに練る。

3 トマトは皮を湯むきして(34ページ参照)1㎝角に刻む。玉ねぎはこまかくみじん切りにする。以上にaを加えてよくあえ、とろみ剤を加えて水分をおさえる。

4 器に3のソースを敷いて1のポーチドエッグをのせ、2のマッシュポテトを添える。あればパセリをふる。

●なめらかポイント●

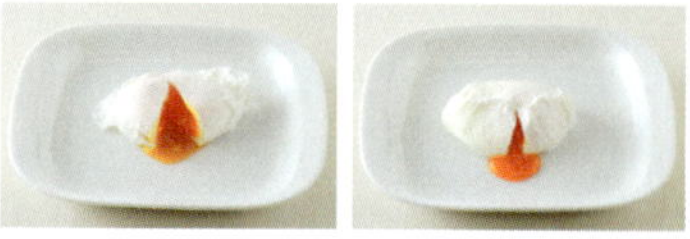

●ポーチドエッグは卵の白身のほうが黄身より先に火が通る。白身がかたくなりすぎず、黄身はねっとりとして、切ると中心部がゆっくり流れるくらいが理想。写真右はやわらかすぎ。写真左のかたさなら、トマトソースにからめて食べるとむせる心配がない。保温時間は同じでも、卵の鮮度や室温、なべの大きさなどでかたさが違ってくる。

普通食

むせる心配がなければ、
白身とろとろ、黄身ねっとりの温泉卵でOK

温泉卵入り野菜スープ

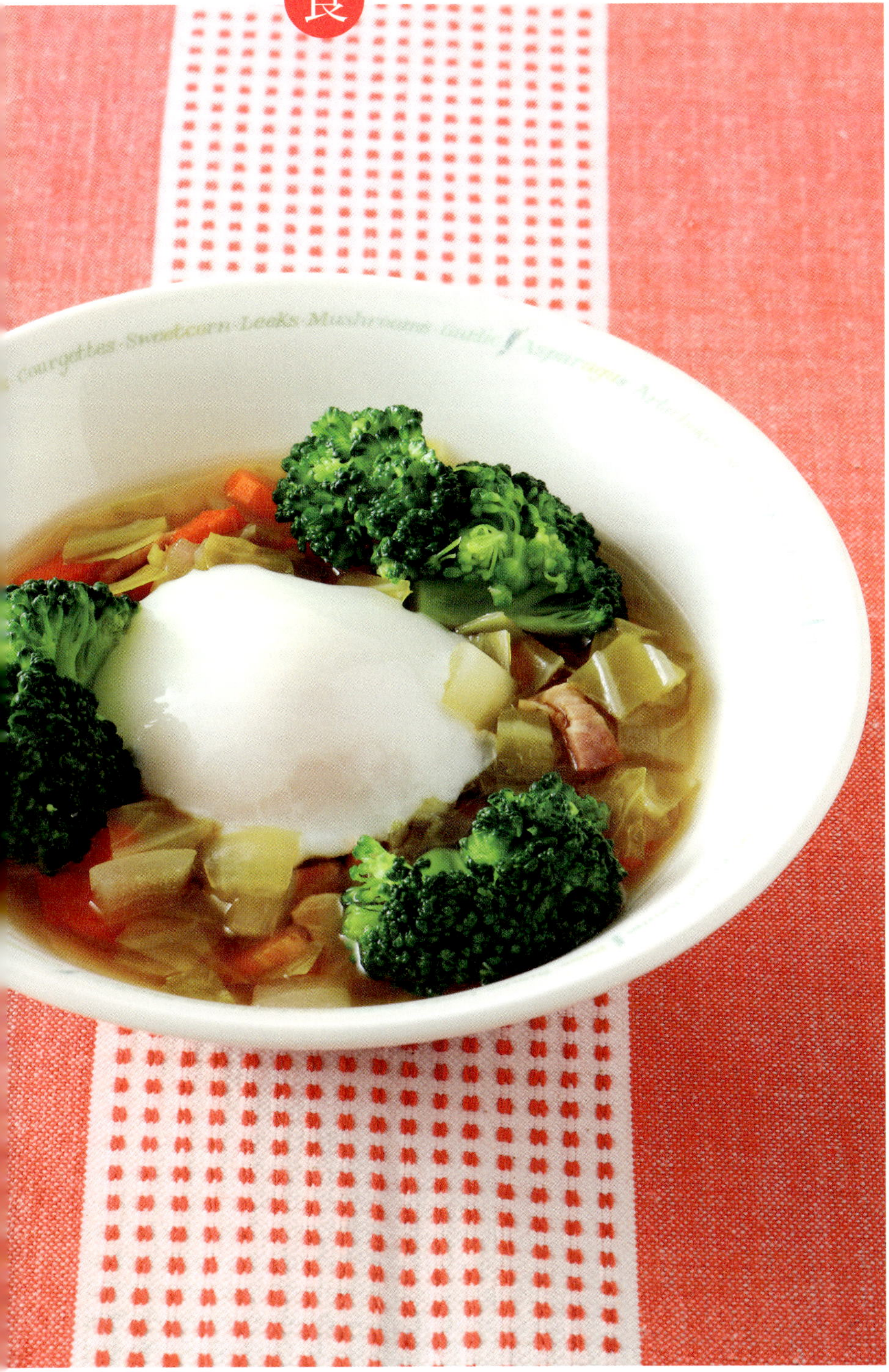

1食分 168kcal　塩分 1.1g

材料●1人分

- 温泉卵 …… 1個(60g)
- トマト …… 30g
- キャベツ …… 30g
- 玉ねぎ …… 20g
- にんじん …… 20g
- パプリカ(赤) …… 10g
- ベーコン …… 3g
- にんにくの薄切り …… 少量
- 植物油 …… 小さじ½
- 水 …… ¾カップ
- ビーフブイヨン(顆粒) …… ミニ½弱
- トマトケチャップ …… 小さじ2
- 塩 …… ミニ⅓
- こしょう …… 少量
- ブロッコリー …… 10g

1 トマトは1㎝角に切る。

2 キャベツ、玉ねぎ、にんじん、パプリカ、ベーコンも5㎜角に切る。

3 なべににんにくと油を入れて弱火にかけ、香りが出たら1を入れてしんなりするまでいためる。

4 水とブイヨン、ケチャップ、トマトを加え、弱火で15～20分煮、塩とこしょうで調味する。

5 ブロッコリーは小房に分けてやわらかくゆでる。

6 器に4を盛り、中央に温泉卵を割り入れ、ブロッコリーを添える。

調理メモ

温泉卵を手作りにする場合は、70度の湯に卵を入れて20～30分保温する。手軽な方法は、卵1個に対して熱湯1ℓを沸かし、卵を入れて水1カップを注いで蓋をし、約20分おく。

普通食

豆腐、とろろ、オクラの
とろみを加えて栄養満点に

おぼろ月見卵

1食分 147kcal　塩分 0.9g

材料●1人分

温泉卵 ………… 1個（60g）
（作り方は75ページ参照）

絹ごし豆腐 ……………25g

にんじん ………………10g

オクラ …………………10g

長芋 ……………………35g

a
- だし ………… 小さじ1
- しょうゆ ……… 小さじ⅙

あん

- だし ………… 小さじ2
- しょうゆ ……… 小さじ½
- みりん ………… 小さじ½
- かたくり粉 ……… ミニ1弱

青のり粉 ……………… 少量

1 豆腐はペーパータオルなどにのせて自然に水けをきる。

2 にんじんとオクラは5㎜角に切り、火が通るまでゆでる。

3 長芋をすりおろしてaで調味し、耐熱性の器に入れて豆腐とにんじんをまぜ、ラップをかけて電子レンジで1～2分、とろろがゆるく固まるまで加熱する。オクラを加えてさっとまぜ、温泉卵を割り入れる。

4 小なべにあんのだしとしょうゆ、みりんを合わせて煮立て、かたくり粉を倍量の水でといて流し、とろみをつけ、3にかける。青のり粉をふり、好みでわさびを添えてもよい。

食材メモ

とろろ芋は、山芋では粘りが強すぎるので、長芋を使う。

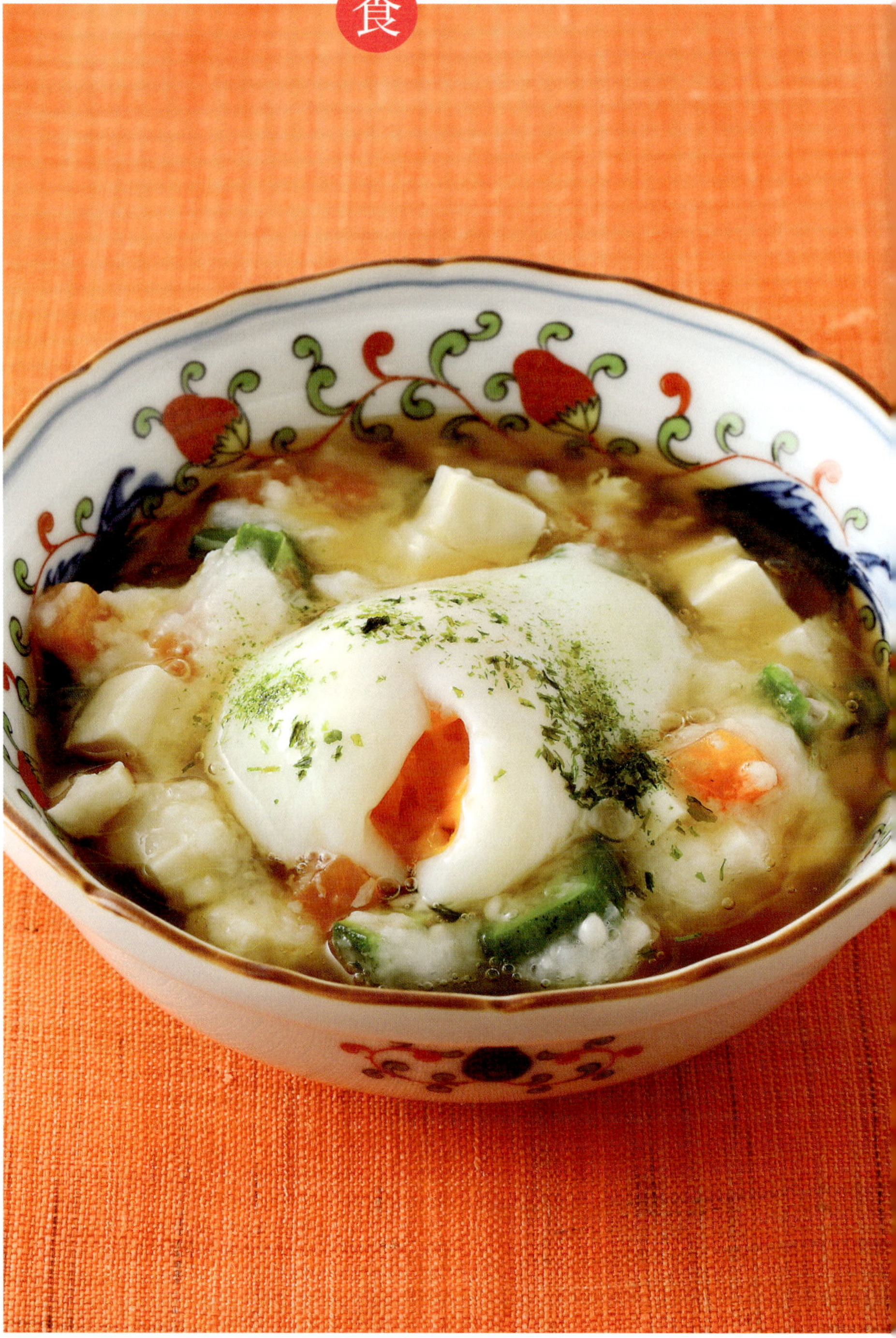

調理メモ

寒い季節は、とろろに余熱が残っているところに熱いあんをかける。暑い季節なら、電子レンジで加熱した後、冷やし、あんも冷たくしてかけるとよい。

普通食

くったり煮野菜をからめれば、
ゆで卵ものど越しよく

ゆで卵・なすのトマト煮添え

1食分 245kcal
塩分 1.4g

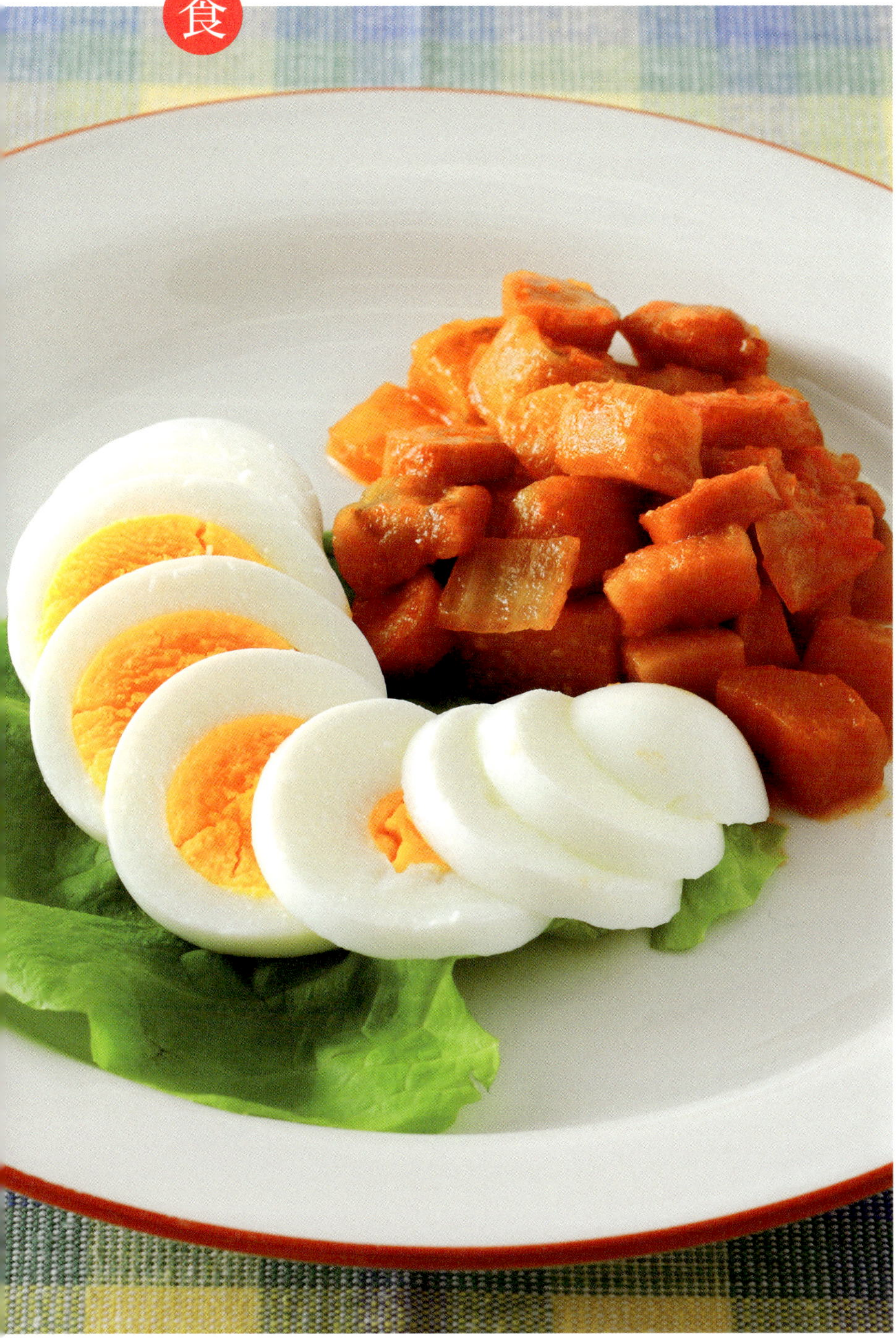

材料●1人分

卵	1個(60g)
なす	50g
トマト(完熟)	30g
玉ねぎ	20g
ウインナソーセージ	35g
植物油	小さじ½
水	¼カップ
塩	ミニ½
こしょう	少量
サラダ菜	小2枚

1 卵は写真を参照に食べやすいかたさにゆで、殻をむく。

2 なすは皮をすべてむいて8㎜角に切り、水にさらす。トマトは種を除き、玉ねぎとウインナとともに1㎝角に切る。

3 なべに油を熱してウインナをいため、玉ねぎ、なす、トマトの順に加えていため合わせる。水を加えて弱火で約15分煮る。煮詰まったら塩とこしょうで調味する。

4 器にサラダ菜を敷いてゆで卵を輪切りにして盛り、3を添える。

調理メモ

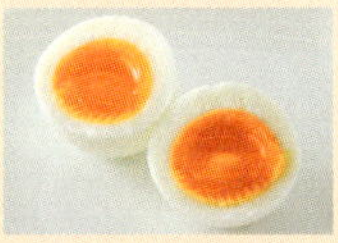

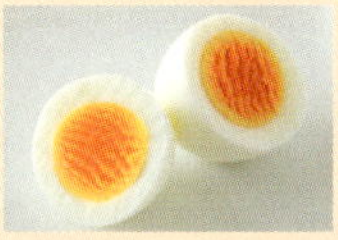

ゆで卵は水から卵を入れて沸騰後3分ゆでると半熟状(写真上)になり、なめらか食に適したかたさに。6分ゆでるとかたゆで(写真下)になる。かむリハビリにはかたゆでがおすすめ。

豆腐料理

豆腐は栄養価が高いうえ、やわらかいことも大きなメリットです。

ただ、そのままでは水分が多すぎてむせたり、のどにいきなり飛び込んでしまう心配もあります。

衣やあんをからめて、ゆっくり咀嚼《そしゃく》・嚥下《えんげ》ができるよう工夫します。

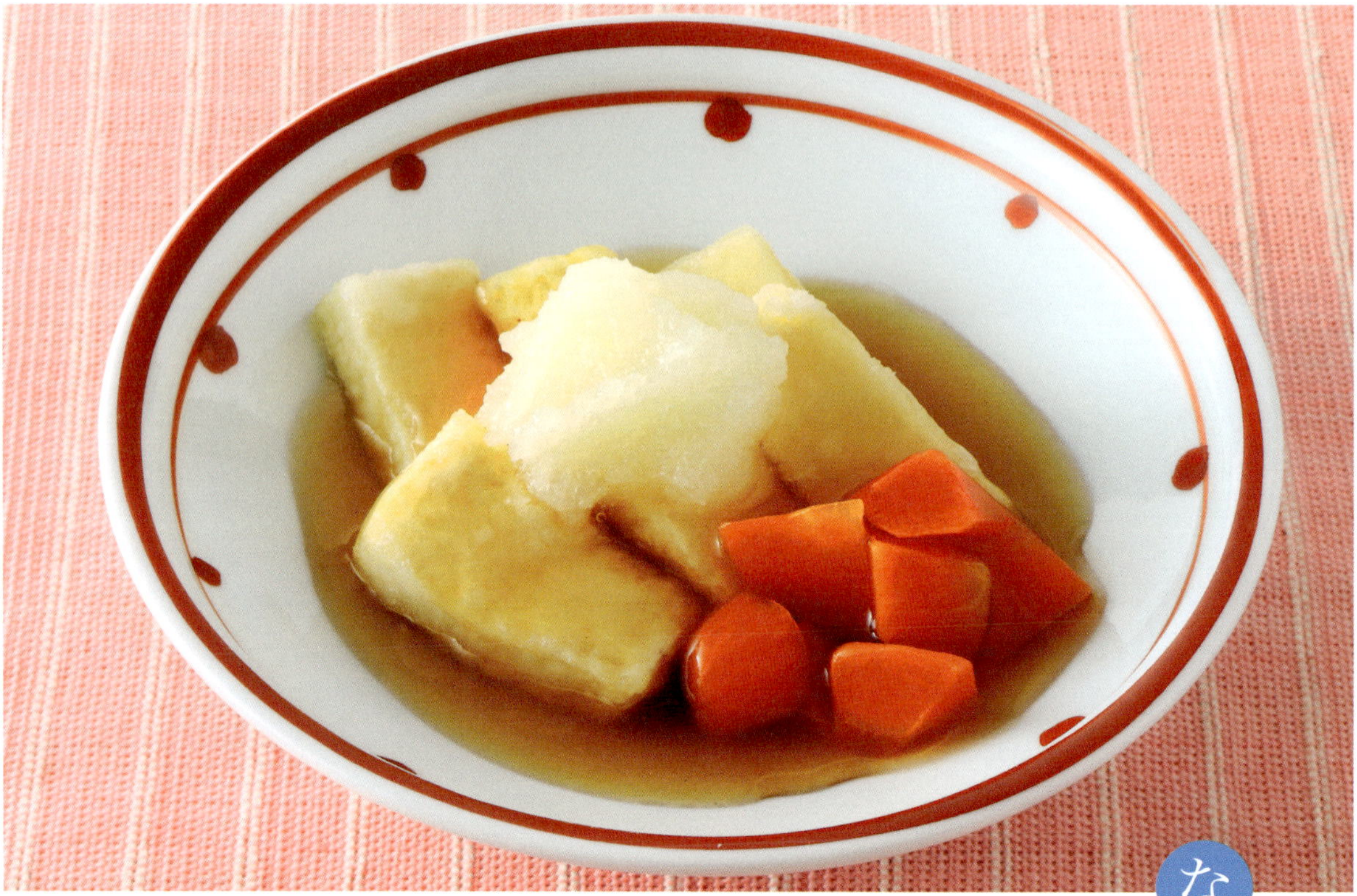

なめらか食

絹ごし豆腐の薄切りを揚げて、
あんのとろみでゆっくりのどにすべり込ませます

1食分 164kcal　塩分 1.1g

絹ごし豆腐の揚げだし・おろしあんかけ

材料●1人分

絹ごし豆腐	100g
かたくり粉	小さじ1
揚げ油	適量
にんじん	20g
めんつゆ（3倍濃縮）	小さじ2
だし	大さじ4
a かたくり粉	ミニ½
a 水	ミニ1
大根	30g
とろみ剤	適量

1 絹ごし豆腐は1㎝厚さに切り分けてキッチンペーパーに並べ、水けをきる。

2 揚げ油を中温に熱し、1にかたくり粉をまぶして薄く色づくくらいに揚げる。

3 にんじんは1㎝角の乱切りにして水から竹ぐしが通るまでやわらかくゆでる。

4 めんつゆとだしをなべに合わせてにんじんを加えて軽く煮る。煮立ったところにaを流してとろみをつける。

5 大根はすりおろしてとろみ剤を加えて水分をおさえる。

6 揚げた豆腐を器に盛り、にんじんを添え、4のつゆをかけ、大根おろしをのせる。

なめらかポイント

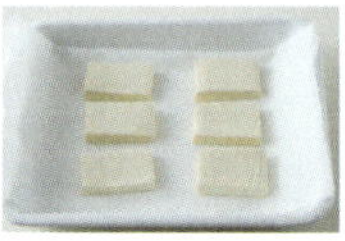

●木綿豆腐は薄く切って水けをきるとかたくなるので、絹ごし豆腐を1㎝厚さに切ってキッチンペーパーに並べ、10分ほどおいて水きりをする。

普通食

木綿豆腐でだいじょうぶ。
あんにも具を加えてうまみアップ

揚げだし豆腐のカニかまあんかけ

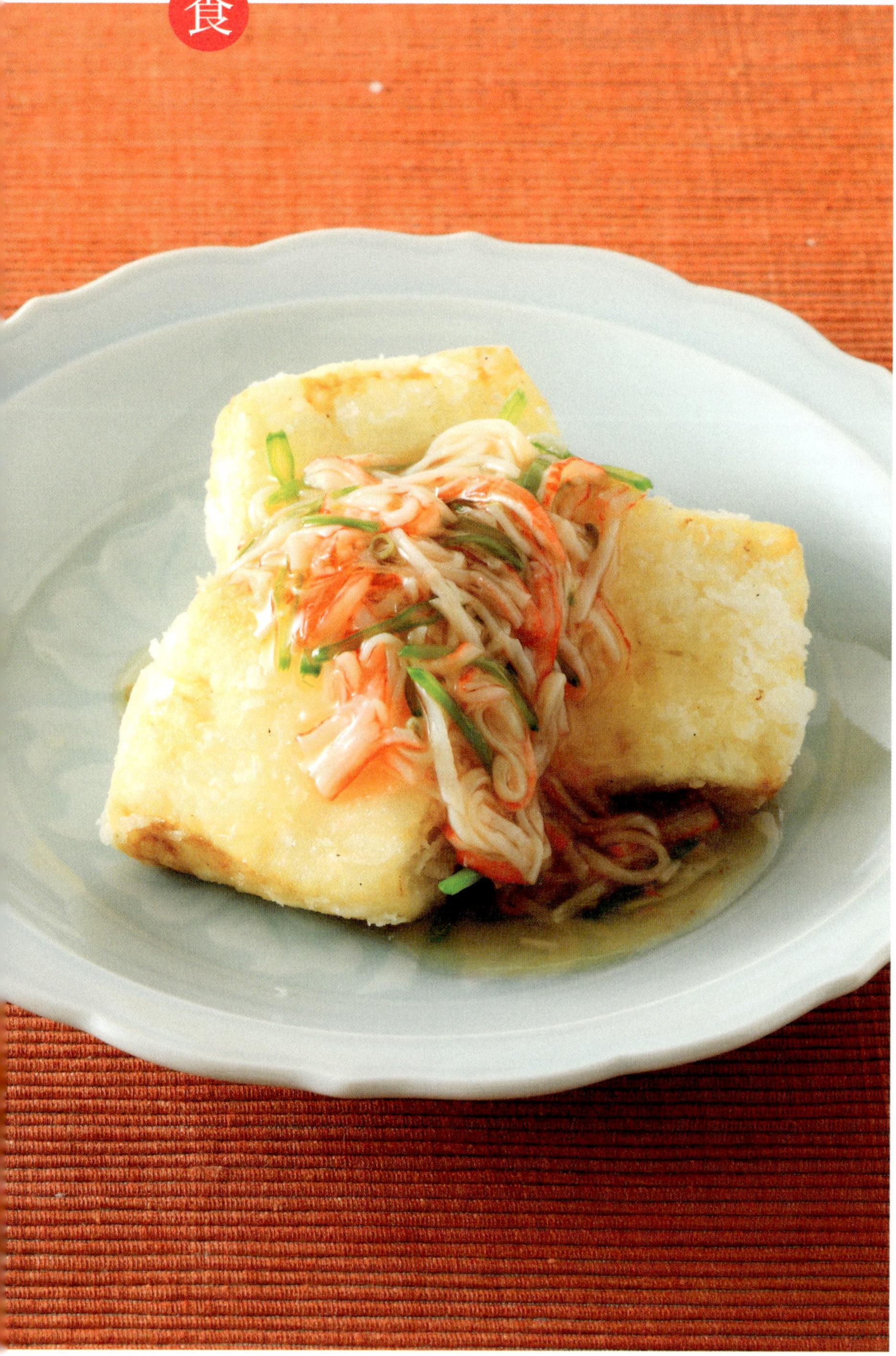

1食分 245kcal　塩分 1.3g

材料●1人分

木綿豆腐		150g
かたくり粉		小さじ2½
揚げ油		適量
さやえんどう		5g
カニかまぼこ		15g
だし		¼カップ
a	しょうゆ	小さじ½
	みりん	小さじ½
	塩	ミニ½
b	かたくり粉	小さじ⅓
	水	小さじ⅔
おろししょうが		少量

1 木綿豆腐は3つに切り分け、キッチンペーパーにのせて水けをきる。

2 揚げ油を中温に熱し、豆腐にかたくり粉をまぶして1切れずつ入れ、きつね色に揚げる。

3 カニかまぼこは3cm長さに切って細かくほぐす。さやえんどうは熱湯でゆでて斜めせん切りにする。

4 なべにだしとaを合わせて煮立て、bを流してとろみをつけ、**3**を加えてさっとまぜ、おろししょうがを加える。

5 揚げた豆腐を器に盛り、**4**をかける。

調理メモ

aは、めんつゆ（3倍濃縮）小さじ1で代用してもよい。

淡白な豆腐の引き立て役
きのこの甘辛味が人気の秘密

豆乳温やっこ・きのこの甘辛煮添え

普通食

1食分 157kcal　塩分 0.3g

材料●1人分

木綿豆腐	150g
豆乳（無調整）	60g
しめじ	15g
生しいたけ	15g
ねぎ	10g
砂糖	小さじ½
しょうゆ	小さじ⅓
みりん	小さじ⅓

1 豆腐はひと口大に切る。
2 なべに豆乳を入れて豆腐を加え、弱火にかけて煮立てないように温める。
3 しめじは小房に分けて太いものは縦半分に切り、生しいたけは薄切りにする。ねぎは斜めに2㎝幅に切る。
4 なべに3を入れて砂糖としょうゆ、みりんを加えて火にかける。煮立ったら火を弱めて煮、きのこから出た水分が3分の1程度になるまで煮詰める。
5 2の豆腐を器に盛って豆乳を張り、4をのせる。

調理メモ

豆腐に味をつけない分だけ、きのこの甘辛煮は濃い味に調味している。冷蔵庫で数日は保存できるので、多めに作って、ゆで野菜などに添えてもよい。

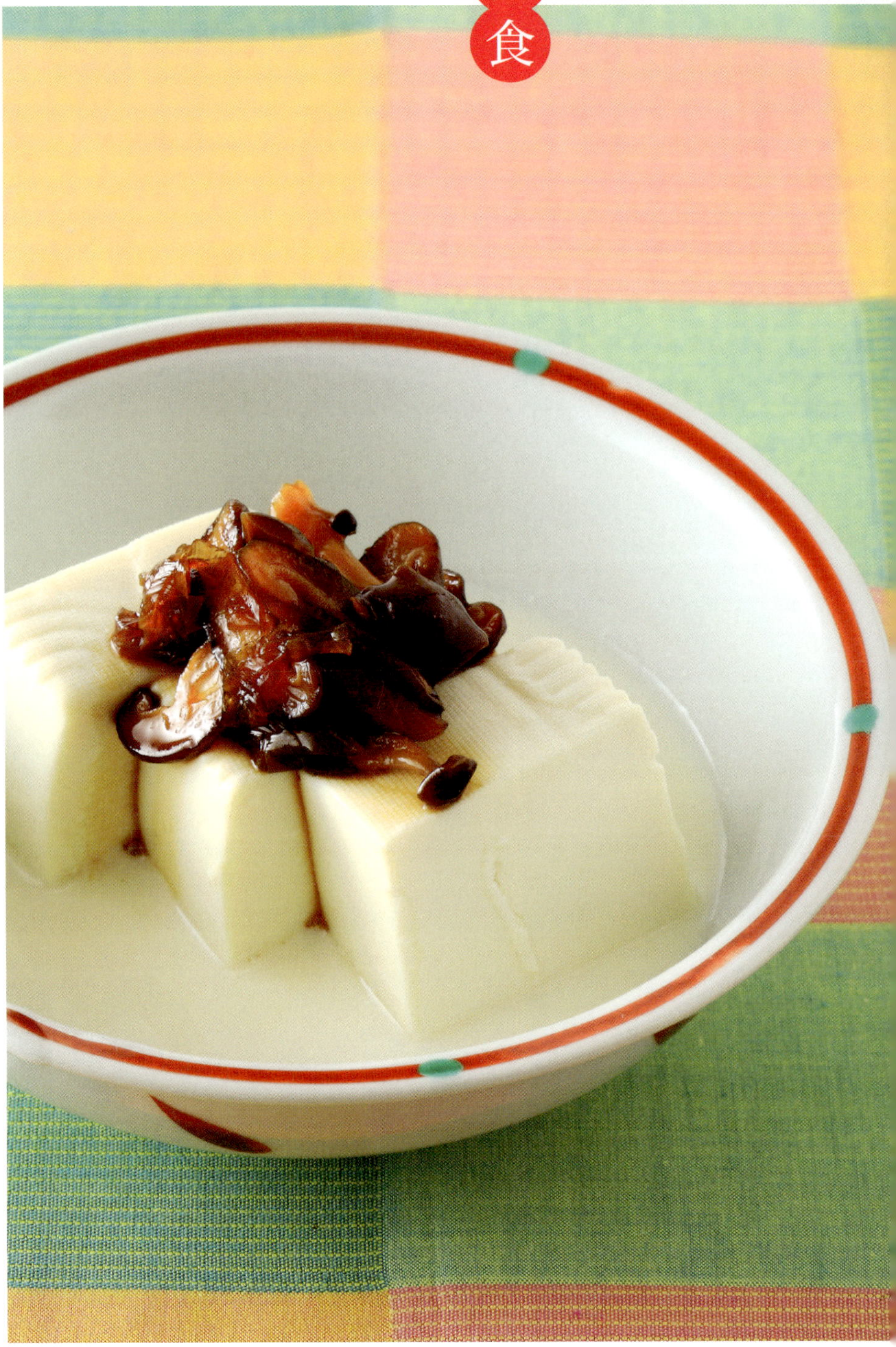

普通食

この1皿で野菜もうまみも満点

帆立と豆腐の卵とじ丼

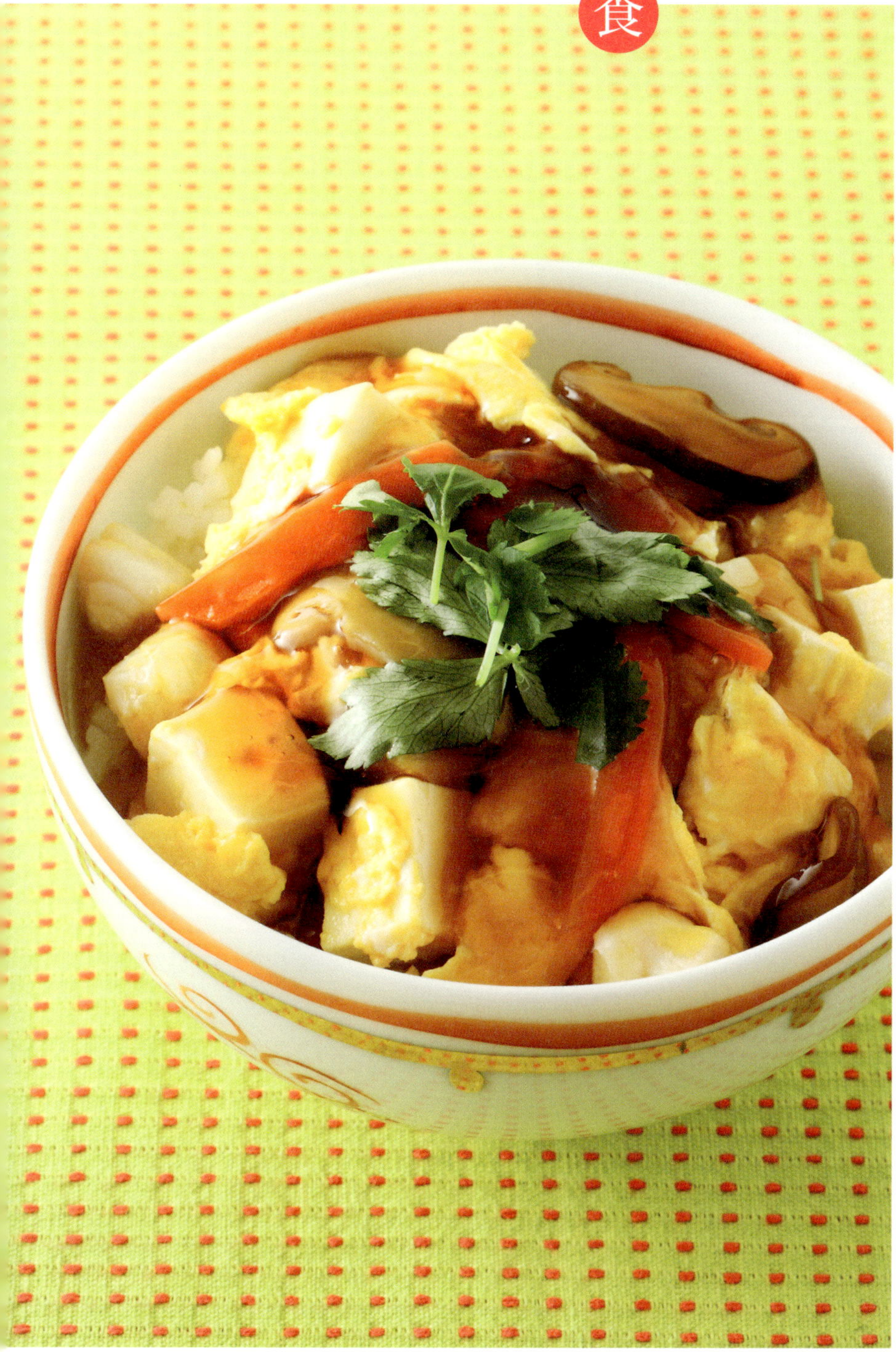

1食分 495kcal　塩分 1.3g

材料●1人分

ごはん	150g
木綿豆腐	60g
帆立貝(水煮缶詰)	30g
卵	1個(60g)
植物油	小さじ¾
野菜あん	
にんじん	10g
生しいたけ	10g
ごま油	ミニ½
水	¼カップ
中華だしの素	少量
オイスターソース	小さじ1弱
a かたくり粉	小さじ⅔
a 水	小さじ1
糸三つ葉	適量

1 豆腐は1.5～2㎝角に切り、水から入れてゆらりとするまでゆで、ざるに上げて水けをきる。

2 卵を割りほぐして、豆腐とほぐした貝柱を加えて、ざっとまぜる。

3 フライパンに油を熱して2を流し、大きくまぜながら卵が半熟状になるまでいる。

4 あんを作る。にんじんは薄い短冊形に切り、しいたけは薄切りにする。以上をごま油でいため、しんなりしたら水と中華だしの素、オイスターソースを加え、にんじんに火が通るまで煮、aを流してとろみをつける。

5 器にごはんを盛って3をのせ、4のあんをかけ、三つ葉を添える。

なめらかポイント

●三つ葉は生のままのせると香りがよいが、のどに張りつく心配がある場合は、いり豆腐にちぎって散らしてから、最後にあんをかけてしんなりさせる。

魚料理

魚の脂肪には
脳卒中の再発予防に効果のある
n-3系脂肪酸が含まれています。
その脂肪酸が
比較的多い魚を選んで、
食べやすい料理を紹介します。

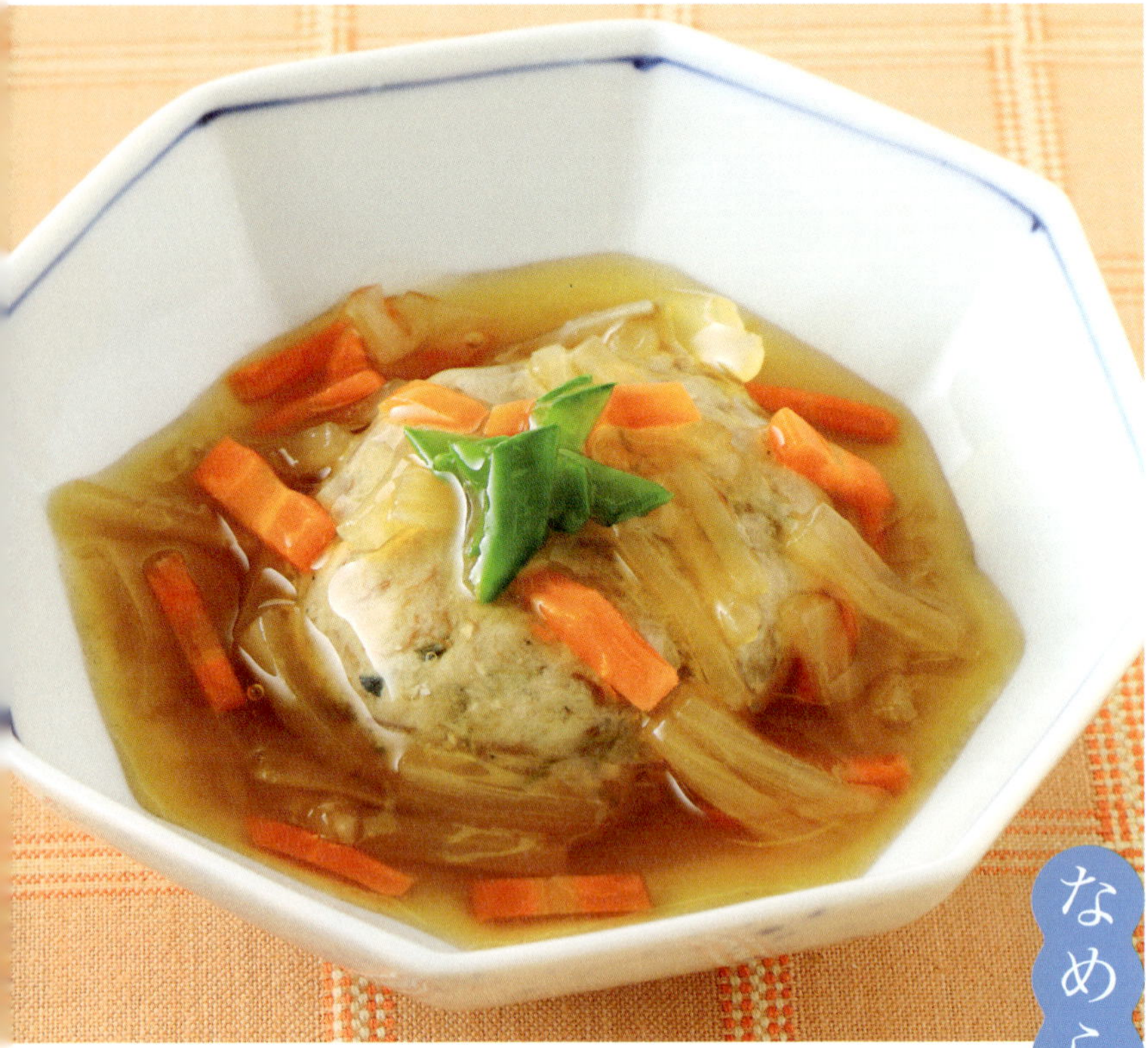

なめらか食

意外に長い繊維質の肉を
ひと手間かけてなめらかに

1食分 242kcal　塩分 1.2g

サバの蒸し煮・野菜あんかけ

材料●1人分

サバ……60g
a［塩……ミニ⅕弱
　 酒……少量
b［生クリーム……小さじ2
　 とき卵……10g
　 酒……小さじ½強
　 みりん……小さじ⅓
　 しょうゆ……小さじ⅓
　 砂糖……ミニ1弱
　 かたくり粉……小さじ2弱
玉ねぎ……30g
にんじん……10g
c［だし……大さじ3
　 しょうゆ……小さじ⅔
　 砂糖……小さじ½
　 酒……小さじ½弱
［かたくり粉……小さじ½
　水……小さじ1
さやえんどう……適量

1 サバは皮と骨を除き、3等分にする。1切れはaをからめて耐熱皿にのせ、ラップに包み、電子レンジで1分加熱する。

2 残りの2切れのサバは生のまま、bと合わせてミキサーで攪拌する。なめらかポイントの❶～❹の要領で**1**、**2**をまとめ、器に盛る。

3 玉ねぎは2cm長さの薄切りに、にんじんは同じくらいの大きさにする。さやえんどうは筋を除き、斜めに2cm幅に切る。

4 にんじんを水からやわらかくゆでる。途中で玉ねぎとさやえんどうを加えていっしょにやわらかくゆでる。

5 cをなべに合わせて**4**を加えて煮立て、水どきかたくり粉を流してとろみをつけ、サバの上にかける。

なめらかポイント

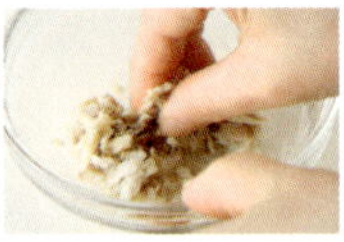

❶電子レンジで加熱したサバはあら熱がとれたら指先で小骨がないかどうか確認しながら細かくほぐす。

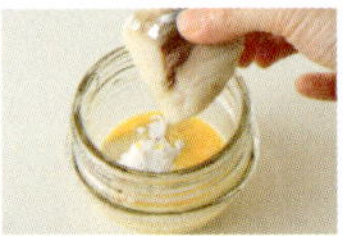

❷生のサバはbの材料とともにミキサーにかける。

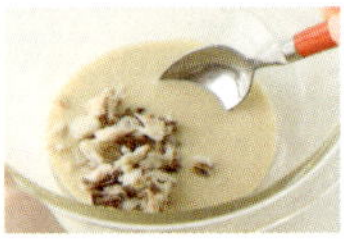

❸耐熱性ボウルに❶のほぐしたサバの身と❷のペーストを合わせてスプーンでまぜ合わせ、ラップをして電子レンジで1分加熱する。

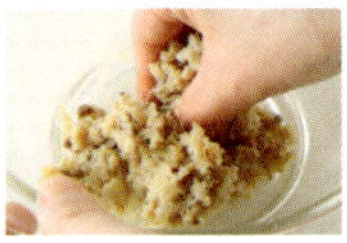

❹全体に火が通ったら、指先でまんべんなくほぐしながら均一にまぜ合わせ、だ円形にまとめる。

普通食

生きのよい白身魚が手に入った日は、
海藻のうまみと香りを引きたて役に

キンメダイのわかめ蒸し

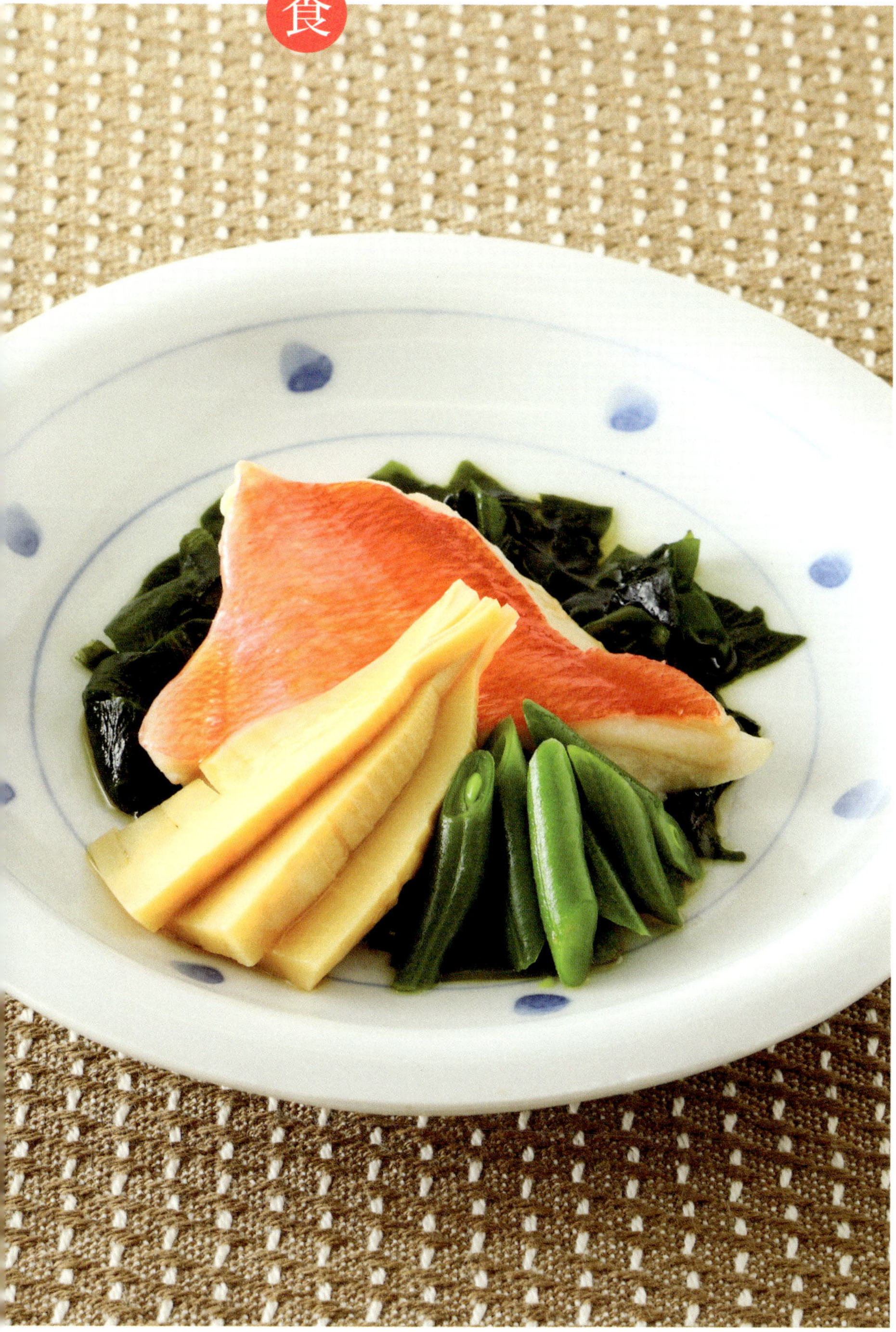

1食分 123kcal　塩分 0.8g

材料●1人分

- キンメダイ……………60g
- わかめ（干し）……………1g
- ゆで竹の子（穂先）……………10g
- さやいんげん……………10g
- 酒……………小さじ½
- だしこんぶ……………5㎝
- a
  - しょうゆ……………小さじ⅓
  - 酢……………小さじ1強
  - 砂糖……………大さじ½弱

1 だしこんぶはかたく絞ったぬれたふきんでさっとふき、耐熱皿に敷く。

2 わかめは水につけてもどし、ひと口大に切る。竹の子は縦に薄く切る。さやいんげんは熱湯でやわらかくゆで、4㎝長さに切る。

3 キンメダイをこんぶにのせて酒をふり、蒸気の上がった蒸し器に入れて約5分蒸す。蒸し上がる1分前にわかめと竹の子を添え、いっしょに蒸し上げる。

4 皿に盛りつけ、まぜ合わせたaをあたためてかけ、さやいんげんを添える。

食材メモ

魚はタイ、スズキ、マダイなどが適している。

調理メモ

わかめと竹の子は最初から蒸すと香りも風味も飛んでしまうので、途中で入れて蒸すのがポイント。あれば木の芽などの香味野菜を添えるとさらにおいしい。

あんには、抗酸化ビタミン豊富な緑黄色野菜をたっぷり

アジのから揚げ・さらさあん

普通食

1食分 148kcal　塩分 1.3g

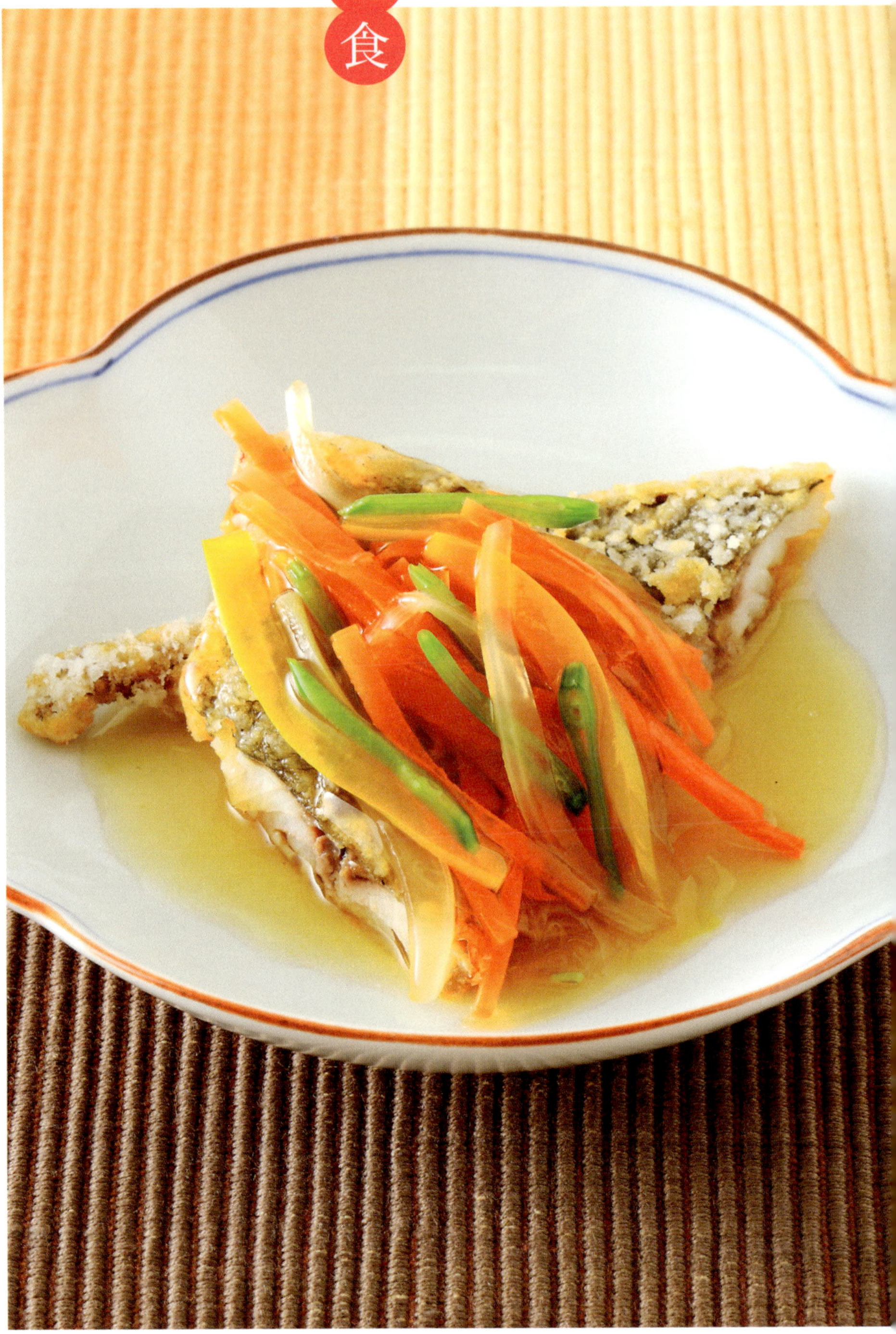

材料●1人分

アジ（三枚おろし）……60g

a
- 酒……小さじ½弱
- しょうゆ……小さじ⅓

かたくり粉……小さじ1

揚げ油……適量

さらさあん

- にんじん……10g
- 玉ねぎ……20g
- パプリカ（黄）……5g
- さやえんどう……5g

b
- だし……大さじ4
- みりん……小さじ1弱
- 薄口しょうゆ……小さじ1弱

c
- かたくり粉……ミニ½強
- 水……ミニ1強

1 アジは小骨を抜き、aを合わせてふり、15～20分おく。

2 揚げ油を中温に熱し、アジの水けをよくふいてかたくり粉をまぶして、からっと揚げる。

3 さらさあんを作る。にんじん、玉ねぎ、パプリカ、さやえんどうは5㎝長さのせん切りにする。

4 なべにbを合わせ、にんじん、玉ねぎ、パプリカを入れて火にかけ、煮立ったら中火にして5～6分煮る。さやえんどうを加えて再び煮立ったら、cをよくまぜて流し、とろみをつける。

5 アジを器に盛り、4のさらさあんをかける。

調理メモ

●アジは揚げる直前にかたくり粉をまぶし、余分な粉を払い落としてすぐに揚げる。粉が多かったり、まぶしてから時間をおくと、揚げたあとにべたつき、香ばしさが損なわれる。

●野菜は少し歯ざわりがあるくらいに仕上げると、色も香りも引き立つ。あんに酢と砂糖を加えて甘酢あんに仕立ててもよい。

普通食

マヨネーズベースのソースで魚の身を包んで、のど越しよく

サワラのタルタルソース焼き

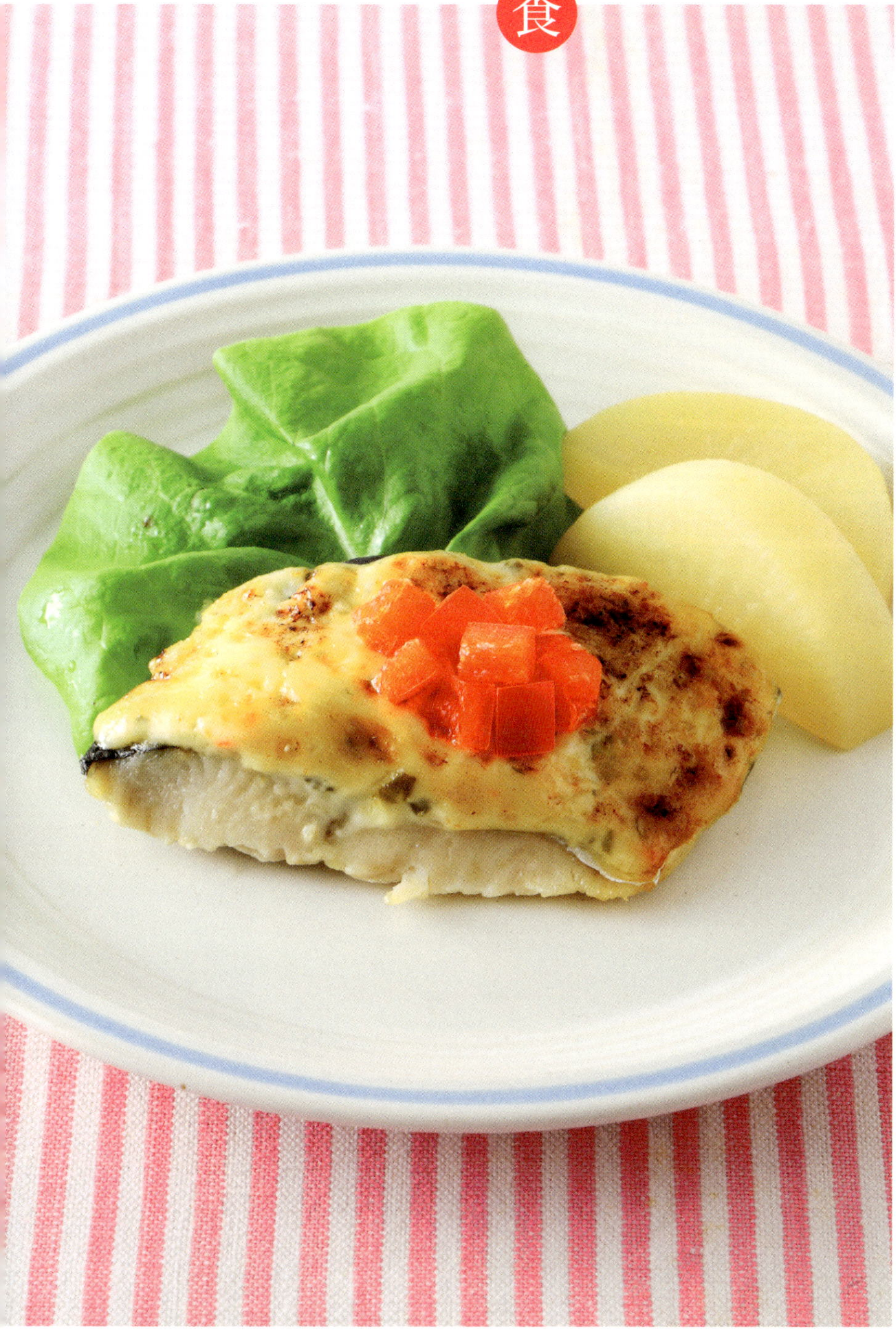

1食分 193kcal　塩分 0.8g

材料●1人分

サワラ……60g

a ┌ 塩……ミニ$\frac{1}{3}$
　└ こしょう……少量

植物油……小さじ$\frac{1}{4}$

白ワイン……小さじ$\frac{1}{2}$弱

タルタルソース(市販品)……10g

マヨネーズ……小さじ$\frac{3}{4}$

つけ合せ

┌ 大根……20g
│ パプリカ(赤)……10g
│ 水……大さじ2
│ チキンブイヨン(顆粒)
└ ……ミニ$\frac{1}{2}$

サラダ菜……小1枚(3g)

パセリ(ドライ)……少量

1 サワラはaをふり、油を引いたフライパンに入れ、白ワインをふって蓋をして弱火にかけ、約2〜3分、火が通るまで蒸し焼きにする。

2 サワラをオーブントースターの天板に移し、タルタルソースとマヨネーズをまぜ合わせて塗り、焼き色がつき、弾力が出るまで焼く。

3 大根は1㎝厚さの半月形に切り、パプリカは5㎜角に切る。

4 なべに水とブイヨンを合わせ、大根を入れて火にかけ、火が通るまで煮る。途中でパプリカを加えてやわらかく煮る。

5 器にサラダ菜を敷いて大根を添え、2のサワラを盛り、パプリカをのせ、パセリを散らす。

食材メモ

サワラのほか、白身魚ならなんでもあう。マダラなどの淡白な魚もソースの濃厚なコクで物足りなさを感じさせない。

調理メモ

サワラは焼きすぎるとパサつくので、オーブントースターで焼き色をつける程度に焼くほうが安心。数切れ分をいっしょに焼くなら、180度に熱したオーブンで2〜3分焼くとよい。

肉料理

なめらか食では、肉はひき肉や肉団子を使用しましょう。

普通食では、繊維がかたくしまらないように酒で蒸し煮をすることで、厚みのある肉も楽しめます。

いずれも、洋風のソース料理ですが、ソースがのど越しを助け、コクのある味が喜ばれます。

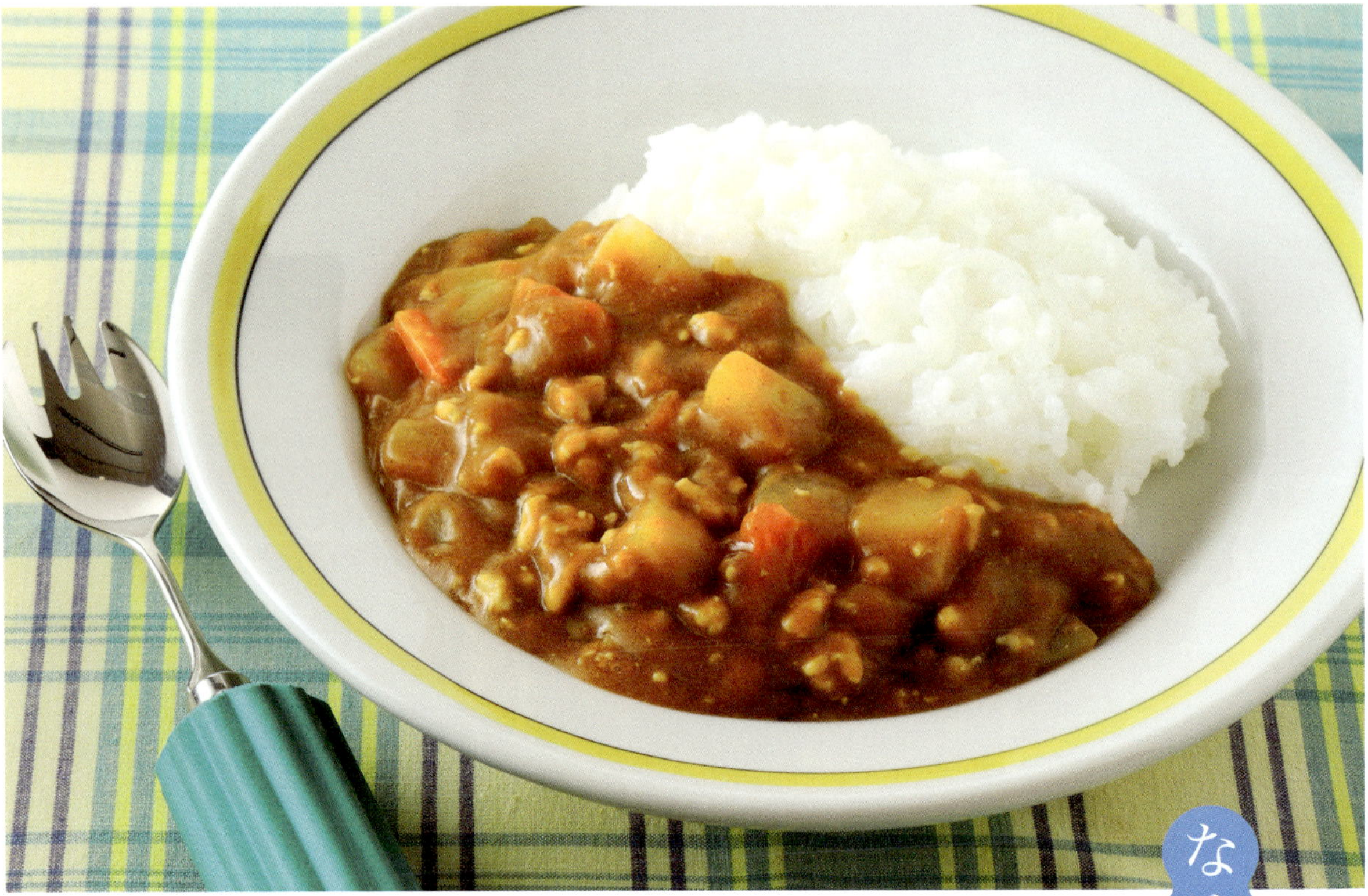

なめらか食

いためたひき肉とゆでた野菜をルウ&とろみ剤でまとめます

鶏ひき肉のカレーライス

1食分 468kcal　塩分 0.7g

材料●1人分

軟飯（41ページ参照）	200g
鶏ひき肉	60g
植物油	小さじ½
塩	ミニ⅕
こしょう	少量
玉ねぎ	30g
にんじん	15g
じゃが芋（メークイン）	20g
水	½カップ
カレールウ	20g
ローリエ	少量
トマトピュレ	大さじ½弱
とろみ剤	適量

1 フライパンに油をなじませ、鶏ひき肉を入れてほぐしながらいため、色が変わったら塩とこしょうをふる。

2 玉ねぎ、にんじん、じゃが芋はそれぞれ1㎝角に切り、やわらかくゆでて、ざるに上げる。

3 なべに分量の水を沸かしてルウをとかし、ローリエとトマトピュレを加えてひと煮する。

4 ローリエを除いてとろみ剤を加えてとろみをつけ、1のひき肉と3の野菜を加えてひと煮し、器に盛った軟飯にかける。

なめらかポイント

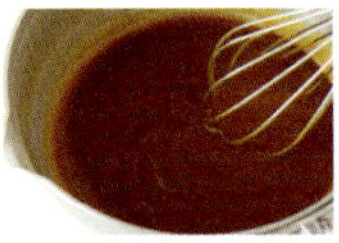

●とろみ剤は、カレールウに泡立て器で筋がつくくらいまで加える。

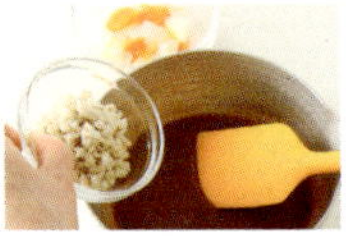

●とろみのついたカレールウに、いためたひき肉とゆでた野菜を加えて煮る。

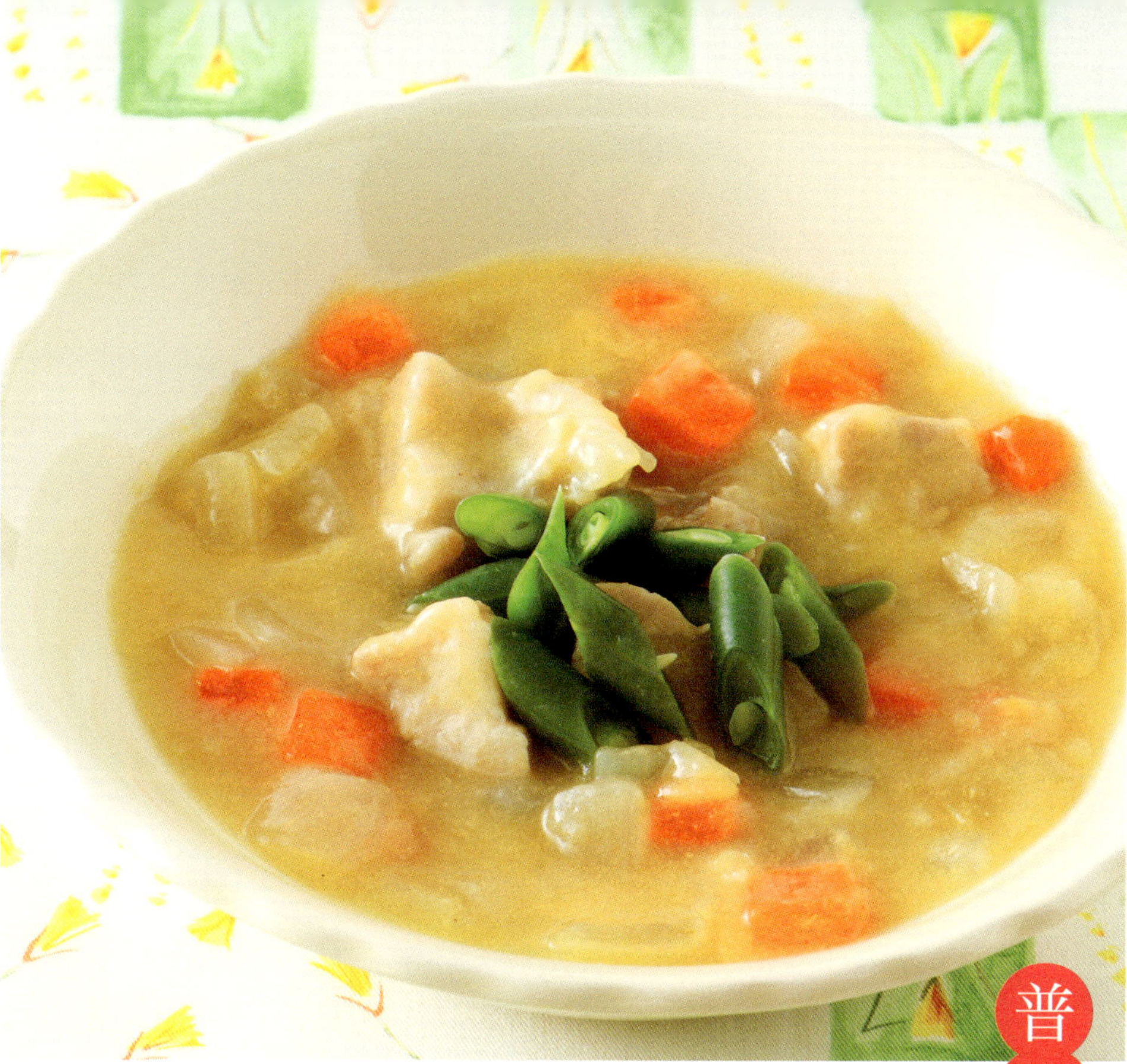

普通食

皮つきで蒸したもも肉はふっくら。
コーンのやさしい甘みがアクセント

鶏肉のクリームコーン煮

1食分 289kcal　塩分 1.4g

材料●2人分

鶏もも肉（皮つき）
…… 250g（皮を除いて140g）
塩 …………………… ミニ½
こしょう …………… 少量
酒 …………………… 大さじ½

ホワイトソース

バター ……………… 大さじ½
植物油 ……………… 少量
小麦粉 ……………… 小さじ2
牛乳 ………………… ¾カップ

玉ねぎ ……………… 120g
にんじん …………… 60g
植物油 ……………… 小さじ2
水 …………………… ½カップ
チキンブイヨン（顆粒）… 小さじ½
クリームコーン（缶詰）… 100g
塩 …………………… ミニ½強
こしょう …………… 少量
さやいんげん ……… 30g

1 鶏肉は脂身を除いて皮つきのまま塩とこしょうをすり込み、皿に置いて酒をふり、蒸気の立った蒸し器に入れて5～10分蒸す。竹ぐしがすっと通って濁った汁が出なくなったら蒸し上がり。皮つきのまま冷まし、皮を除いて1㎝角に切る。

2 ホワイトソースを作る。なべに油を引いてバターをとかし、小麦粉を焦がさないようにいため、牛乳を加えてなめらかにのばす。

3 玉ねぎとにんじんは1㎝角に切る。

4 なべに油を引き、弱火で玉ねぎ、にんじんの順にいためる。玉ねぎが透き通ったら水とブイヨンを加えて煮立て、弱火で10～15分、にんじんがやわらかくなるまで煮る。

5 クリームコーンと**1**の鶏肉を加え、**2**のホワイトソースを加えてさらに10分煮込み、塩とこしょうで調味する。

6 さやいんげんは斜めに1㎝長さに切って熱湯でやわらかくゆでる。

7 器に**5**を盛り、**6**を添える。

なめらかポイント

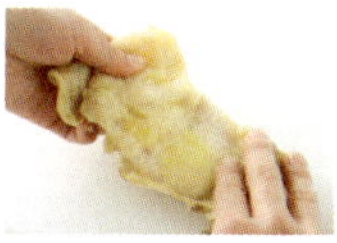

●鶏肉は皮つきで蒸すと肉汁が逃げず、パサつかず、しっとりと蒸し上がる。電子レンジで加熱するとかたくなるので、蒸し器で蒸すこと。十分にさめてから皮を除く。もも1枚分を蒸して、残りは冷凍しておくと重宝する。

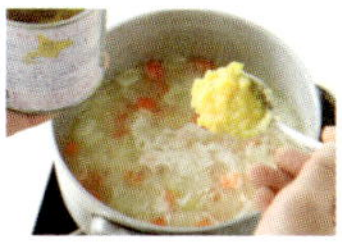

●クリームコーンは皮もつぶれているので、そのまま加えてもよいが、心配なら万能こし器に通して皮を除くとよい。

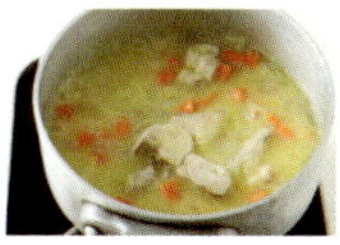

●クリームコーンとホワイトソースを加えると焦げつきやすいので、なべ底を木べらでこまめにこすりながら煮る。

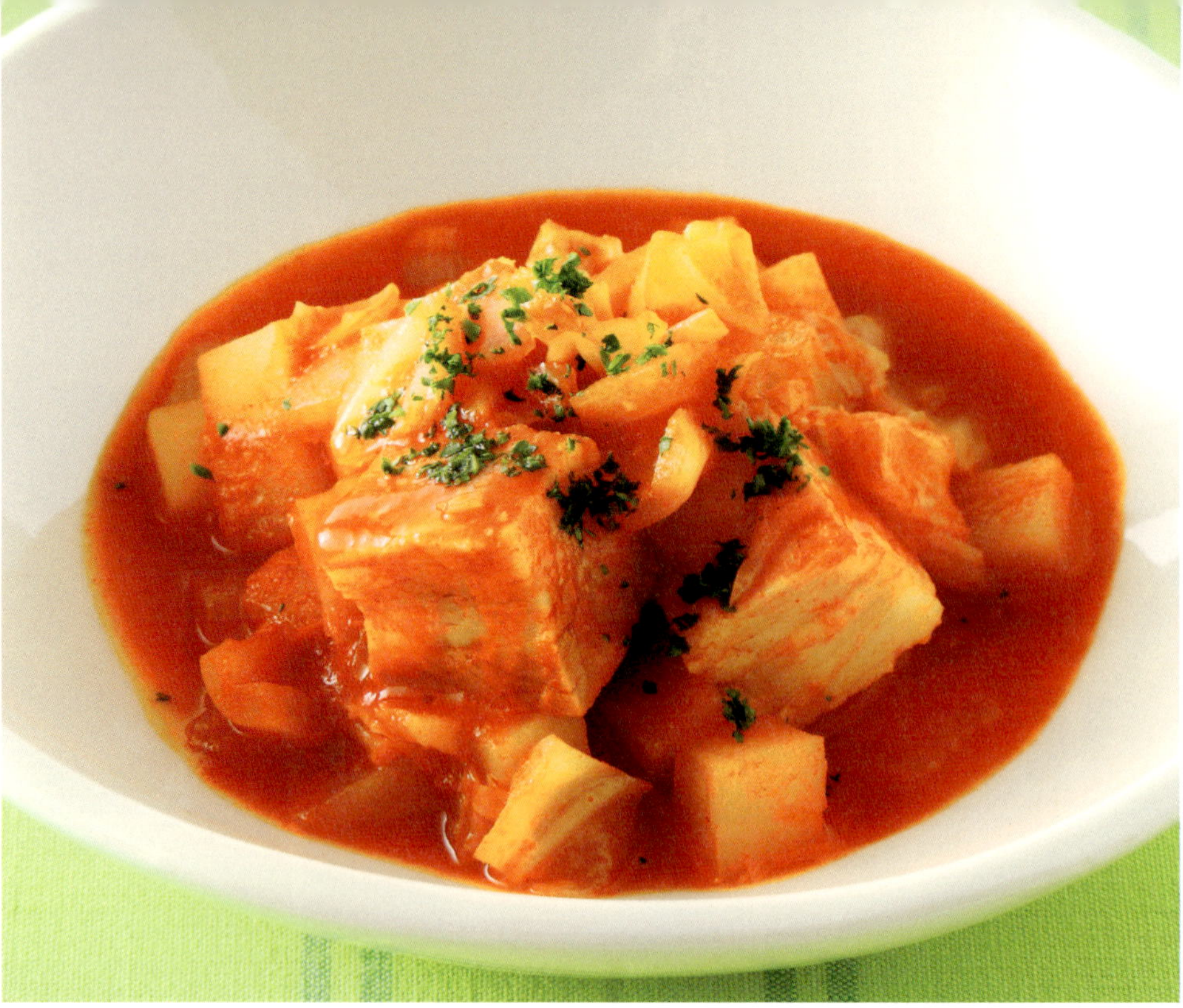

ゆでて脂肪を除いたバラ肉に、トマトの抗酸化作用とうまみをプラス

豚肉と野菜のトマトソース煮

材料●2人分

豚バラ肉（かたまり）‥‥180g

a
- 塩‥‥‥‥‥‥小さじ⅓弱
- こしょう‥‥‥‥‥‥少量
- 白ワイン‥‥‥大さじ¾強

玉ねぎ‥‥‥‥‥‥‥‥‥‥80g

キャベツ‥‥‥‥‥‥‥‥‥60g

じゃが芋（メークイン）‥‥80g

おろしにんにく‥‥‥‥‥少量

植物油‥‥‥‥‥‥‥小さじ½

バター‥‥‥‥‥‥‥小さじ½

小麦粉‥‥‥‥‥‥‥小さじ2

パプリカ（粉）‥‥‥‥‥少量

水‥‥‥‥‥‥‥‥‥‥160ml

チキンブイヨン（顆粒）

‥‥‥‥‥‥‥‥‥‥‥小さじ¼

トマトピュレ‥‥‥‥大さじ1

生クリーム‥‥‥‥小さじ1強

パセリのみじん切り‥‥少量

1 豚バラ肉はかたまりのままaの塩とこしょうをすり込んで白ワインをふってラップで包み、冷蔵庫で最低2時間、できれば1日おく。

2 豚バラ肉をラップから出して皿に置き、蒸気の立った蒸し器に入れて約40分蒸す。竹ぐしがすっと通って濁った汁が出なくなったらそのまま冷ます。十分に冷めたら表面に残った脂身を切りとり、1cm角に切る。

3 玉ねぎ、キャベツ、じゃが芋も1cm角に切り、じゃが芋は水にさらして水けをきる。

4 なべに油を熱し、おろしにんにく、玉ねぎ、じゃが芋、キャベツの順に加えていためる。野菜がしんなりしたらバターを加えて軽くまぜ、一度火からおろす。小麦粉とパプリカを加えて野菜にまぶしてなじませる。

5 再び弱火にかけて水とブイヨン、トマトピュレを加え、底からまぜながら除々に火を強める。煮立ったら豚肉を加えて弱火にして10分煮込む。

6 おろしぎわに生クリームを加えてさっとまぜ、火を止める。器に盛ってパセリを散らす。

普通食

1食分 350kcal

塩分 0.9g

●なめらかポイント●

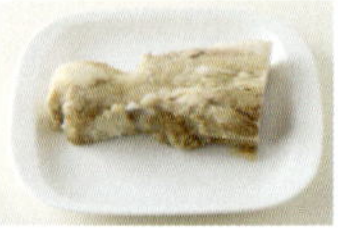

●豚バラ肉はできれば300g以上のかたまりでワイン蒸しにすると、中までしっとり蒸し上がる。1回分ずつ切り分けて冷凍しておくと重宝。薄切りにしていため物にも使える。

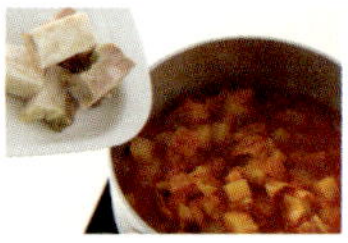

●トマトピュレで調味してとろみがついてきたら蒸しておいた豚バラ肉を加えてさらに煮込む。

普通食

ワインで煮きると、赤身の牛肉も
やわらかく、コク満点のおいしさ

ハッシュドビーフ

1食分 440kcal　塩分 1.1g

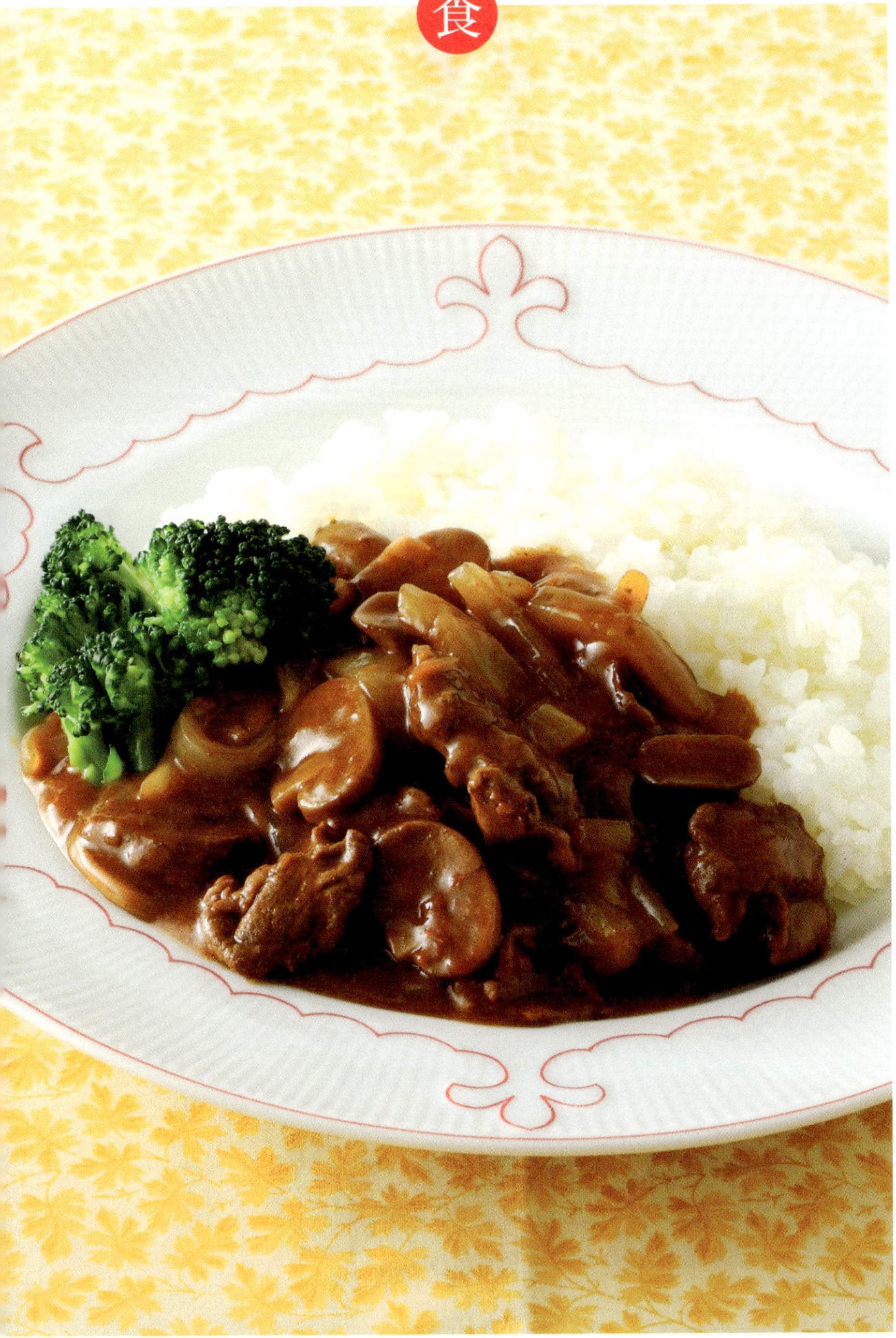

材料●2人分

ごはん		300g
牛もも薄切り肉		120g
a	塩	ミニ½強
	こしょう	少量
玉ねぎ		80g
マッシュルーム		40g
にんにくのみじん切り		少量
バター		大さじ1
赤ワイン		大さじ½強
b	水	2カップ
	ブイヨン（顆粒）	小さじ½
トマトケチャップ		大さじ1弱
砂糖		小さじ⅔
ドミグラスソース（市販品）		100g
生クリーム		大さじ1弱
ブロッコリー		60g

1 牛肉は2㎝幅と、やや大きめのにひと口大に切り、1切れずつほぐしてaの塩とこしょうをふる。

2 玉ねぎとマッシュルームを薄切りにする。

3 なべにバターとにんにくを入れてごく弱火にかけ、香りが立ったら**2**を加えて中火でしんなりするまでいためる。**1**の牛肉を加えてほぐしながら広げ、ワインを加えて再び火にかけて3～4分煮る。

4 bとトマトケチャップ、砂糖を加えて弱火で15～20分煮込む。

5 ドミグラスソースを加えてさらに5分煮、生クリームを加えて火を止める。

6 器にごはんを盛って**5**のハッシュドビーフをかけ、やわらかくゆでたブロッコリーを添える。

● 食材メモ

あれば赤ワインをマデラワインに変えると、いっそうおいしくできる。その場合は砂糖は加えなくてよい。

なめらかポイント

●牛肉は玉ねぎやマッシュルームとともに赤ワインで煮る。煮汁が半量になるまで煮詰めるとやわらかくなる。ブイヨンとケチャップを加えてさらに煮込む。

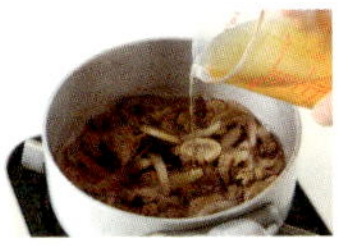

野菜料理

なめらか食は、芋類やかぼちゃなど、やわらかく調理しやすい野菜にかたよりがちです。

青菜やパプリカも工夫すれば食べやすくできます。

ブロッコリーも和風に調味すると目先がかわって喜ばれます。

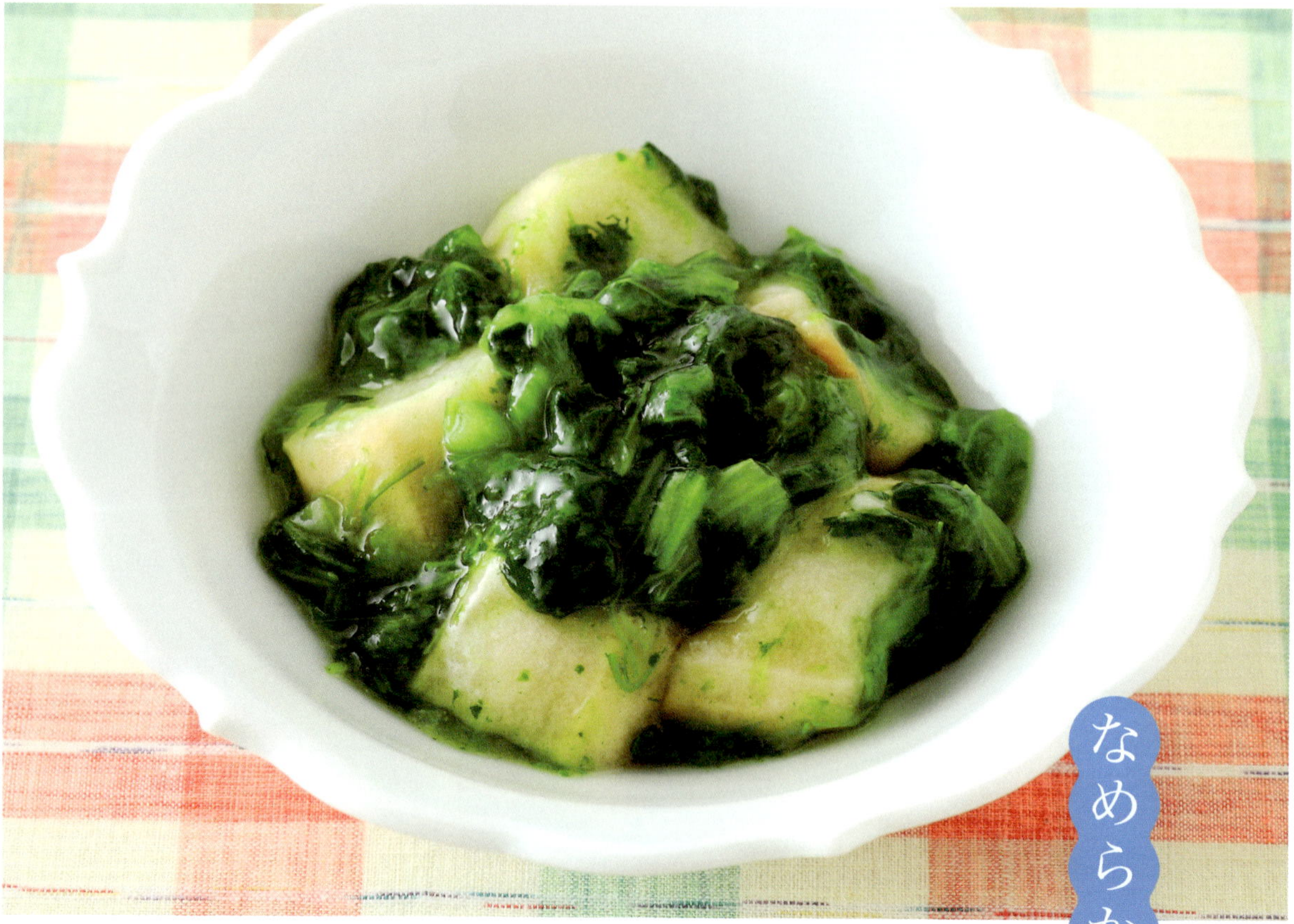

なめらか食

ていねいに刻んだ葉を、やわらかな麩にまぶしつけて

小松菜と麩の煮びたし

1食分 22kcal　塩分 0.5g

材料●1人分

小松菜	40g
小町麩（焼き麩）	3g
だし	大さじ2強
しょうゆ	小さじ½
みりん	小さじ½
とろみ剤	適量

1 小松菜は写真（右）の要領でひと口大に切り、熱湯でやわらかくなるまでゆでる。水にとって水けをよくきる。

2 麩は水に浸してもどし、軽く水けを絞る。

3 だしとしょうゆ、みりんを合わせ、とろみ剤を加えてとろみをつける。ここに小松菜と麩を加えてあえ、器に盛る。

なめらかポイント

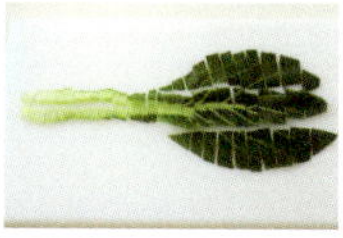

●小松菜は1枚ずつ広げ、写真のように茎を中心に縦半分に切り、さらに茎の両側に縦に切り目を入れる。次に横に5～6㎜幅に切り目を入れる。

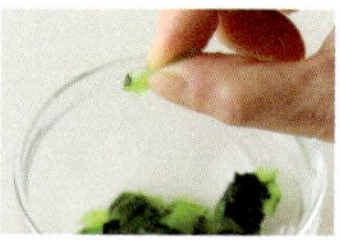

●刻んでからゆでた小松菜は、指先でつぶれるやわらかさに比較的容易になる。

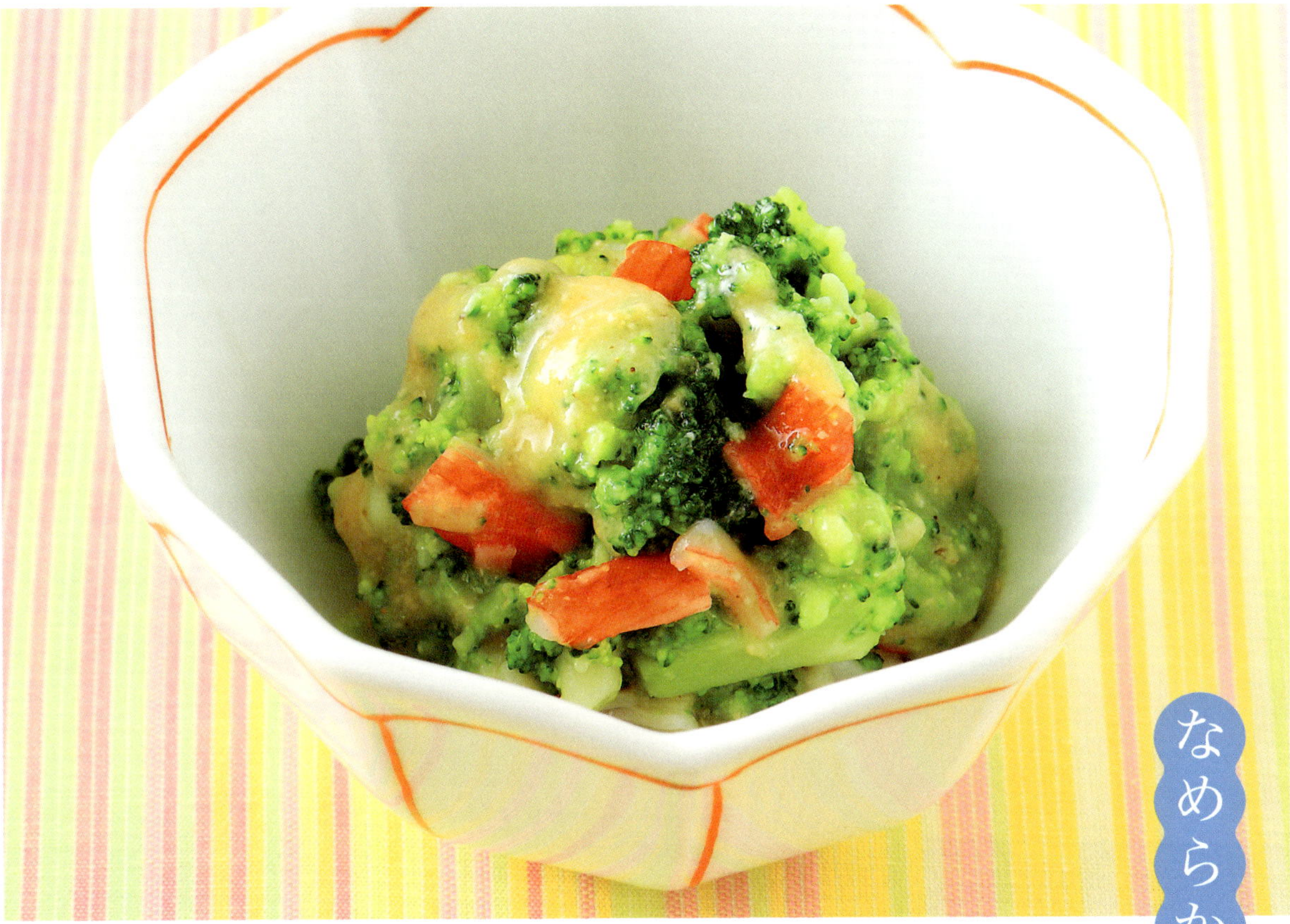

なめらか食

つぼみの先端をトロトロのごまみそでまとめて口当たりよく

ブロッコリーのごまみそあえ

1食分 50kcal　塩分 0.6g

材料●1人分

ブロッコリー		50g
カニかまぼこ		10g
a	みそ	小さじ1弱
	砂糖	小さじ½
	白すりごま	小さじ⅓
	だし	小さじ2
とろみ剤		適量

1 ブロッコリーは茎を細かく切り、熱湯でやわらかくなるまでゆでる（35ページ参照）。

2 カニかまぼこは1㎝幅に切り、細かくほぐす。

3 ボウルにaを合わせてよくまぜ、とろみ剤を加えてとろみをつける。

4 ブロッコリーとカニかまぼこを3であえる。

なめらかポイント

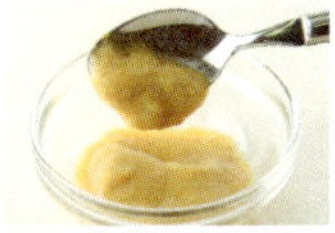

●とろみ剤は、スプーンですくったごまみそがぽってりとして落ちないくらいの濃度になるまで加える。

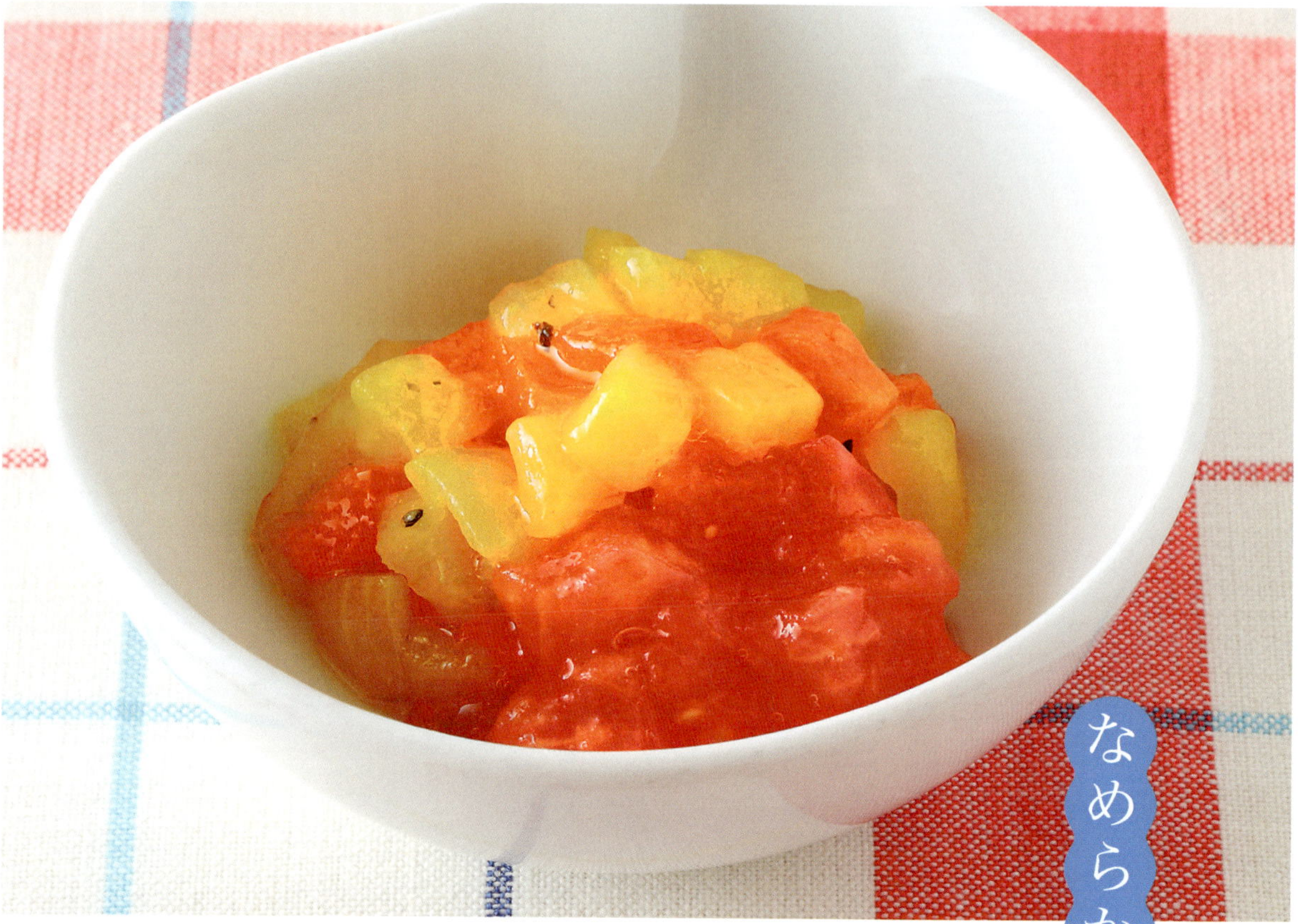

なめらか食

皮をむけば、やわらか＆ジューシーな甘みが引き立つ

パプリカのマリネ

1食分
59kcal

塩分
0.4g

材料●1人分

パプリカ（赤）……………30g
パプリカ（黄）……………30g
ノンオイルイタリアンバジルドレッシング（市販品・リケン）……………大さじ½
とろみ剤……………適量
トマト……………30g

1 パプリカはそれぞれピーラーで皮をむき、1㎝角に切る。

2 熱湯に**1**を入れてやわらかくなるまでゆで、ざるに上げて水けをきって冷ます。

3 ドレッシングで**2**をあえ、とろみ剤を加えて余分な水分を押さえる。

4 トマトは皮を湯むきして（34ページ参照）ひと口大に切り、とろみ剤であえて水けをおさえ、**3**と器に盛り合わせる。

● なめらかポイント ●

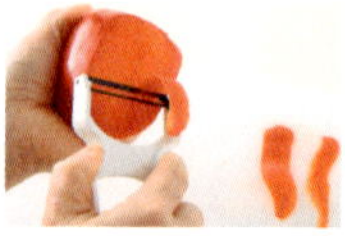

●パプリカはへた側から先端に向かってピーラーで皮をむく。

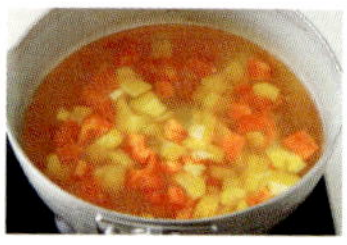

●1㎝角に切ったパプリカは2色いっしょに熱湯でゆでる。厚さにもよるが、15～20分くらいでやわらかくなる。

第3章

cooking

調理でリハビリ

生活期（維持期）リハビリの主役として、うつの予防・改善にもおすすめ

生活期リハビリテーションの最大の目標である再発予防のカギは食事療法です。

もう1つの目標、機能の維持・向上をはかるポイントは、日常生活活動、つまり、日々の暮らしの中での活動をとり戻すことです。

そのメインメニューとして、多くの人におすすめしたいのが料理作りです。

料理は、腕や手など上肢のリハビリに大きな力を発揮します。

それだけでなく、うつの予防や改善、高次脳機能障害の改善にもおすすめできます。

実際に、調理リハビリで元気をとり戻した２人のレポートもお届けします。

食事作りは退院後のリハビリテーションに最適です

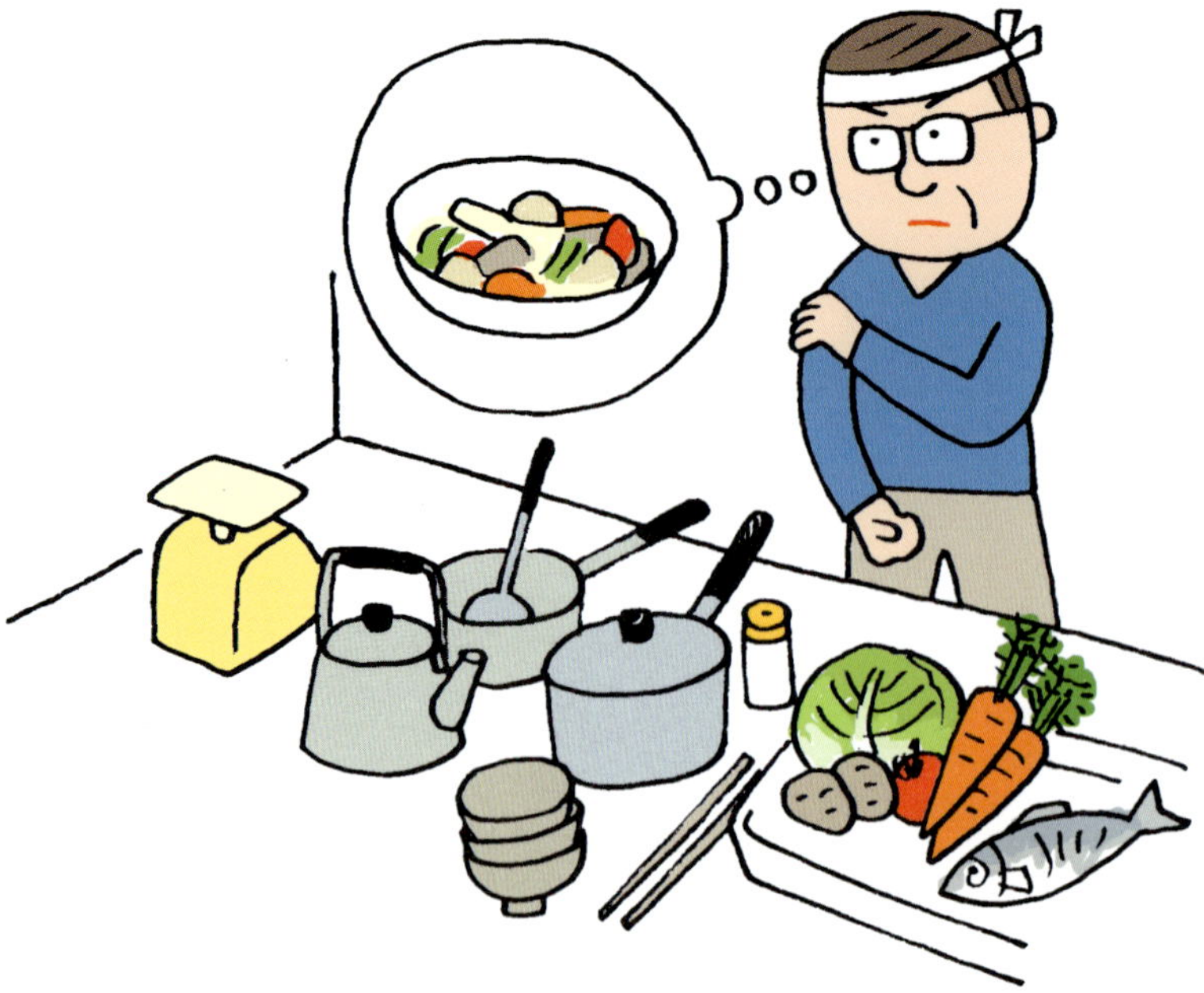

退院後のリハビリでめざすこと

13ページで述べたように、日常生活はリハビリの宝庫です。回復期リハビリテーション病院（病棟）に入院中は、ＡＤＬ（日常生活動作＝起床、洗顔、着替え、食事、入浴など）を向上させ、自立した生活ができることをめざしました。退院して自宅に戻ったら、さらにＩＡＤＬ（手段的日常生活活動）の向上をめざしましょう。

ＩＡＤＬは、自分の身のまわりのことをする基本動作をベースに、炊事や洗濯など、より複雑な活動をしたり、買い物や交通機関の利用、金銭管理など、より高度な認知機能を要する活動です。でも、病気前には、とくに身構えることもなく、日常的に行っていたことばかりです。

入院中にすでにＩＡＤＬのリハビリを始めていたかもしれません。でも、ほんとうにできるかどうかは、プロの見守りがなく、すべて自分で判断しなければならない自宅での生活を再開してみなければわかりません。日々の暮らしを滞りなく行うための一つ一つの活動こそが、ＩＡＤＬのリハビリなのです。

食事作りはリハビリの宝庫

ＩＡＤＬの例としてあげられている活動は、どれも複数の活動から成り立っています。最も単純そうな洗濯でさえ、洗濯機の操作、洗剤の選択、天候の予測、効率のよい干し方など、複数の理解と判断を重ねなければできません。洗濯物を干して、とり込んでたたむという一連の動作が、手や指先のリハビリになっていることはいうまでもありません。

片マヒになった場合、腕や手指の機能回復は、足を使う歩行機能の回復よりも時間がかかり、回復レベルも低いといわれています。腕や手指を使う機会を増やす意味でも、家事は最高のリハビリです。

その家事の中でも、最も多く、また高度な機能のリハビリを兼ねることができるのは食事作りです。

食事作りによるリハビリ効果

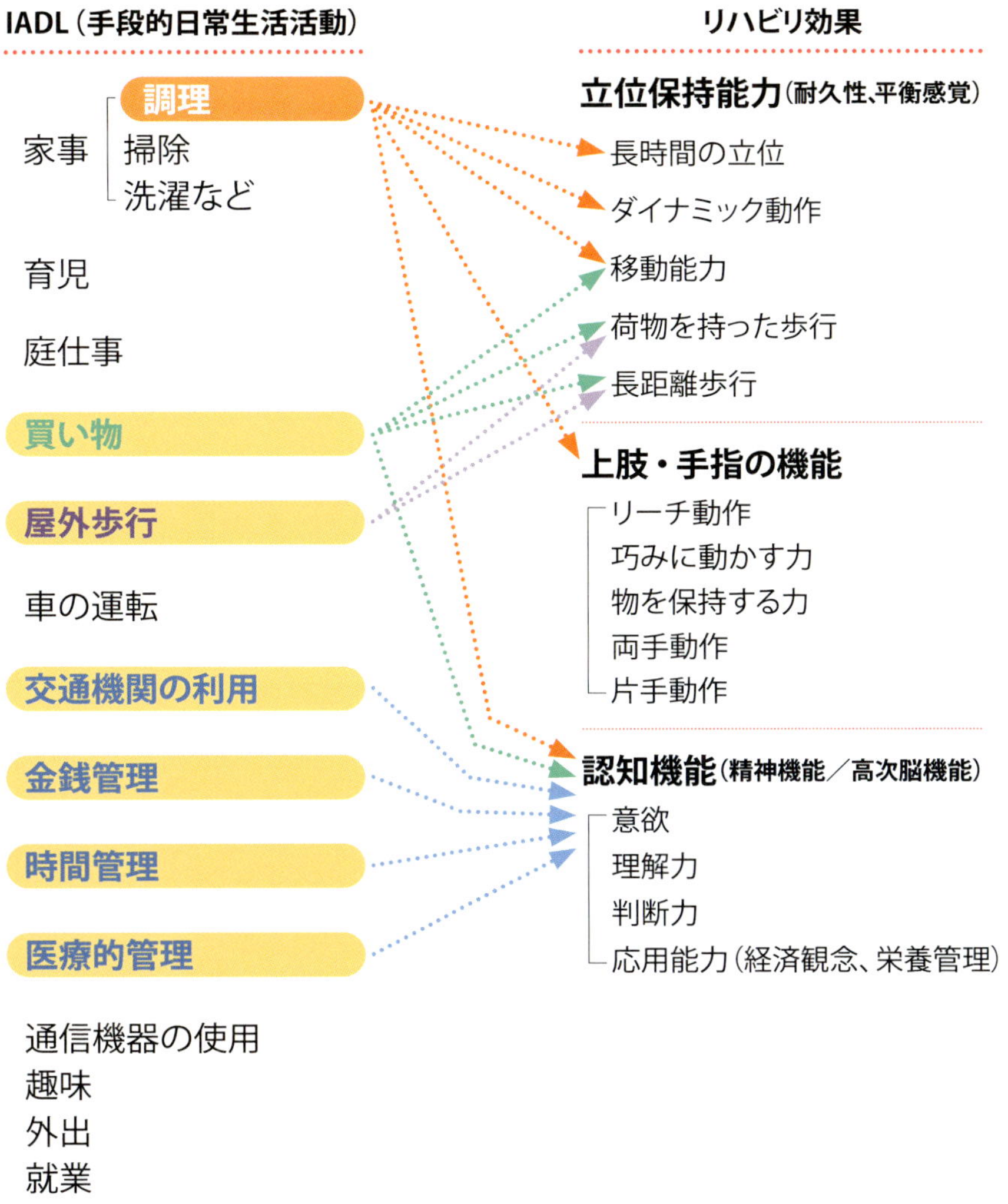

　食事作りは実際に料理を作る調理作業だけではすみません。何を作るかを決めるだけでも、栄養価、経済性、季節感、調理の手間、好みなど、さまざまな要素を考え合わせなければならず、これだけでも高度な認知機能のリハビリになります。さらに食材を調達するために、買い物に出かけようとすれば、どの店にどのようなルートで行き、何を買うか、金銭のやりとりや買った荷物の運搬をどうするかなど、課題は山積みです。

　実際の調理では、数品の料理を、材料の下調理、加熱調理、盛りつけまで、滞りなく進めるために、複数の作業を並行して行う計画性と思考力が必要です。そして後片づけ……と、食事作りはまさにＩＡＤＬリハビリの宝庫です。

男性にこそおすすめ

　食事作りは多くの女性にとっては、慣れた手順を思い出したり低下した機能をとり戻す、まさに回復作業となるでしょう。しかし男性にとっては、新しい情報や慣れない作業への挑戦であり、そのために興味が持てない、むずかしそう……など、拒否反応を抱きがちです。でも、食事作りは男性にこそおすすめです。

　というのも、リハビリの成否は患者さん

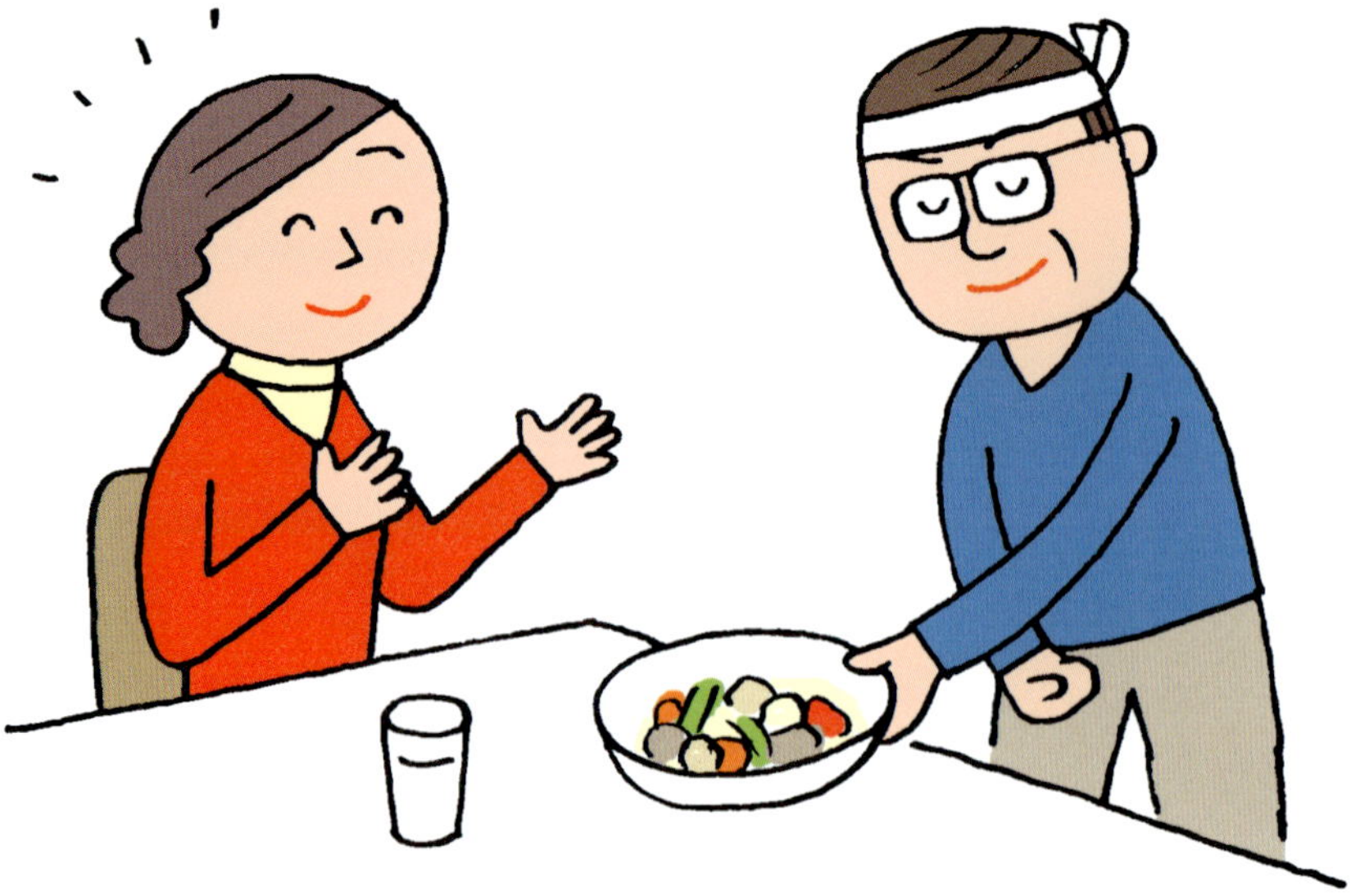

自身の意欲の強さに大きく影響されます。まして在宅で行う生活期リハビリテーションは、本人の意欲がなければ続きません。その意欲の源になるのは、まさに〝生きがい〟であり〝役割〟です。家庭生活の中で一定の役割を獲得することは、生活期リハビリテーションを継続するエネルギー源になるのです。

その意味で圧倒的に有利なのはいうまでもなく、家事のほとんどを引き受けてきた女性です。闘病でいったん手放した役割をとり戻すことには意欲が向きやすいということがあるのかもしれません。

一方、男性の場合は、職場や社会での役割が大きかったぶんだけ、家庭生活での役割は小さかったというケースが多いのではないでしょうか。しかし、病後しばらくの間、職場復帰がむずかしいとしたら、家庭生活の中でその役割を探してみませんか。その一番のおすすめが食事作りです。

なぜなら、食事作りは創造的な面が多く、男性が苦手な繰り返しが少なく、これほど飽きずに続けられる家事はありません。しかも、自分なりの創意工夫ができて、おいしくできれば家族からも感謝され、貢献度も家事のなかで随一です。

一人暮らしの男性の場合、食事作りは大変だからと人手にまかせがちです。でも、朝食だけ、あるいは週に何回かだけでも自分で作ってみましょう。再発予防のために栄養管理する力もつき、人手にまかせるより節約にもなります。料理という新しい趣味との出会いになるかもしれません。

うつの予防・改善にも効果的

そうして家族に喜ばれる〝仕事〟を得ることで、うつの予防や改善にも役立ちます。これは、いうまでもなく男女を問わずです。

毎日でなくても、週に何回か食事を作るために、献立を考えたり買い物リストを作るなど、計画を立てるだけでも、気持ちが前向きになり、張りが持てます。実際に買い物や調理で体を動かすことも、うつの予防・改善に効果的です。そのうえ、自分の作った食事を家族と囲めば、会話もはずみ、いろいろな感想を聞いた結果を次の機会に役立てようと前向きになれます。

マヒがあって思うように調理ができないと、その無能感がうつの一因になりがちですが、一歩踏み出してみると、片手でどうやって調理するか、工夫し試行錯誤することがうつの改善になり、克服した喜びは大きな効果を生みます。その実例を１００ページ以降で紹介していますので、ぜひ参考にしてください。

入院中から復帰に向けた調理訓練を行っています

現在、ほとんどの回復期リハビリテーション病院（病棟）では、在宅復帰に向けて、調理リハビリを実施しています。

前述したように、調理リハビリは、ＩＡＤＬ（手段的日常生活活動）のリハビリに欠かせません。

また、入院中、再発予防の要として食事療法の大切さを理解しても、退院後、どう実践したらよいか、不安を抱いている患者さんや家族が少なくないからです。

施設により訓練の方法はさまざまだと思います。ここではその一例を紹介します。

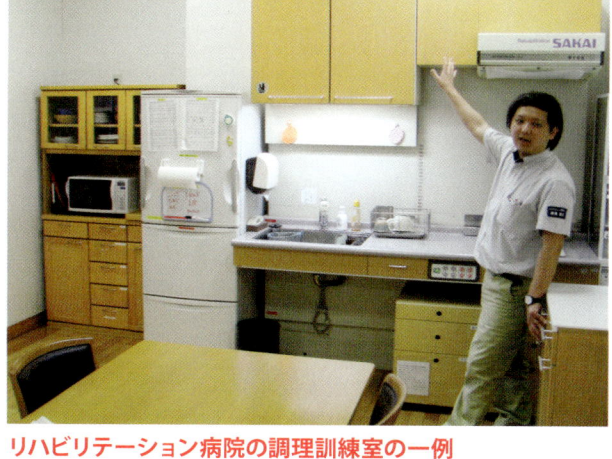

リハビリテーション病院の調理訓練室の一例

家庭のダイニングキッチンと同様に、調理器具や冷蔵庫、食器棚、吊り戸棚なども設置されている。調理台は高さが調節できる。

患者さんの環境に応じて チーム全員で指導

調理訓練は基本的には作業療法士が行いますが、患者さんの状況に応じて、ほかの専門職もかかわります。指導の目的は、単に調理作業ができるようになることではなく、退院後の食事管理ができるようになり、食事作りを通じて生活全体が活性化して、ＩＡＤＬを高めることだからです。

まず、長時間立っていられるか、買い物に出かけて荷物を持ち運ぶことができるかを見極めます。自助具や車椅子の選択や調整が必要であれば、理学療法士がかかわります。栄養指導は管理栄養士が行い、失語症や記憶力などに支障があれば言語聴覚士が同席します。

また最終的に、調理訓練でき上がった料理が患者さんにとって適量だったかどうか、医師に見せてアドバイスを受けます。

退院後の生活環境の調査も

できるかぎり家庭訪問を行い、退院後の生活環境を調査します。台所の広さや動きやすさ、調理器具の使い勝手、食堂への出入りのしやすさ、買い物のルート、階段の有無や交通機関の利用法、荷物を持って歩く距離など、実際に見てみなければわからない情報がたくさんあるからです。家族と同居している場合は、家族がどの程度介護できるのかを確認します。

また、家庭訪問には理学療法士、看護師、必要に応じて管理栄養士も同行して、調理環境だけでなく、家庭におけるＩＡＤＬの全体を含めて評価します。

そうした結果をチーム全体で検討して、

退院に向けてどんなリハビリを加え、どのような点を強化するか、家族の介護力が不足している場合は、福祉サービス、配食サービスの活用を検討するなど、ケアマネジャーもまじえて協議します。

集団での調理訓練も実施

通常の調理指導は個々の患者さんの状況に応じた個別指導ですが、集団指導を行うこともあります。

たとえば、情緒障害がある患者さんに、集団で調理訓練に参加してもらうことがあります。「調理訓練」というと拒絶感を持つ方もいるので、「みなさんとお茶を飲みませんか?」などと声をかけて、ホットプレートでホットケーキなどを焼き、お茶をいれるなど、簡単な調理を行います。数名の集団でそれぞれ役割分担をしながらすすめることで、達成感を得たり、他の方と交流する楽しさを感じるなど、集団ならではの効果が得られます。

利き手がマヒした患者さん数名を生徒に、やはり利き手がマヒした患者さんが講師になり、調理教室を開いた例もあります。利き手が使えない絶望感や役割の喪失感を抱き、片手でも調理をしたいと強く希望している患者さんたちにとって、同じ思いを共有し、克服してきた講師による調理指導

症例 食事作りへの意欲をとり戻したBさん

Bさんは専業主婦。左腕と手指のマヒがありましたが、入院後1か月をすぎ、日常生活を自力で行う機能はほぼ回復し、屋外での歩行も見守りがあればできるレベルに回復。高次脳機能もほぼ回復し、軽い注意障害が残る程度になりました。そこで退院後の自立に向けて調理訓練をすすめましたが、Bさんはまわりからの視線が気になるからと、調理訓練を拒否。とくに人中に身をさらす買い物に対して拒否感を強く持たれていました。

ところが、軽度の脂質異常症があるBさんに対して、管理栄養士が、栄養のバランスを学ぶ料理教室を催したいと提案したところ、比較的すんなりと承諾してくれたのです。明確な目標を掲げることで、心理的な抵抗がとり払われたのです。

訓練は以下の手順で行われました。退院時にはまだ買い物に出かけることに不安があったので、ヘルパーを導入しましたが、退院後1か月をすぎて、家事では完全に自立し、交通機関を利用した外出も増え、友人との交流も復活したそうです。

調理訓練のながれ

1 **献立の作成と材料の購入**　管理栄養士による栄養指導を兼ねてメニューを考え、買い物にも管理栄養士が同行して材料を選択。

2 **調理**　作業療法士が指導しながら、下調理、加熱調理、盛りつけ、後片づけまで実施。

3 **講評**　味、見た目の美しさ、栄養価を管理栄養士もまじえて講評。

4 **家庭訪問**　作業療法士、理学療法士が同行し、自宅の内外の環境を調査。本人の動作を確認し、退院後の課題を選定。

5 **退院後のケア体制について協議**　Bさんの場合は屋外での歩行に不安があったので、屋外歩行訓練を行う訪問リハビリと、洗濯や買い物などの家事援助を目的とするヘルパーを導入。

は、まさに実践的な情報が満載であり、自分もできるという自信と意欲を引き出してくれるようです。

片マヒの患者さんによる調理教室は日本各地の回復期リハビリ病院や介護施設などを拠点に、徐々にではありますが、実施されるようになってきています。そのパイオニアともいえる料理教室のルポを次ページ以降に掲載し、片手で調理するための道具選びやテクニックを豊富に紹介しています。ぜひ参考にしてください。

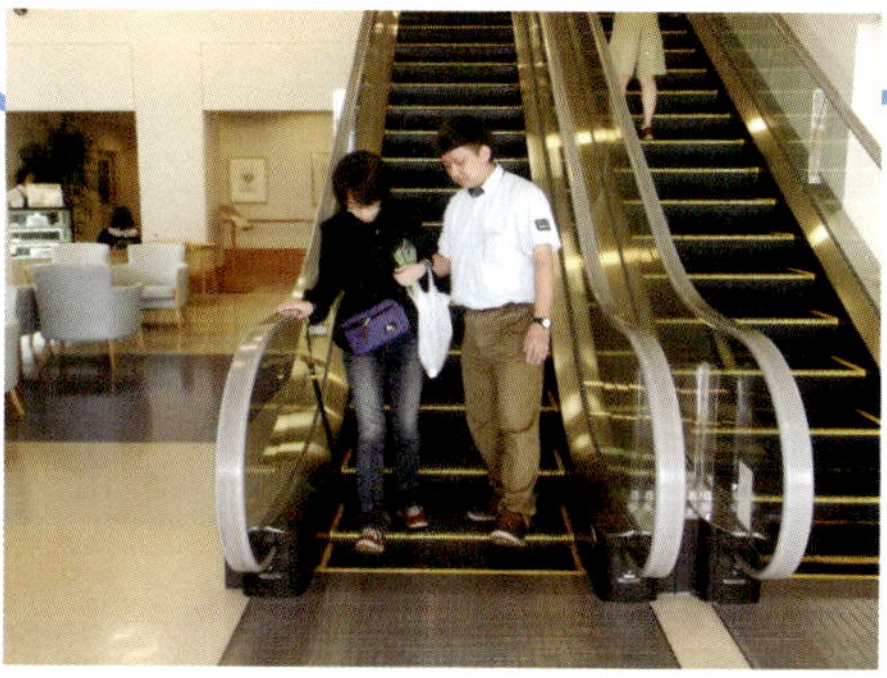

❶実際の買い物ルートに同行し、エスカレーターや階段、エレベーターの利用、扉の通過などの動作や注意力を確認する。歩行器、車椅子などを利用するならいっそう綿密にバリアフリーのルートを確認し、補助要員の有無なども確認する。

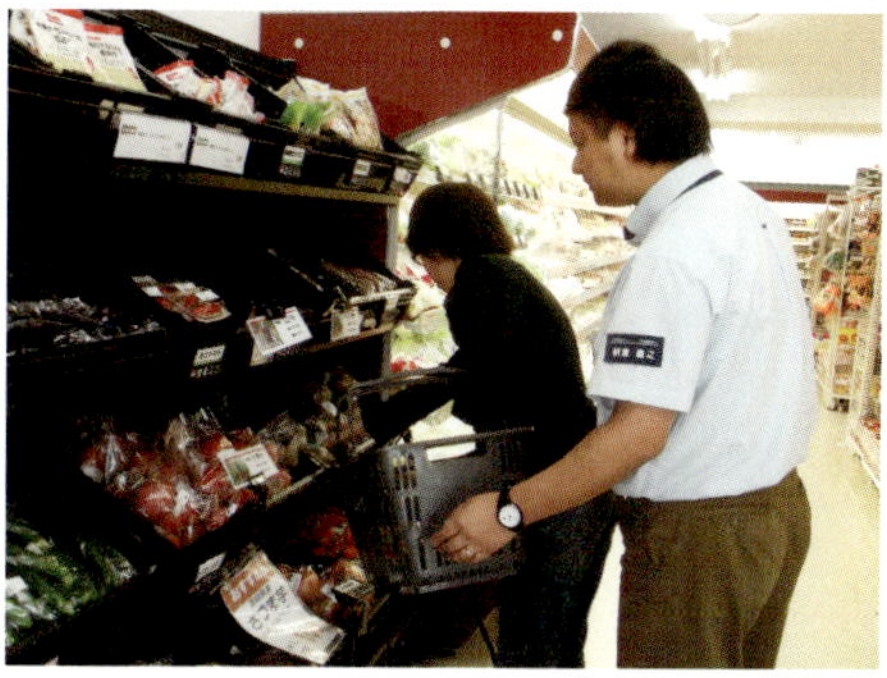

❷店内での買い物。高次脳機能障害（記憶障害・注意障害）により何を買えばよいのか、思い出せなかったり、探せなかったりする場合もあるため、買い物リストを準備することもある。レジでの支払い（金銭管理）が的確にできるかどうか確認する。

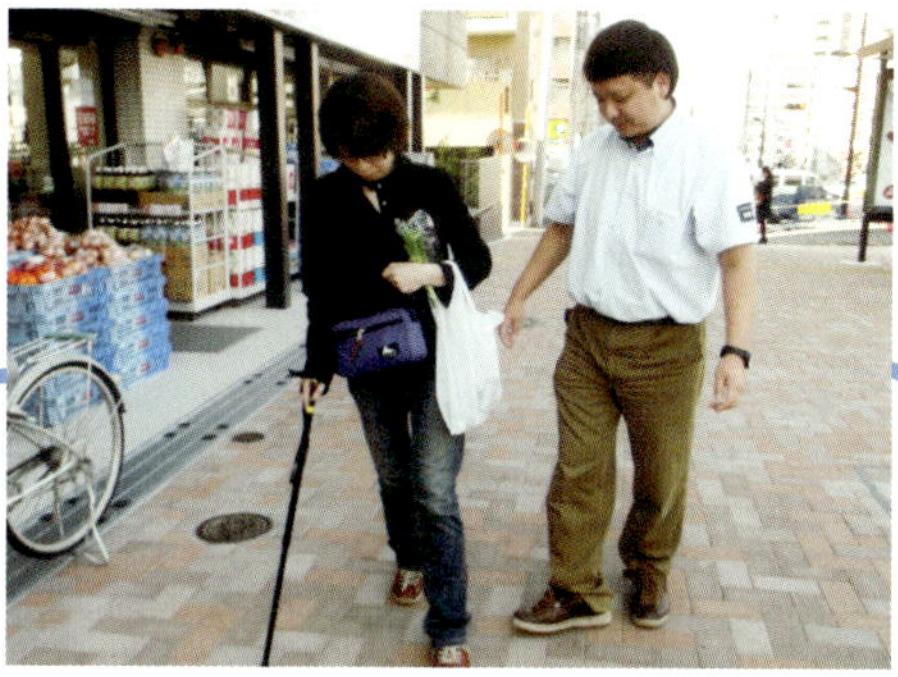

❸買い物をした荷物を持って自宅まで帰るルートに同行し、歩行可能な距離や時間、安全性を考察する。安全な歩き方、道順などをアドバイスする。交通機関を使う場合も同行して可能かどうかを確認。必要に応じてスーパーの即日配達の利用などをアドバイスする。

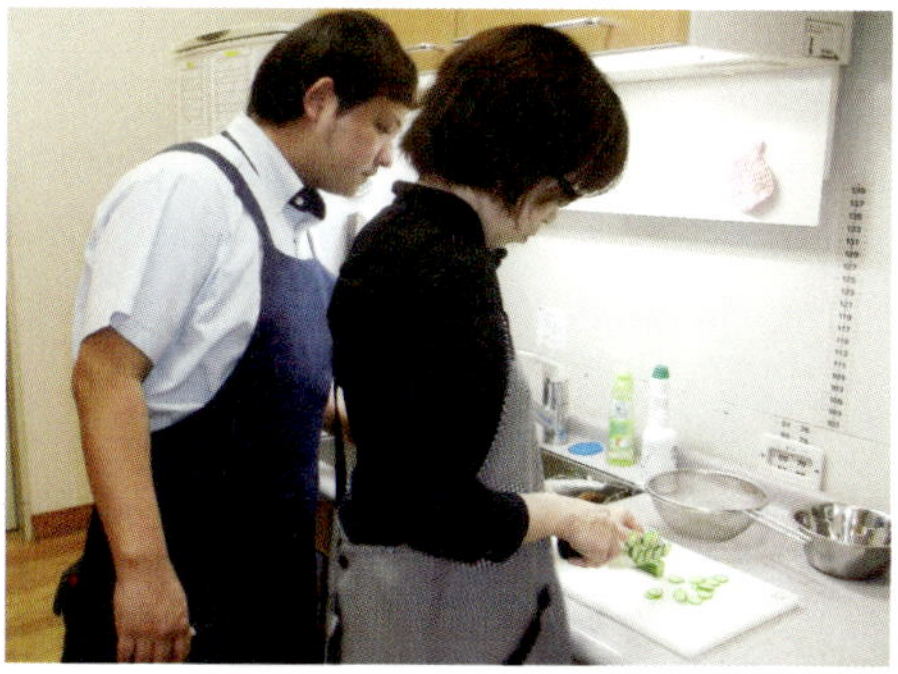

❹調理訓練では、１品料理、あるいは１食分の献立を作り、盛りつけ、後片づけまで行う。包丁など調理器具の操作、刃物の管理、ゴミの分別処理なども確認し、アドバイスする。

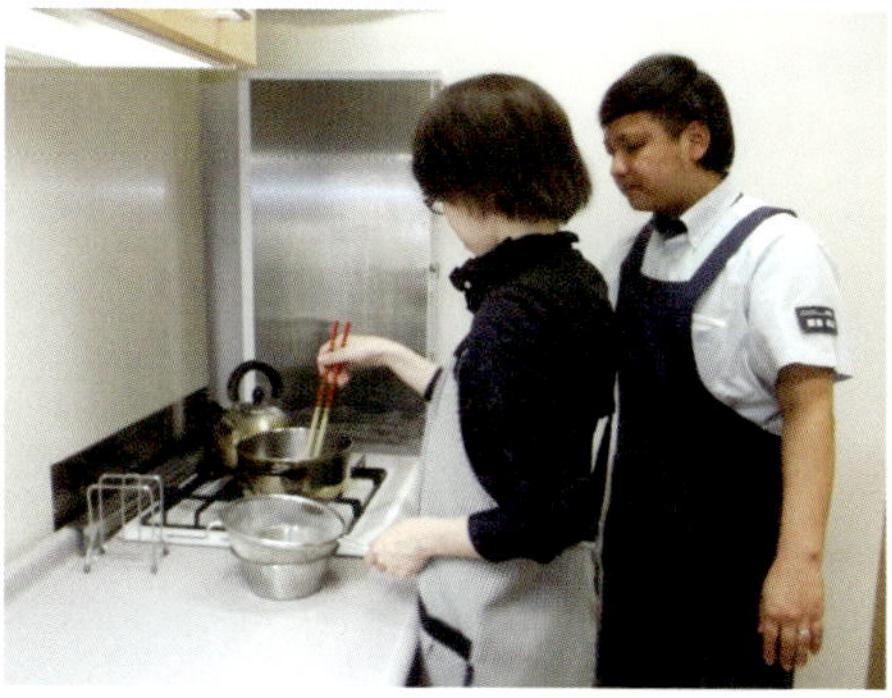

❺加熱調理では、調理方法や食材の量に応じたなべ類を選び、運搬できるかを確認。加熱操作、火加減への注意力など、安全管理はとくに綿密に考察し、アドバイスする。マヒ側の手の感覚が低下していることもあるので、やけどに対する注意は欠かせない。

撮影／初台リハビリテーション病院

食事作りで元気を回復した先輩たち

障害者のための料理教室を主宰する片マヒの栄養士さん

退院後の元気の源は「サロン・アップル」での調理指導

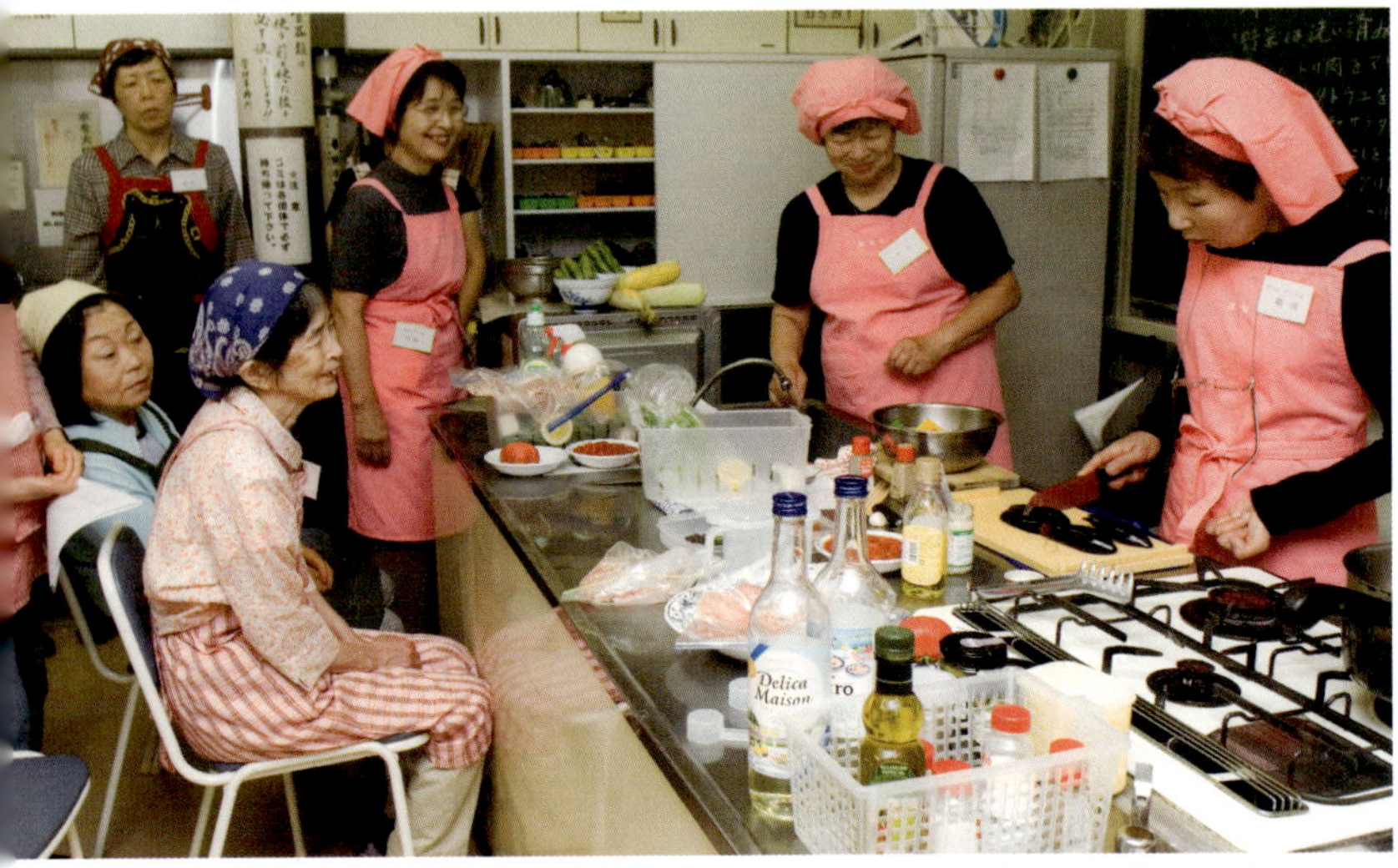

サロン・アップルの講習会ではまず、藤田さん（写真右端）が料理のデモンストレーションを行い、その後、全員で作る。フリーの栄養士会「ぱせり」の仲間が参加者４～５人に１人の割合でサポートするので、障害者も安心して調理できる。

藤田あけみさんが脳内出血で左片マヒを発症したのは53歳。
回復期リハビリテーションを終えて自宅復帰したものの、重いうつを患いました。
でも2年後、うつを克服して現場復帰。
回復の手がかりになったのが料理でした。
「できる！」という喜びが生きる気力になる。
その経験を同じ障害者に伝えたいと開いた料理教室がサロン・アップルです。
月に1回開催する教室はすでに通算66回。
みんなでとり組んだ料理は170品。
その中から初心者向きのメニューとともに会員の元気な声をお届けします。

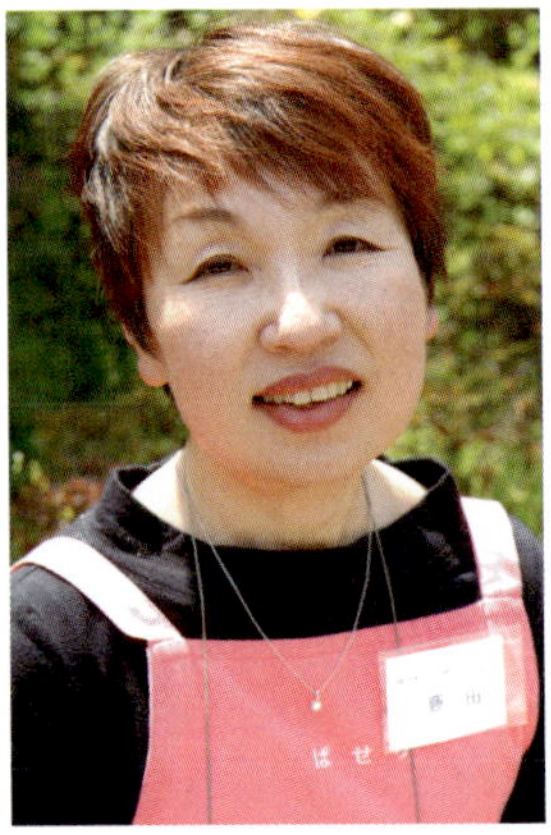

藤田あけみさん。片マヒを経てなお現役栄養士です。

視点と支点を変えると、「できた！」が増える

左片マヒを抱えて自宅復帰した藤田さんがうつになったのは、「自力でなにもできない絶望感ですね。無気力、無感動、魂の抜けがら状態でした。1年休職して介護してくれた夫に申しわけなくて、自分さえいなければと苦しみました」。

その矢先に初孫が誕生。これをきっかけに元気が出ると期待したものの、「笑顔を見ても何も感じない、ほほえみかけることも両手で抱くこともできない自分にいっそう落ち込みました」。でも、日々成長する孫の姿についに心が動いたのです。

「それまでいたわられる一方だった自分が、今度はいたわる側になり、孫のために何かしたい！　と思ったら気力がわいてきたんです」

退院後、包丁がうまく使えないことに失望して大好きな調理を敬遠していた藤田さ

撮影／生井弘美

んでしたが、授乳中の娘に栄養をとらせたいと、再び包丁を握ったのです。プロに習って包丁を研《と》ぎ、台所を改造し、便利な調理器具を探してくれた夫のあと押しも大きな力になりました。どの料理も難問の山ですが、「視点を変えて考え、作業する支点を変えてみると、不可能が可能になる！」。

その達成感を重ねていくうちに、いつしかうつから脱出していたのです。

サロン・アップルで元気をもらっている 会員のみなさん

会員はもっか30人。大半が脳卒中によるマヒを抱え、女性の多くは現役主婦。片手調理を学びながら、同じ障害を持つ人同士の会話が楽しめる場としても機能しています。

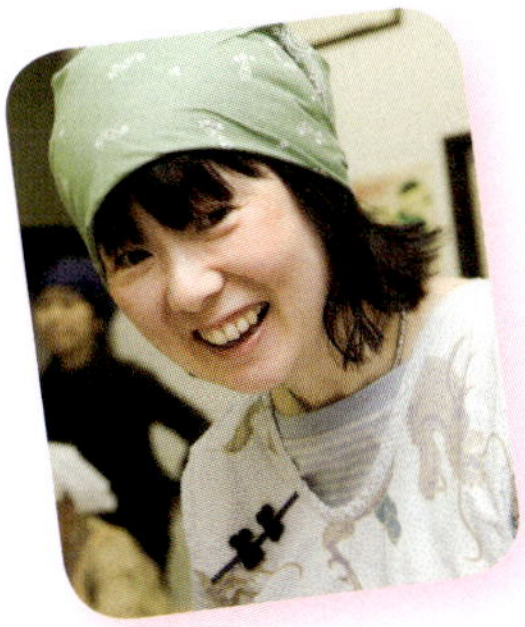

松田真奈美さんは42歳で発症。右マヒだが、海外旅行や美術鑑賞、おしゃれもグルメも、アクティブに楽しんでいる。

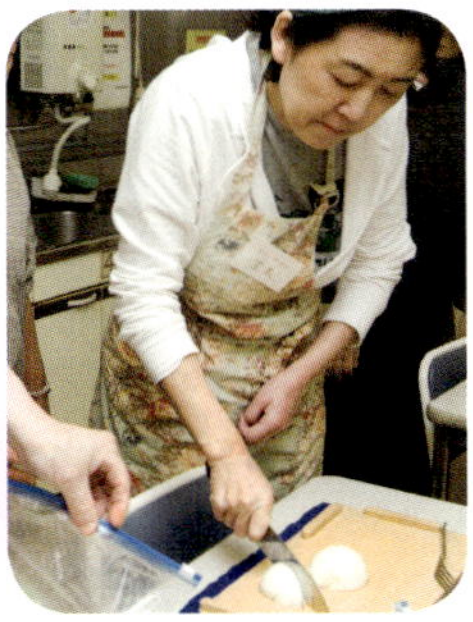

吉本朱美さんは3人のお子さんを抱え、ヘルパーなしで奮闘中。「ぬれぶきんを滑りどめにすると、なんでもできる」。

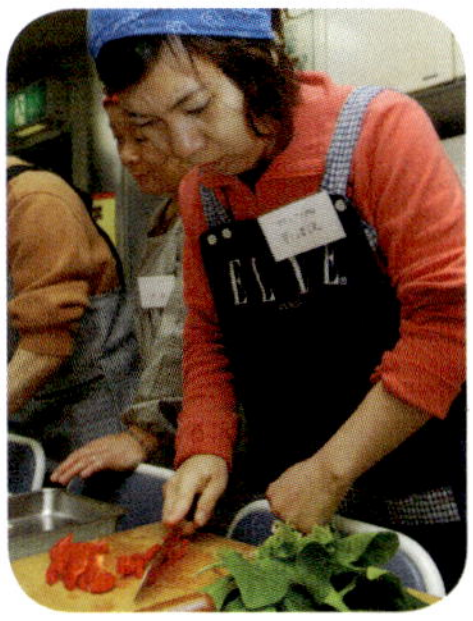

影沼沢裕恵さんは小学生2人のお母さん。むずかしいみじん切りはヘルパーにまとめて頼み、冷凍しておく。

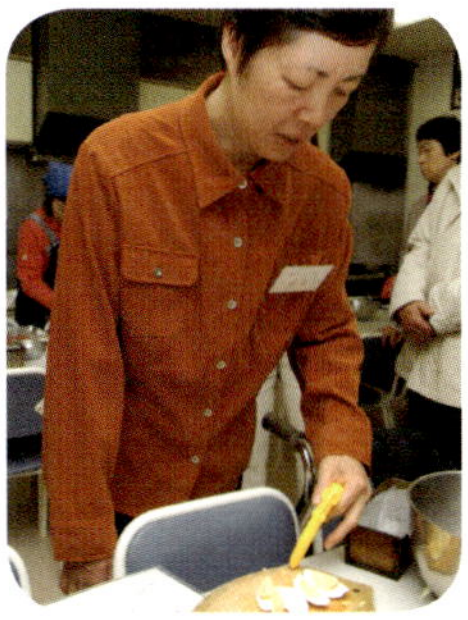

藤原正美さん。右マヒになってからまだ1年で、調理リハビリはスタートしたばかり。家では料理好きの夫が食事作りとか。

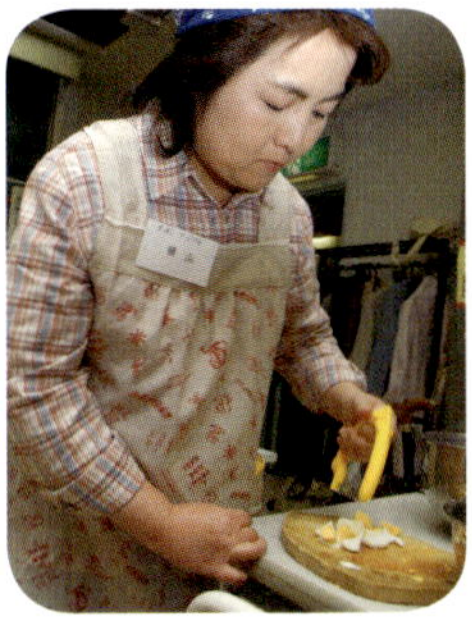

横山リカさん。右マヒ。食べ盛りの男の子2人に欠かせない揚げ物は自力でがんばるが、苦手な切る作業はヘルパー頼み。

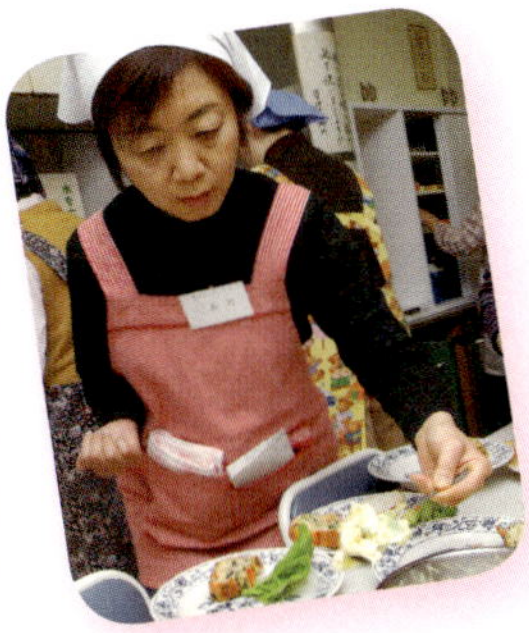

長澤裕子さんは元管理栄養士。右マヒ。夫が早期退職をして介護をしてくれるが、料理はなんとか自分でとリハビリ中。

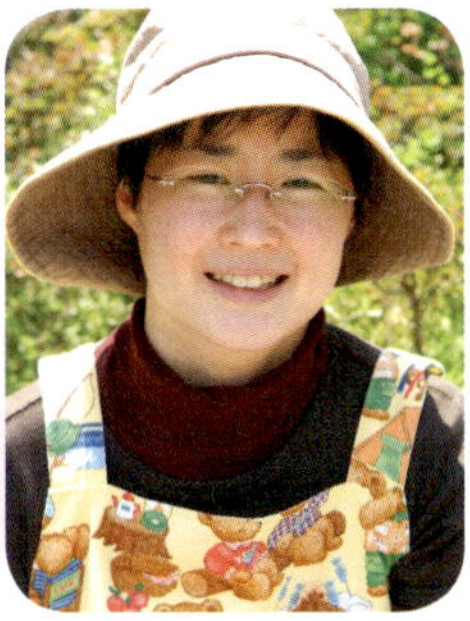

前川典子さん。36歳で発症し、右マヒと言語機能障害。会話はまだ無理だが、料理は大好きで左手でがんばっている。

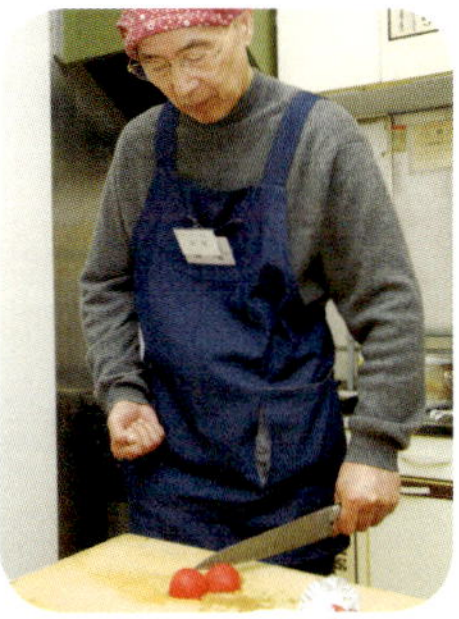

谷尾紀彦さん。右マヒと失語症。下段の神田さんらとともに男性の料理教室「明日香の会」にも参加。交流を楽しんでいる。

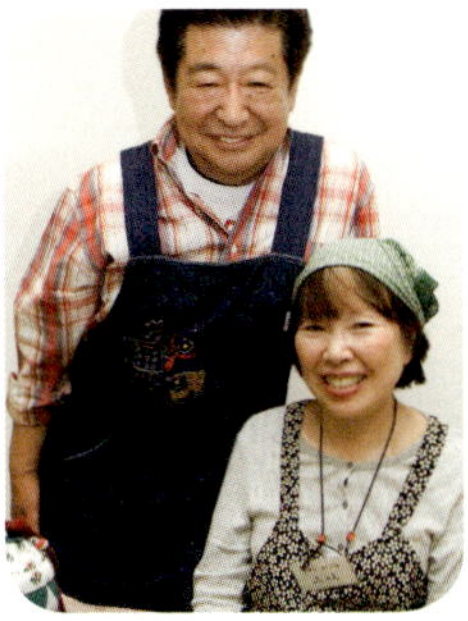

土岐要子さんは右の利き手がマヒ。左手でパッチワークや刺繍、絵も描く。料理はもともと得意な夫が一手に引き受けている。

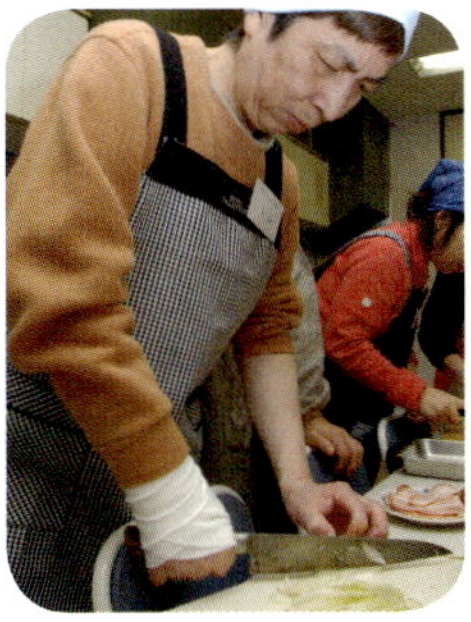

中山和夫さんは元調理師。マヒのある右手を骨折して包帯で巻いて参加。右手で包丁を握り、左手で食材を動かす技はさすが。

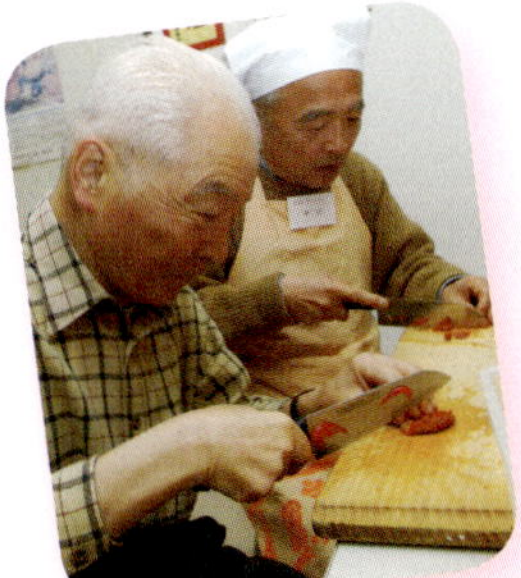

明日香の会会員の神田裕さん（右）と小泉喜弘さん。ともに病歴14年。右マヒでも包丁使いは自在。会話も増えてきた。

藤田さんが愛用する調理器具

片手で調理するために欠かせないのが、調理器具の助けです。

ここでは藤田さん愛用の道具を紹介しています。状況に応じて選び使いこなす参考にしてください。

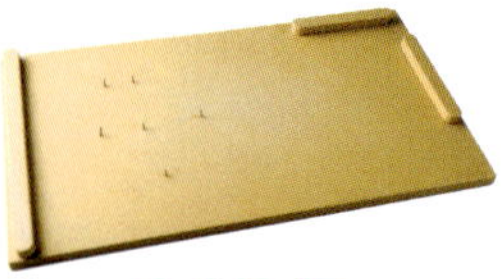

釘つきまな板

まな板は、両端に食材の滑りどめになる縁がついた合成樹脂製品だが、市販されていない。木製の釘つきまな板が、福祉・介護用品として販売されている。

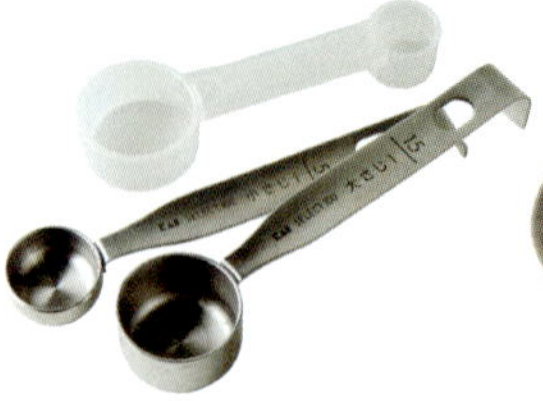

計量スプーン

奥は自動パン焼き機の付属品。柄の左右に大小の平底のスプーンがあり、水平に置ける。手前は柄の先が支えになってスプーンが水平に置ける。

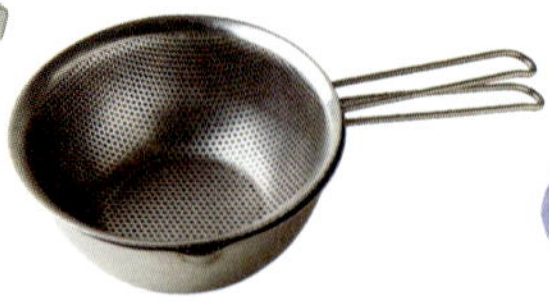

ストレーナー（柄つきざる）

ざるは柄つきが、片手でも扱いやすくおすすめ。脚つきなら転がる心配もない。同じ型のボウルとセットでそろえておくと便利。ボウルに注ぎ口がついているとさらに便利。

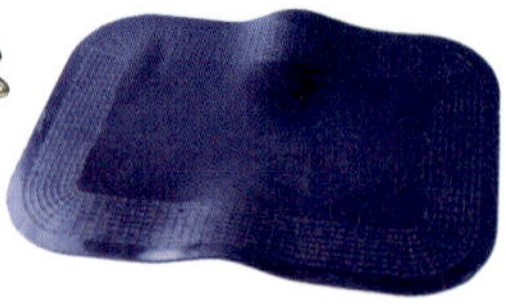

滑りどめマット

まな板、ボウルやおろし器などの調理器具の下に敷くと、片手で力を入れても安心。写真は厚手の特殊プラスチック素材で傷がつきにくい。食器用、シンク用などいろいろな製品がある。

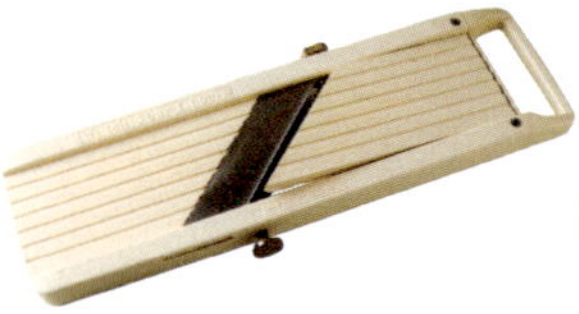

スライサー

写真の藤田さん愛用の製品は刃を交換して使うタイプ。刃の種類ごとに分かれている製品でもよい。受け皿や食材を押さえる器具がついていると便利。

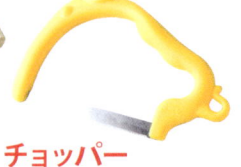

チョッパー

細かい刻みのついた薄い刃は、大きなとっ手を片手で握って軽く押すだけですっと切れる。薬味野菜やトマト、ゆで卵などのみじん切りもラクラク。デザインはさまざまなので自分に合うとっ手を選ぶとよい。

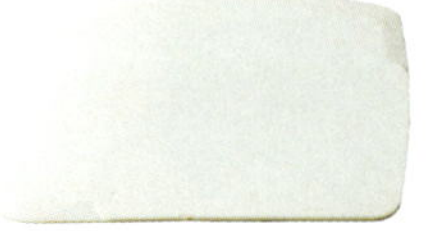

スケッパー

製菓用製品だが、まな板の上で切った食材を集めて、ボウルやなべに移すときに重宝する。縁が薄くなっているので、細かい食材もきれいにすくいとれる。ターナーでも代用できるものも。

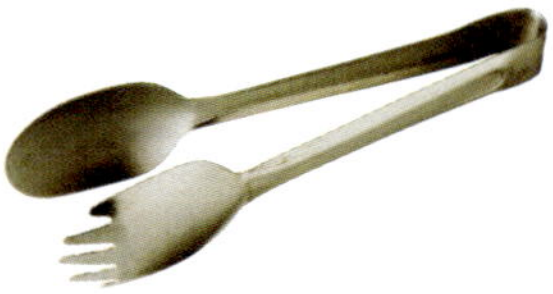

トング

食材をゆで湯からとり出すほか、いため物や盛りつけに菜箸がわりに重宝する。写真のように先端が大きめのフォーク形とスプーン形のコンビだと使いやすい。シリコンゴム製もおすすめ。

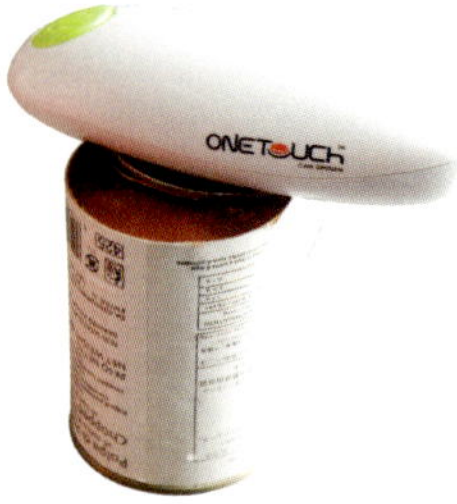

電動缶オープナー

缶の蓋にのせてスイッチを入れると自動的に回って切れて、最後は蓋がずれて開く。写真の製品と同じシリーズで密閉びん用のオープナーも開発されている。電池式。

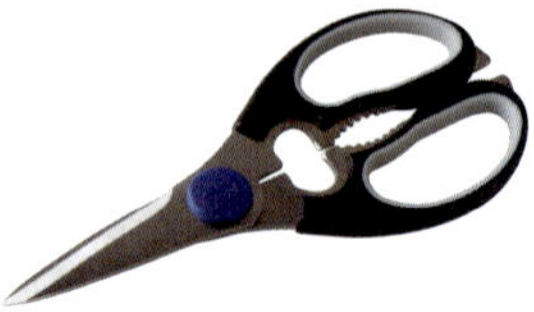

調理ばさみ

肉や葉菜などは、包丁よりハサミのほうが楽に切れることが多い。写真は刃を入れ替えることで、右手でも左手でも使えるタイプ。とっ手が持ちやすいものを選ぶとよい。

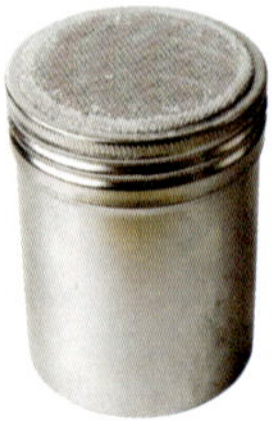

穴あきふたつき容器

粉ふるいに使っている、市販の粉糖が入っていた蓋に小さな穴があいている容器。穴は茶こしより目が大きいが、片手で振れて便利。スパイスの容器などに類似品がある。

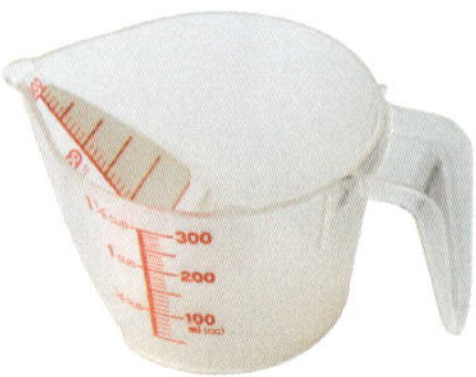

傾斜つき計量カップ

注ぎ口に向かう傾斜面にも目盛があるので、上から見て計量できる。注ぎ口もとっ手も大きいので、少し傾けるだけで注ぐことができる。耐熱製アクリル樹脂製なら熱い湯もOK。

サロン・アップルの人気メニュー公開

サロン・アップルの講習会で好評だったメニューから、片手調理の初心者でも作りやすいものを選びました。

片手で作る方法を詳しく紹介しています。これを参考に自分なりの工夫を加えて進化させてください。

肉じゃが

むずかしいじゃが芋の皮むきは、
火を通してからやればラクラク。
釘つきまな板は筋とりにも大活躍。

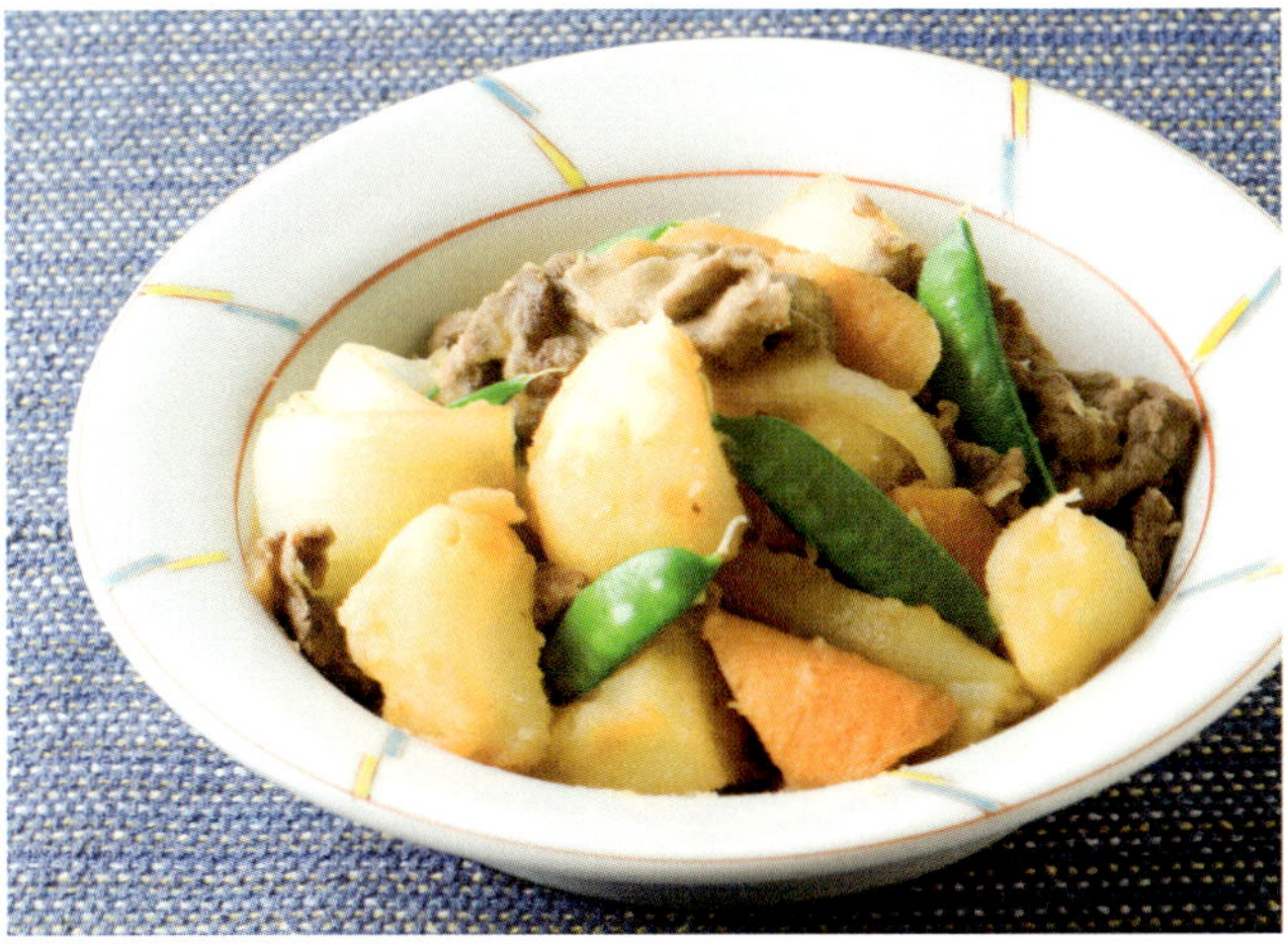

材料●2人分

じゃが芋 ………… 2個（200g）
牛肉（切り落とし）…………… 80g
玉ねぎ …………… ½個（100g）
にんじん …………… ⅙本（30g）
さやえんどう ……… 6枚（12g）
植物油 ……………… 大さじ½
だし（こんぶと煮干しの水だし。
　107ページ参照）…… ¾カップ
a［砂糖・みりん …… 各大さじ½
　 酒・しょうゆ …… 各大さじ1

●1人分　263kcal　塩分 1.5g

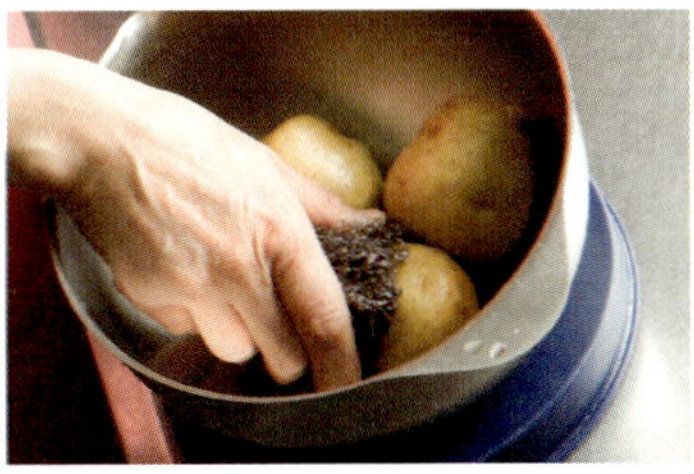

1 じゃが芋はボウルに入れ、水を少し入れて金だわしでころがしながらこすり洗う。ボウルの下に滑りどめマットを敷いておくと動かずにやりやすい。

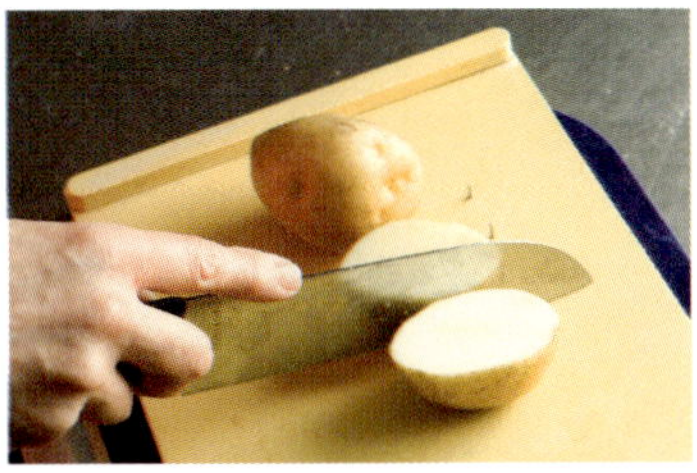

2 洗ったじゃが芋は皮つきのまま、水けをきって釘つきまな板に刺して固定し、4つに切る。

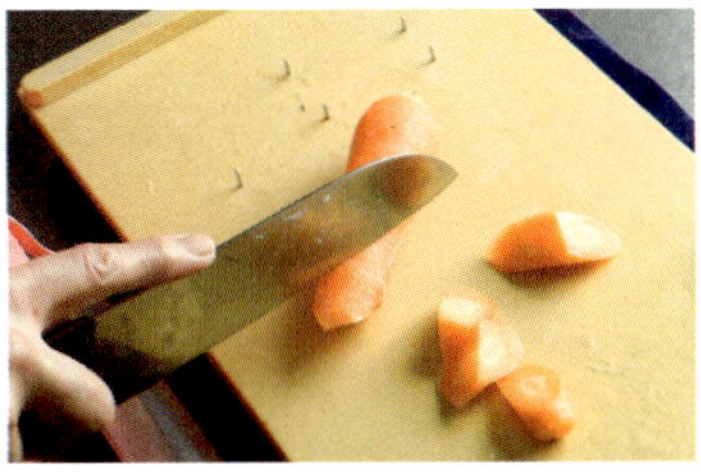

3 にんじんも皮つきのまま、まな板の釘に刺して固定し、乱切りにする。

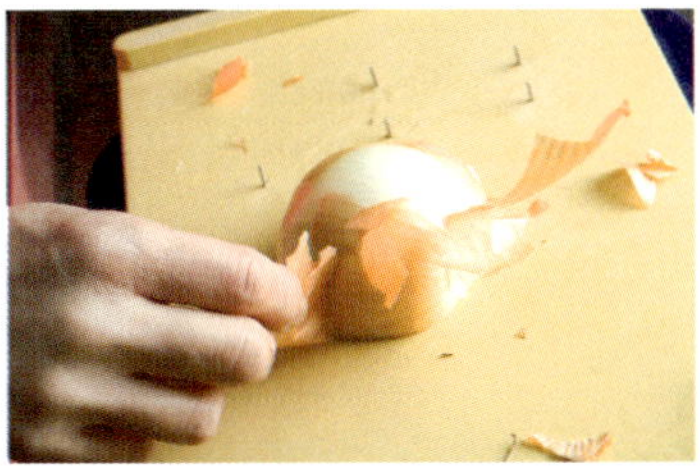

4 玉ねぎも釘に刺して縦半分に切り、切り口を下にして釘に刺し直して固定し、刺したまま皮をむく。

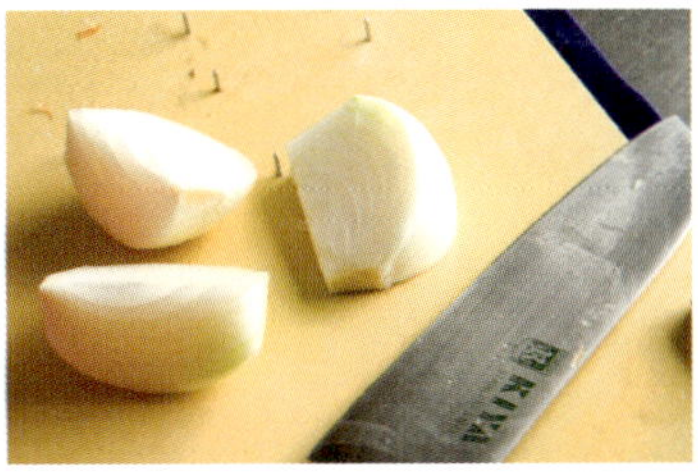

5 玉ねぎをくし形に切る。根元はとらずにおく。バラバラにならないので扱いやすい。

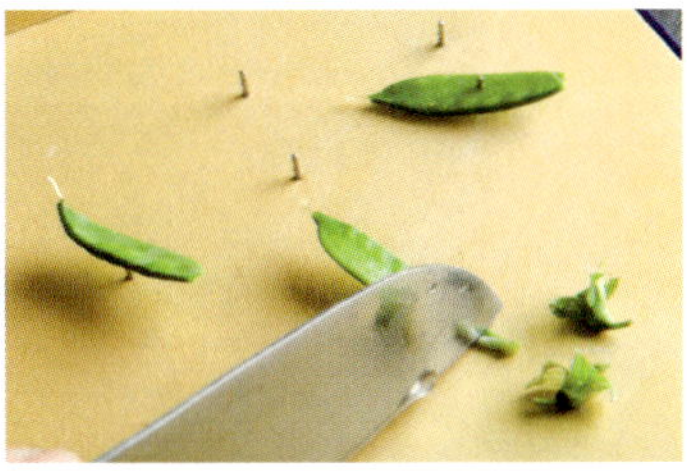

6 さやえんどうは1枚ずつ釘に刺してへたに切り目を入れ、筋は片手で引っぱってとる。

7 肉は調理ばさみで切り、なべに油を引いていため、色が変わったらとり出す。じゃが芋、玉ねぎ、にんじんを入れていため合わせ、だしを注ぎ、蓋をして煮る。

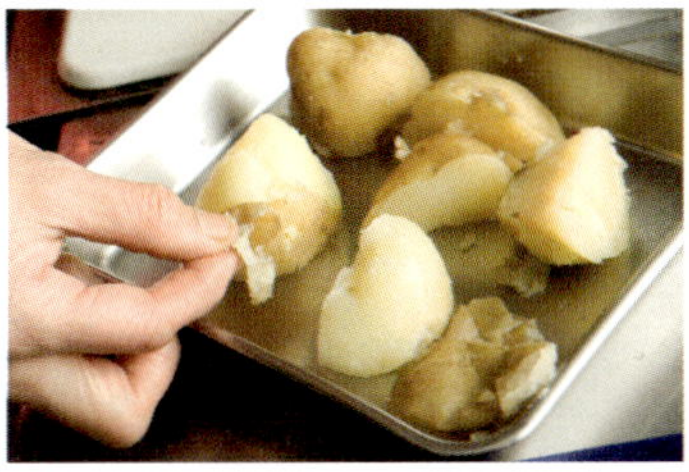

8 じゃが芋に火が通ったらとり出して、熱いうちに皮を手でむく。肉とともになべに戻してaを加え、味がなじむまで煮、最後にさやえんどうを加えてひと煮する。

豚肉のしょうが焼き

肉は下味をつけずに粉だけつけて焼けば、焦げにくくかたくなりにくい。

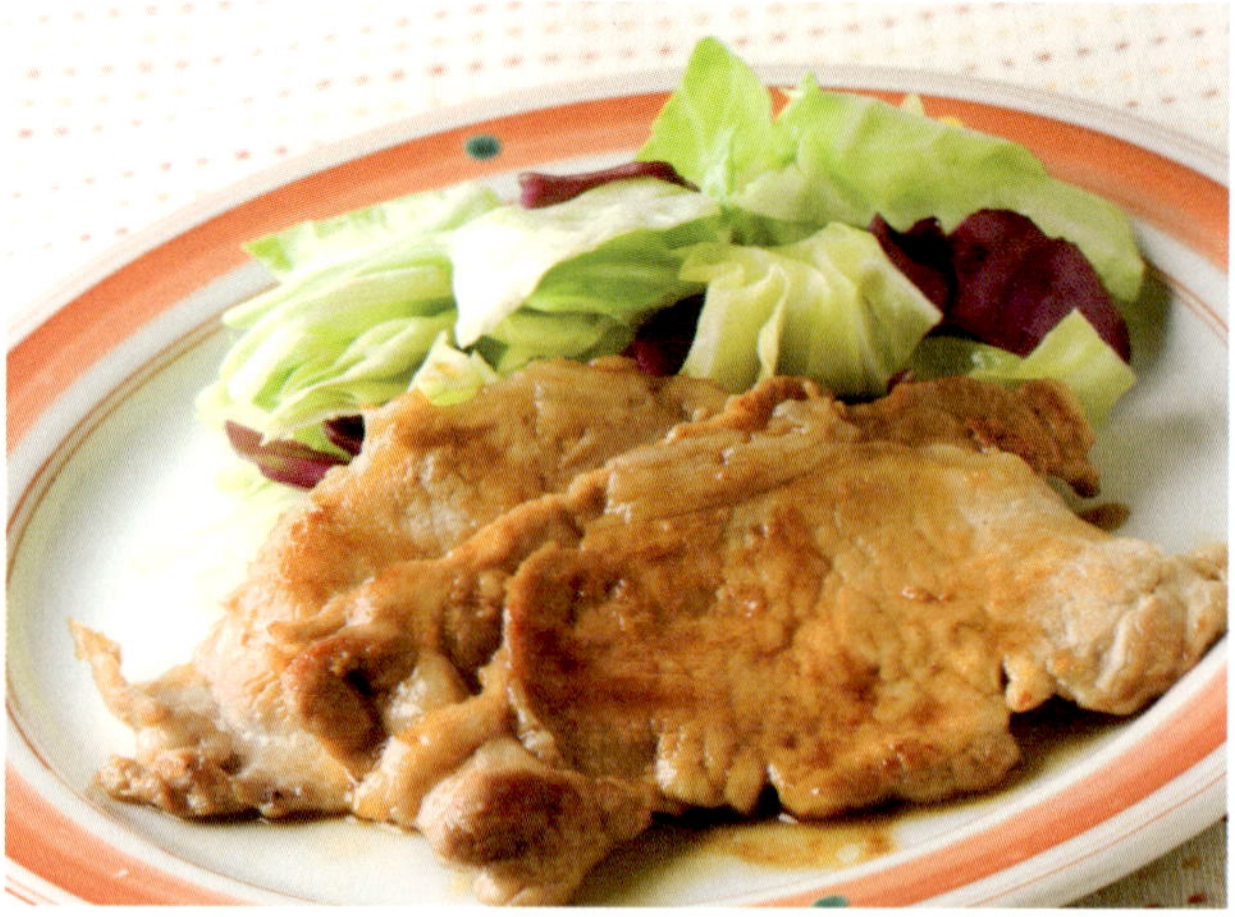

材料● 2人分

豚ロース肉（しょうが焼き用）		6枚（180g）
小麦粉		小さじ½
植物油		小さじ1
a	しょうゆ・酒	各大さじ1
	みりん	大さじ½
しょうが（皮つき）		1かけ
キャベツ		50g
紫キャベツ（あれば）		20g
塩		ミニ½
ごま油		小さじ½

●1人分　291kcal　塩分 1.7g

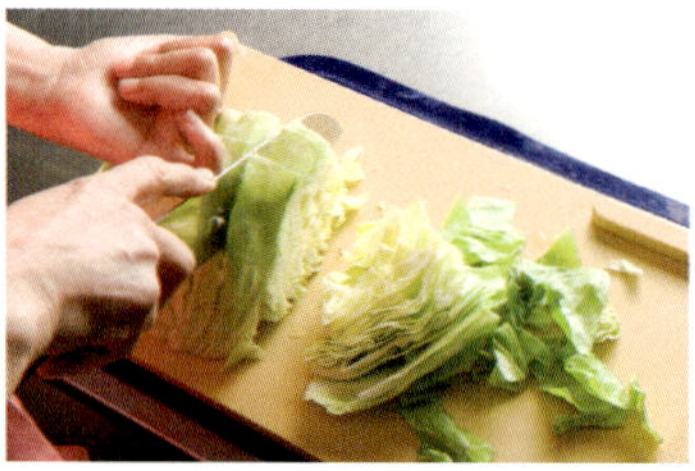

1 キャベツはくし形に切り、釘つきまな板の**釘に刺して固定**し、ざく切りにする。

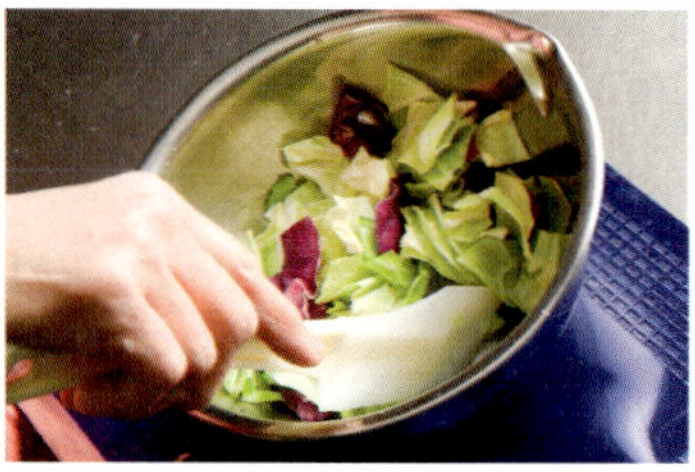

2 紫キャベツもざく切りにし、1とともにボウルに合わせて塩とごま油であえる。

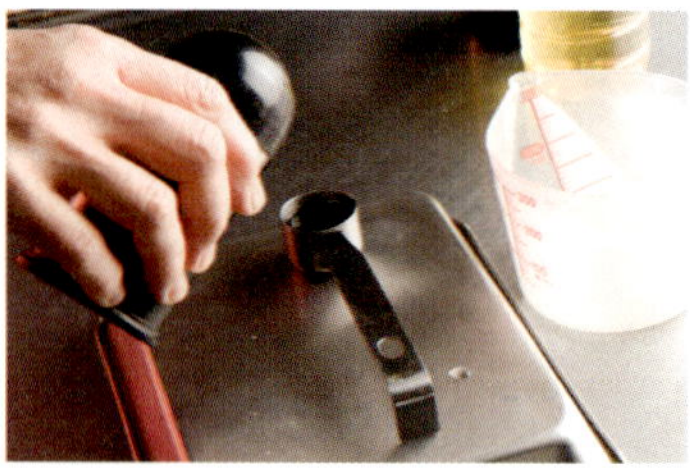

3 aの調味料を計る。水平に置ける固定型計量スプーンを使い、**裏返したバットなどに置いて高さを出す**と注ぎやすい。計ったら、傾斜つき計量カップに合わせておく。

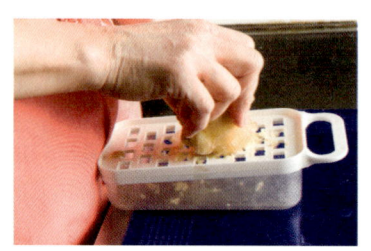

4 しょうがは皮ごとすりおろす。受け皿つきのおろし器を滑り止めマットに置き、**自分のおなかに押し当てて手前におろす**と動きにくい。これも3の計量カップに加える。

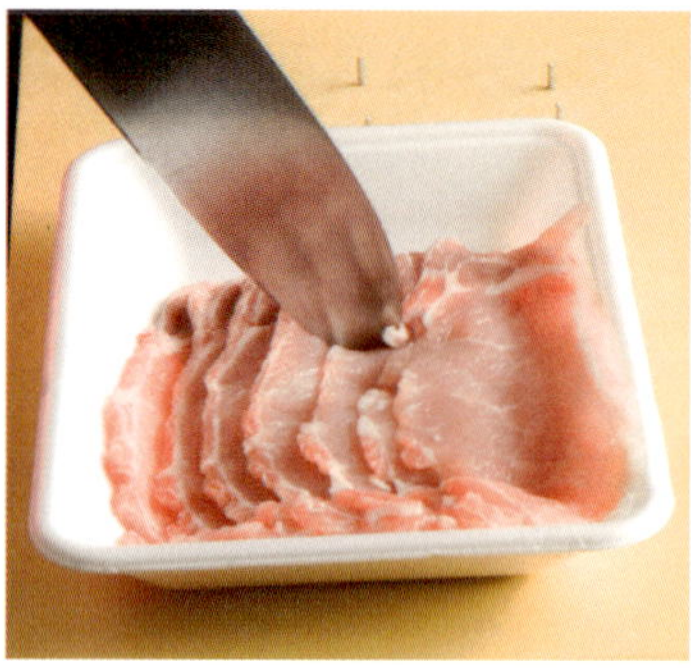

5 豚肉はパックの中に入れたまま、**並んだ形をくずさない**ようにして包丁の切っ先で突き刺すように筋切りをする。

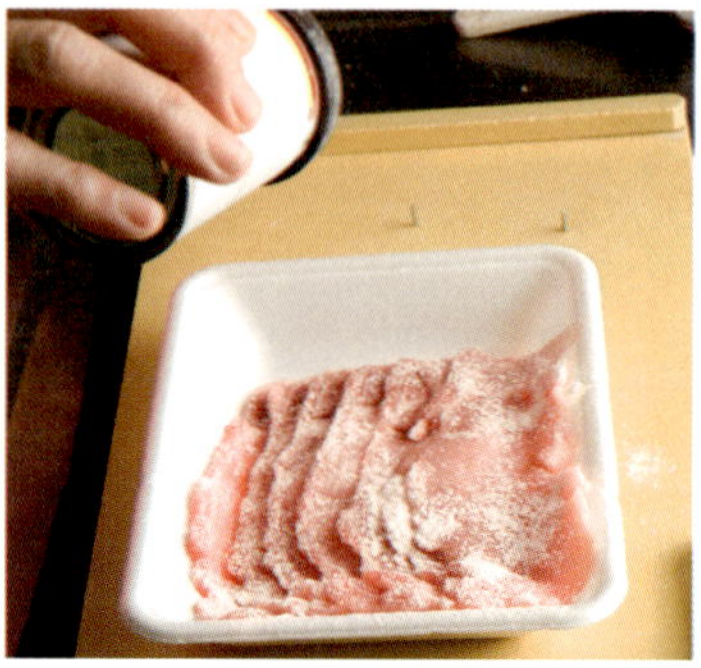

6 穴あきふたつき缶などで小麦粉を薄くふる。**重なったまま裏返し**、裏にも小麦粉をふる。重なった部分にはふらない。

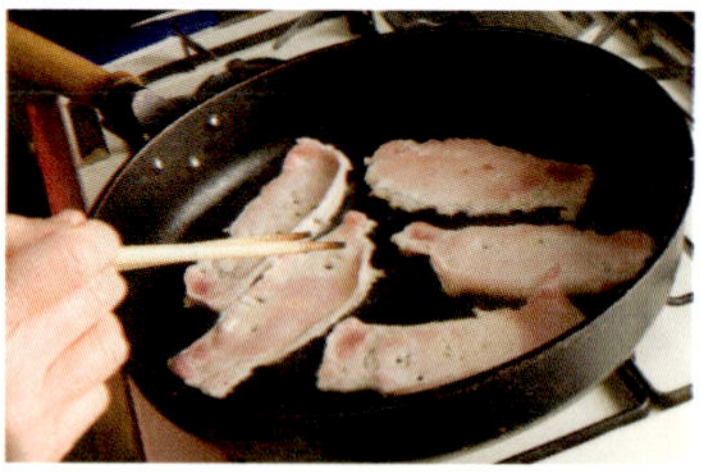

7 フライパンに油を熱し、肉を1枚ずつ広げて焼く。粉がついているのではがれやすい。

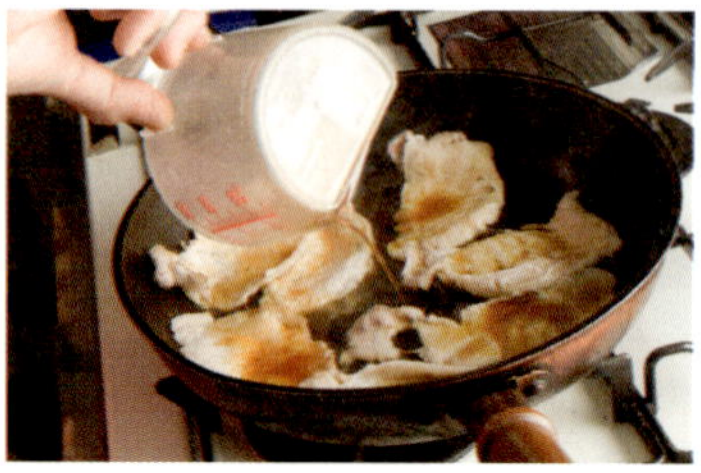

8 豚肉の色が変わって火が通ったら、3のたれを加えて強火でからめる。2のキャベツのサラダといっしょに盛り合わせる。

肉団子のもち米蒸し

卵ケースで整形した肉団子にもち米をまぶすだけ。ハンバーグやシュウマイより簡単でヘルシー。

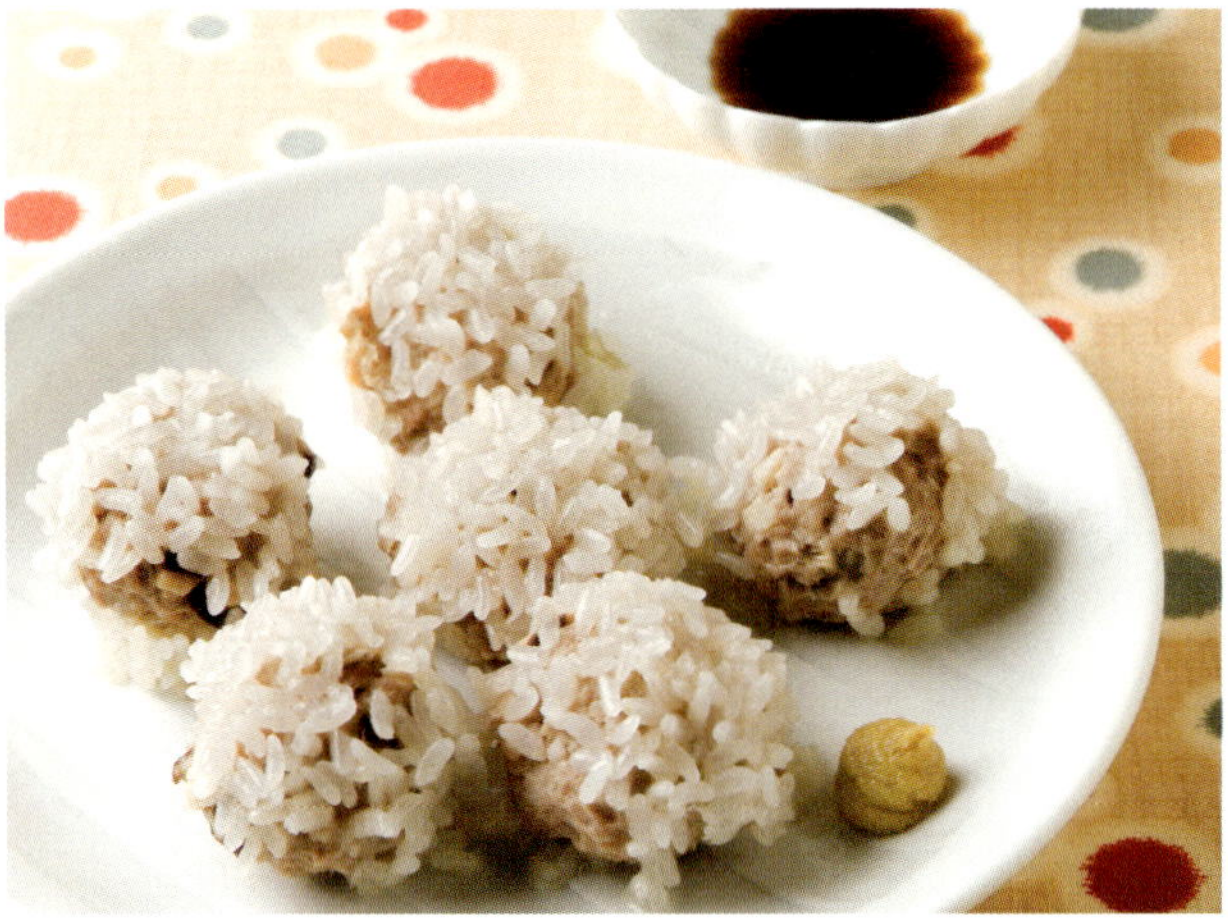

材料●2人分（6個）

もち米（洗って数時間浸水させる）……½カップ
豚ひき肉……150g
玉ねぎ……⅛個（25g）
しょうが……½かけ
ゆで竹の子……15g
干ししいたけ（もどす）……1個
a
- 酒……大さじ1
- しょうゆ……小さじ1
- ごま油・塩……各少量
- かたくり粉……少量

しょうゆ……適量
練りがらし……適量

●1人分　354kcal　塩分1.6g

調理メモ

卵ケースは6個用を用意する。片手で持てるのは6個が限度なので、たくさん作る場合は2度に分けて作る。

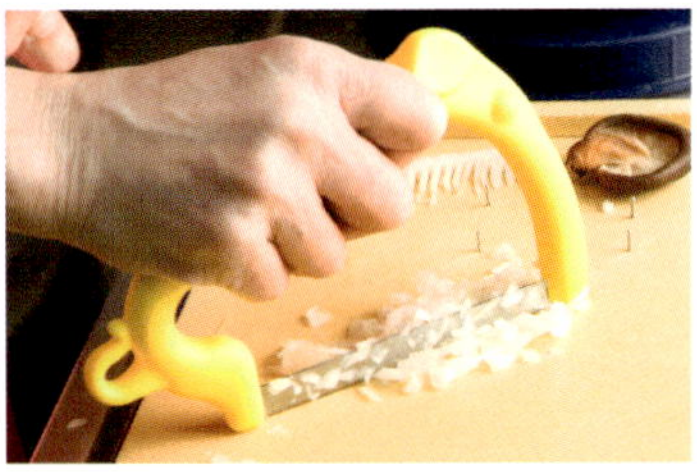

1 玉ねぎ、しょうが、ゆで竹の子をチョッパーでみじん切りにする。

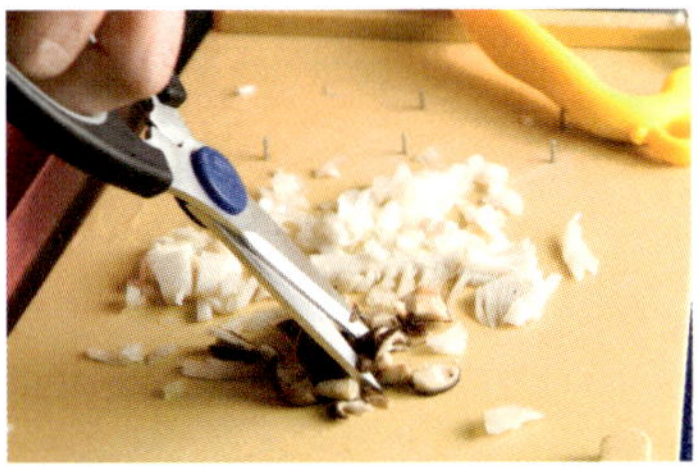

2 調理ばさみでしいたけの軸を落とし、かさをはさみの先でざっと刻む。

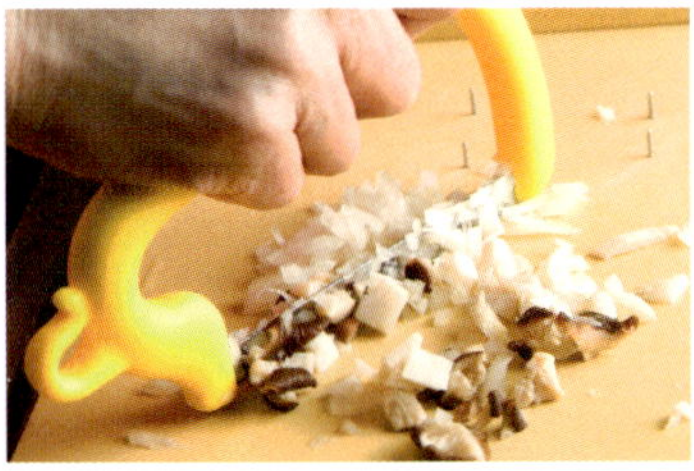

3 玉ねぎ、しょうが、竹の子、しいたけを混ぜながらチョッパーでさらに細かく刻む。

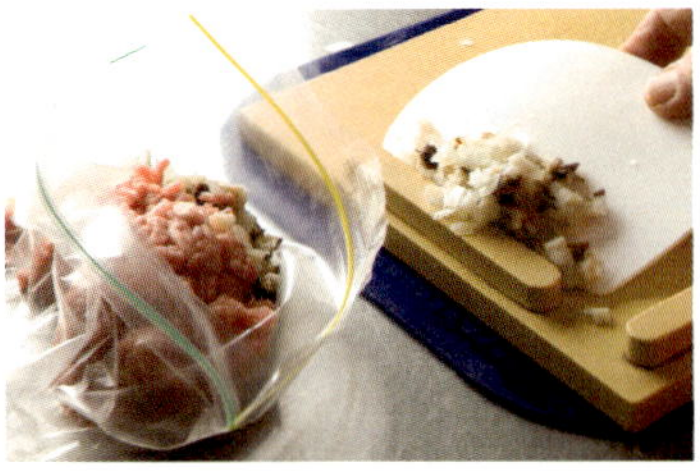

4 厚手のポリ袋にひき肉とaを合わせて入れ、袋ごと手でもんで混ぜる。ここに刻んだ野菜をスケッパーで移し入れる。

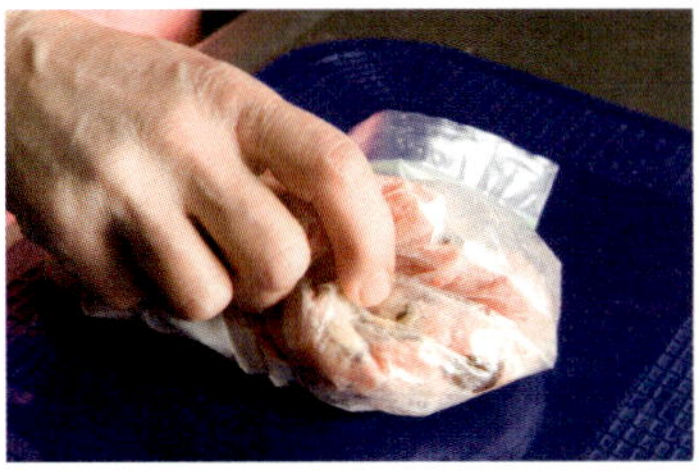

5 袋ごともんでよく混ぜる。ざっと混ざったら袋をはさみで切り開き、手で粘りが出るまで練る。

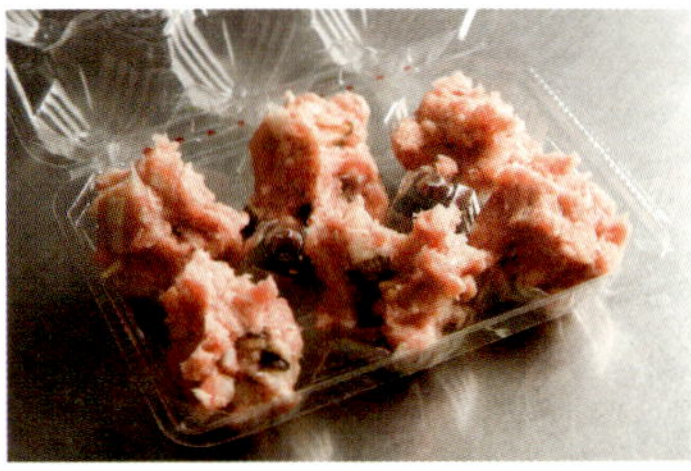

6 5を6等分にして卵ケースのくぼみに入れる。

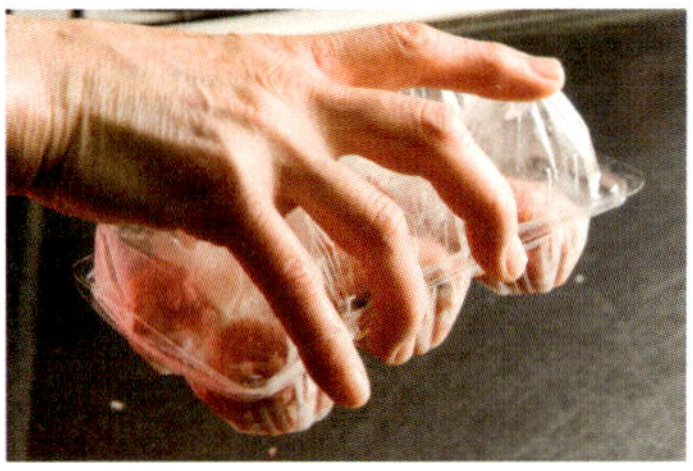

7 卵ケースを輪ゴムで閉じ、上下に投げるようにして何回も振る。

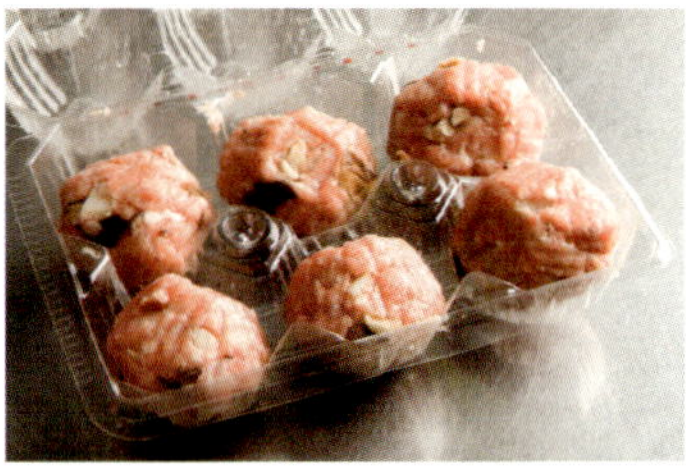

8 肉団子のでき上がり。振動で種がまとまって丸くまとまる。

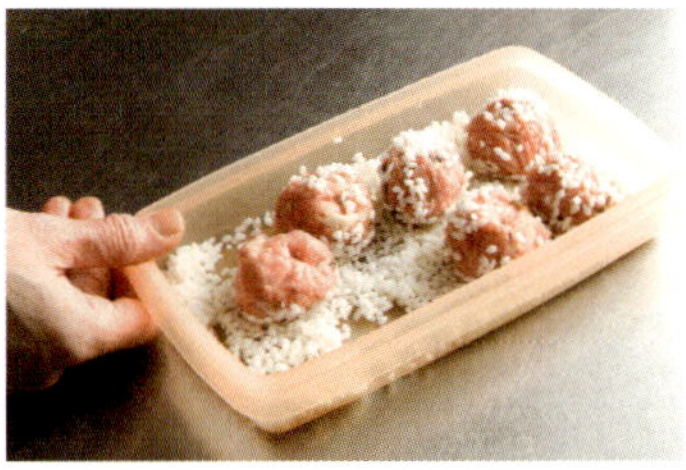

9 ふやかしたもち米の水けをきってバットに広げ、肉団子をころがしてまぶす。蒸気の上がった蒸し器に並べて強火で15分蒸し、からしとしょうゆを添えて食卓へ。

三色ナムル

3種類の野菜の下調理から仕上げまで、指先のリハビリ効果満点メニュー。

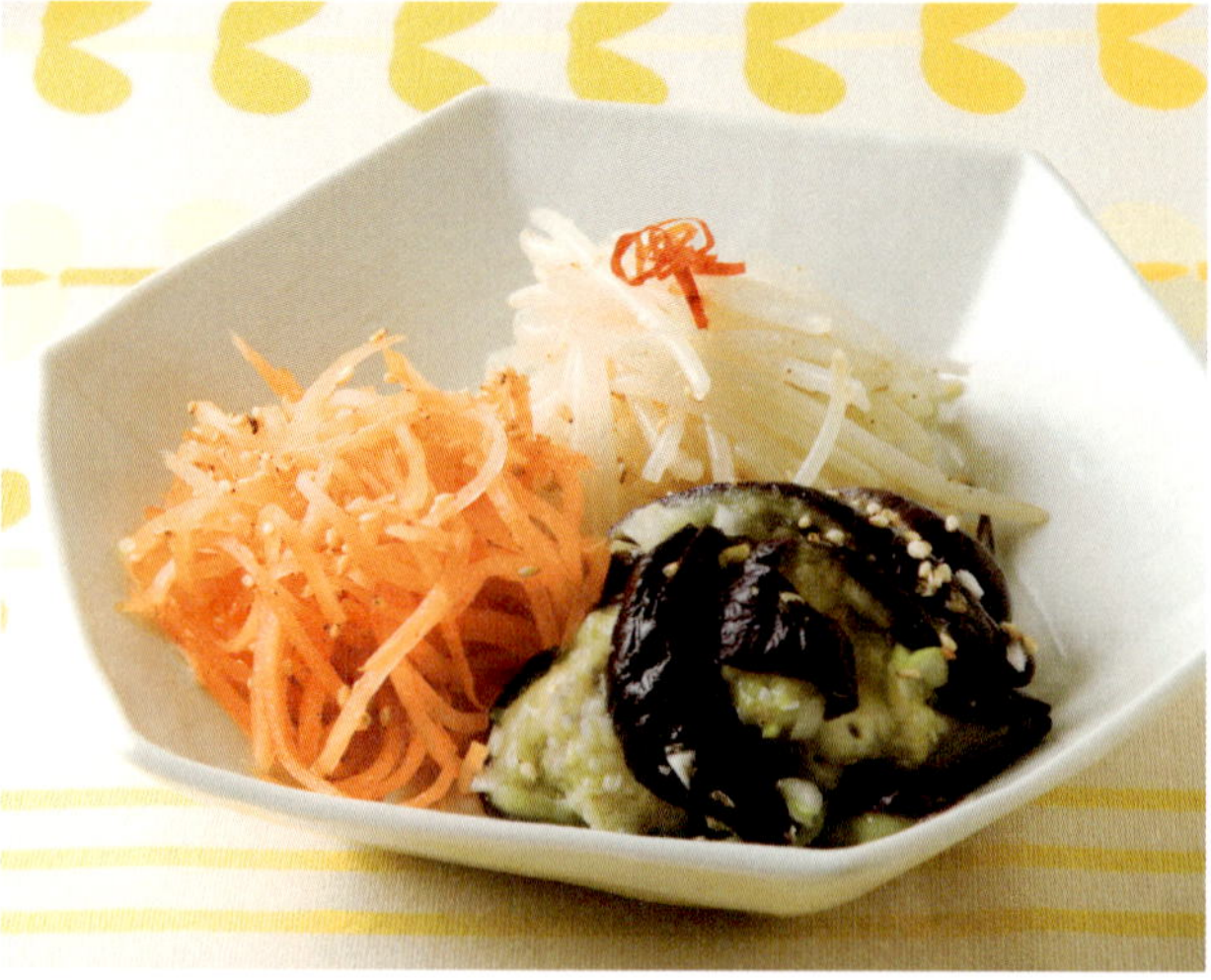

材料●2人分×2回

なす		2本（160g）
にんじん		¼本（45g）
もやし		½袋
ねぎ		10㎝
にんにく		1かけ
a	すり白ごま・いり白ごま・ごま油	各大さじ1
	塩	小さじ⅓
赤とうがらしの小口切り		適量

●1人分　76kcal　塩分 0.5g

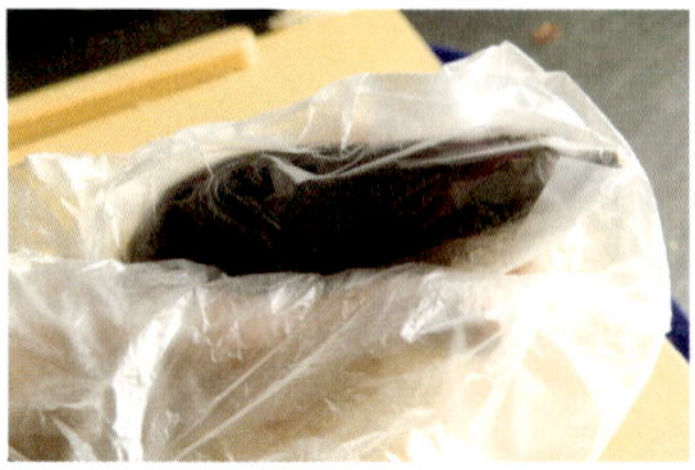

1 なすは1本ずつポリ袋に入れて（ラップは扱いにくい）、余裕を持たせて口を閉じ、電子レンジ（500 w）で1本あたり5分加熱し、袋に入れたまま、冷ます。

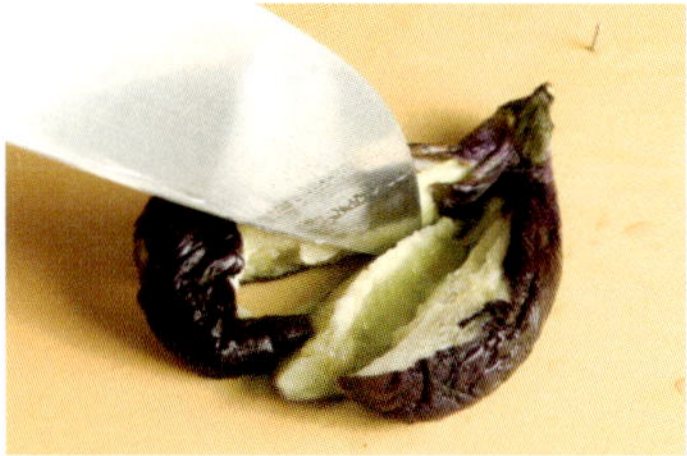

2 なすがさめたらとり出して釘つきまな板の**釘にへたの部分を刺して固定**し、包丁の切っ先で縦に細く切り、へたを落とす。

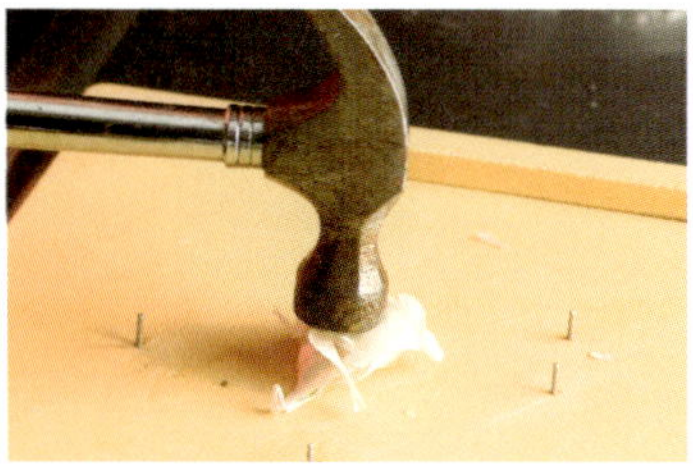

3 にんにくは**皮つきのまま**釘に刺して固定し、**金づちで真上から強めにたたく**と、皮がすっとむけて香りも立つ。みじん切りにする。

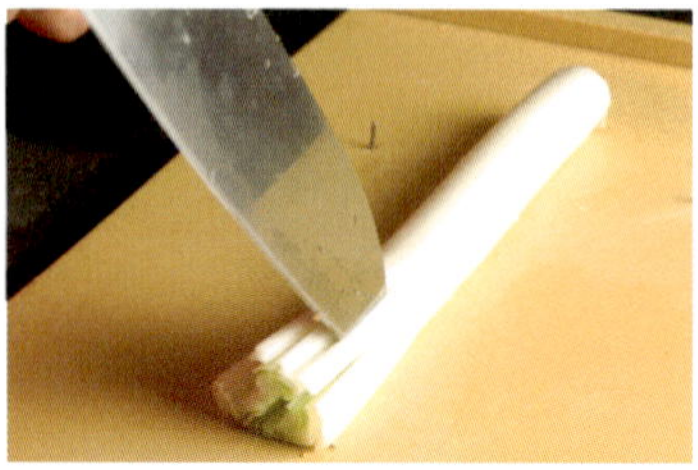

4 ねぎは**片端を釘に刺して固定**し、包丁で縦に切り目を入れる。ねぎの向きをかえて、ぐるりとまんべんなく切り目を入れる。

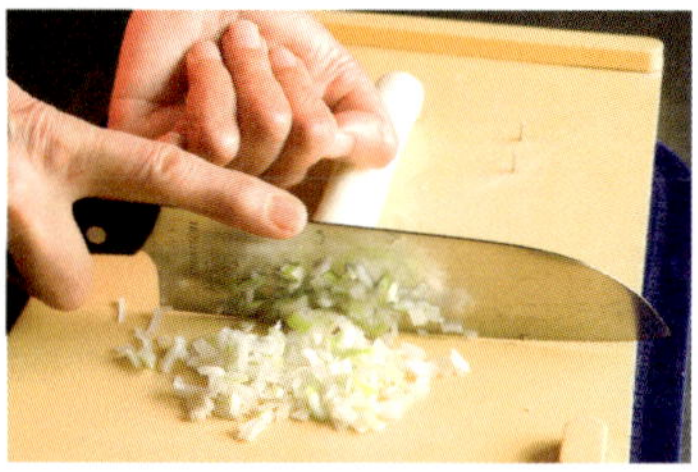

5 端から小口切りにして、みじん切りにする。

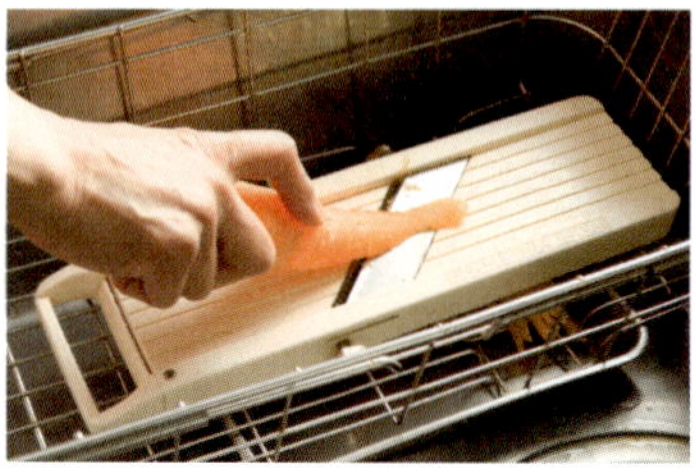

6 にんじんは生で食べられるように、スライサーでごく細いせん切りにする。スライサーは動かないように、水きりかごに入れて受け皿にのせ、**シンクのコーナーに押しつけて使う**と力が入りやすい。

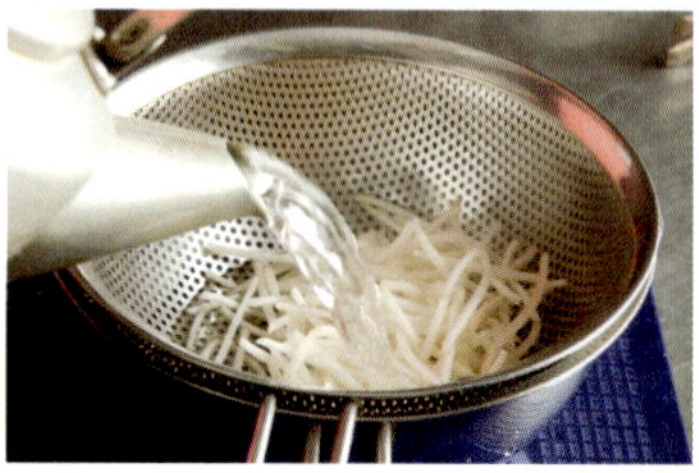

7 ボウルにストレーナーを重ねてもやしを入れ、熱湯をやかんから回しかけ、湯をきる。

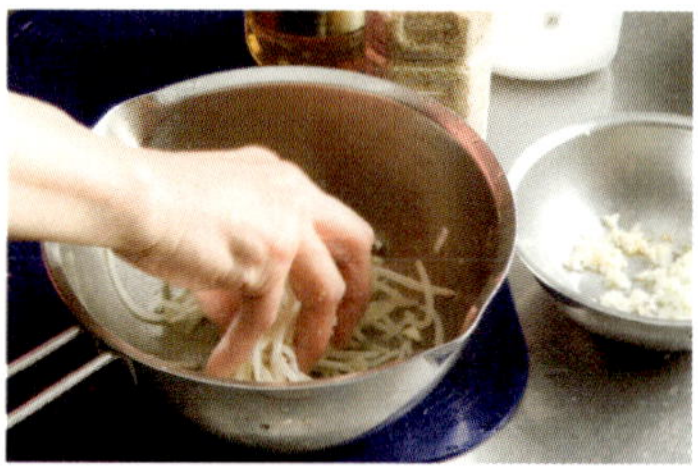

8 刻んだにんにくとねぎ、aを用意する。もやし、にんじん、なすを1種類ずつボウルに入れては、にんにく、ねぎ、aを加減しながら加えてあえ、好みで赤とうがらしの小口切りを飾る。

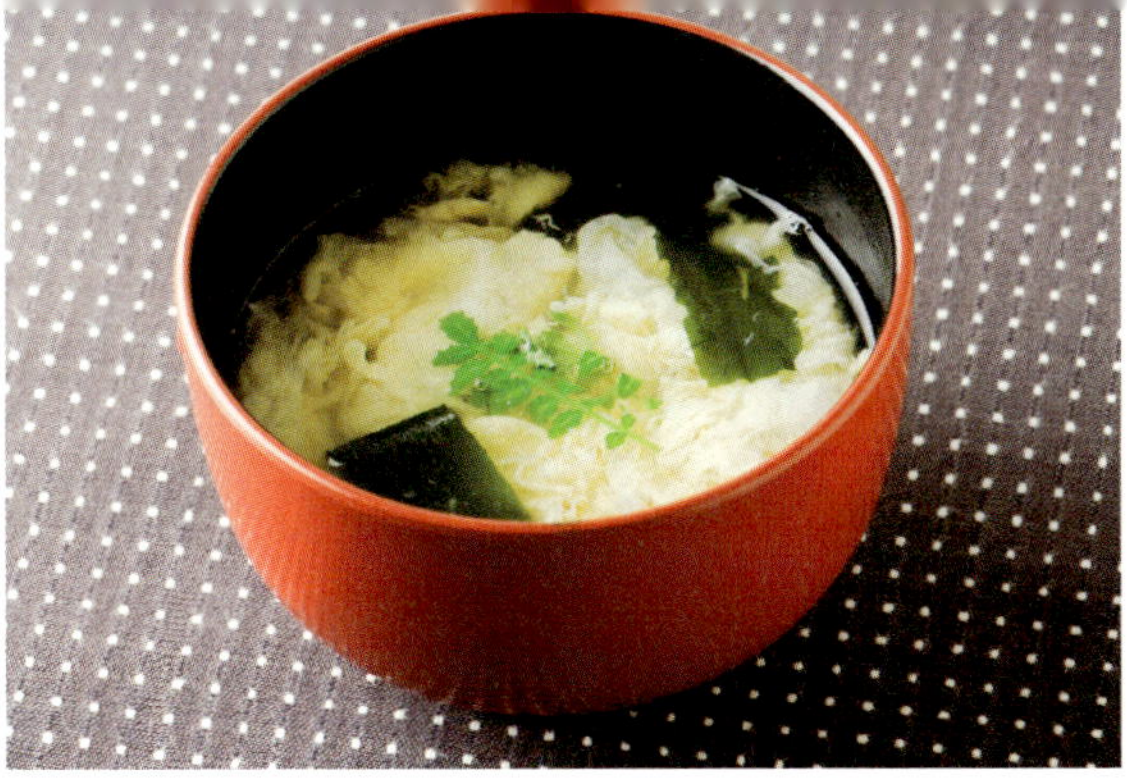

かき卵汁

〝混ぜながら流す〟を同時に進行する秘策を授けます。

材料●4人分

- こんぶと煮干しの水だし …… 3カップ
- a
  - うす口しょうゆ …… 大さじ1
  - 酒 …… 大さじ1
  - 塩 …… 少量
- かたくり粉 …… 大さじ1
- 卵 …… 1個（50g）
- カットわかめ …… 少量

●1人分　34kcal　塩分1.6g

調理メモ

こんぶと煮干しの水だしは、水500mlにこんぶ5㎝と煮干し大3尾の割合で入れ、一晩おいたもの。こす必要がなく、こんぶも煮干しも煮物などに使える。

1 なべに水だしをわかし、aで調味する。かたくり粉を計量して小さなボウルに入れ、倍量の水を加えて指先で混ぜておく。

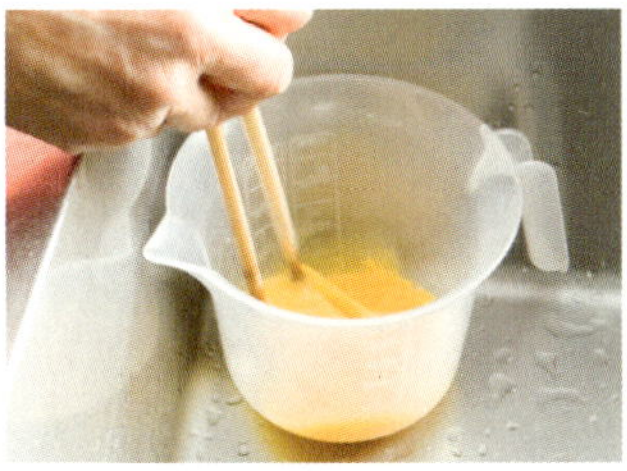

2 卵は注ぎ口のある容器に割り入れ、シンクの**コーナーに押し当てて固定**させ、よくときほぐす。

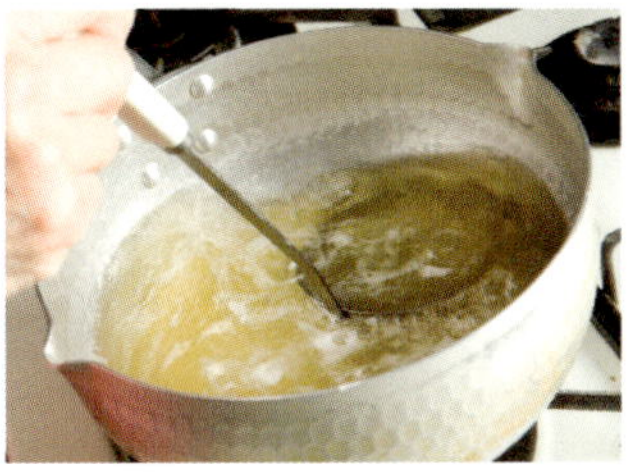

3 1のだしを煮立てて水どきかたくり粉を加え、再び煮立ったら、**玉じゃくしでなべ底からグルグル**と勢いよくかき混ぜ、渦を起こす。

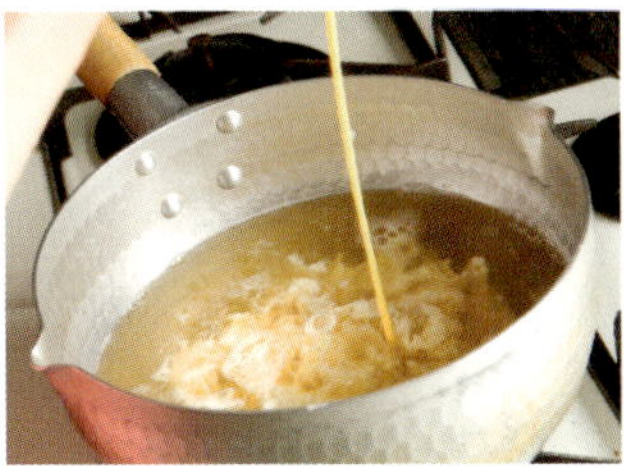

4 渦をめがけてとき卵を流す。なべの内側から徐々に外側に向かって回しながら入れ、フワッと煮立ったら、カットわかめを加える。あれば木の芽を添える。

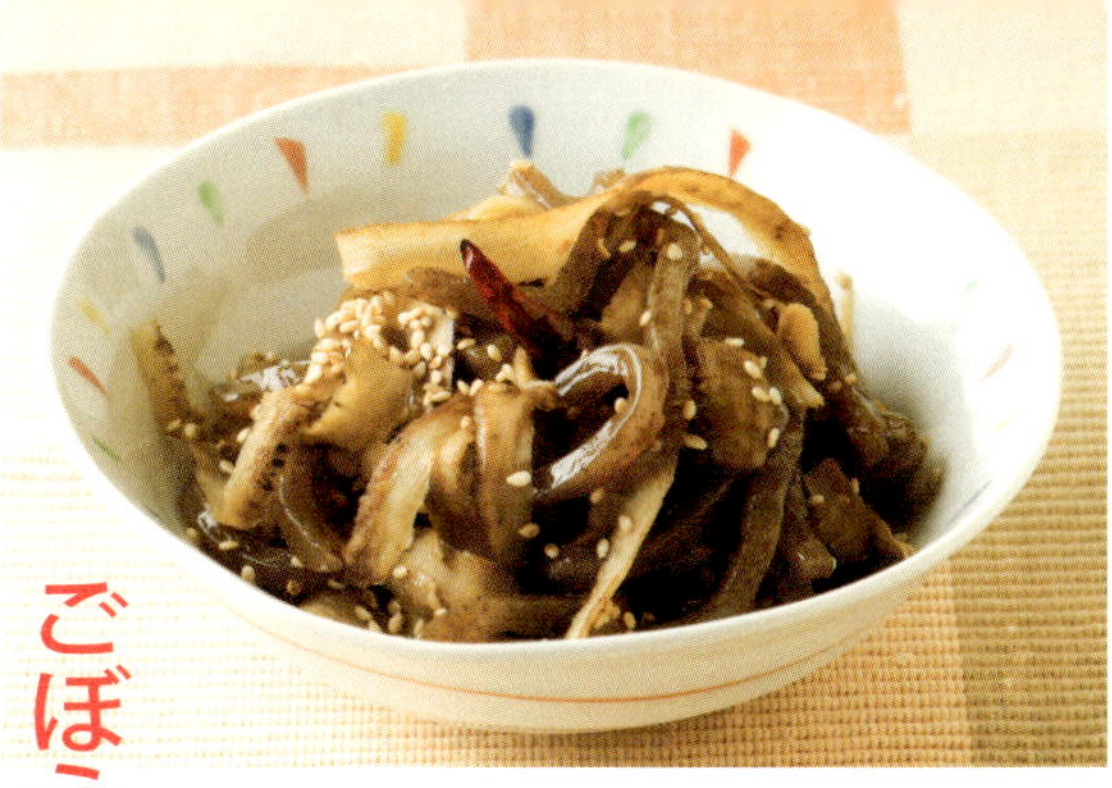

ごぼうとこんにゃくのきんぴら

ごぼうはピーラーでそぎ、切りにくいこんにゃくは切らずにすむ糸こんにゃくをチョイス。

材料●2人分

- ごぼう …… 150g
- 糸こんにゃく …… 1袋（200g）
- ごま油 …… 大さじ2
- 赤とうがらし …… 小1本
- a
  - 酒・しょうゆ …… 各大さじ2
  - 砂糖 …… 大さじ1
- いり白ごま …… 少量

●1人分　103kcal　塩分1.3g

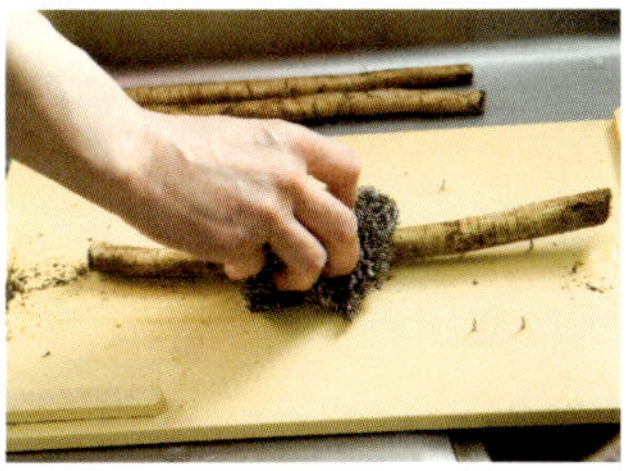

1 釘つきまな板をシンクの中に置き、ぬらしたごぼうを釘に刺して固定し、**金だわしで**こすって汚れを落とし、流水をかけて洗う。

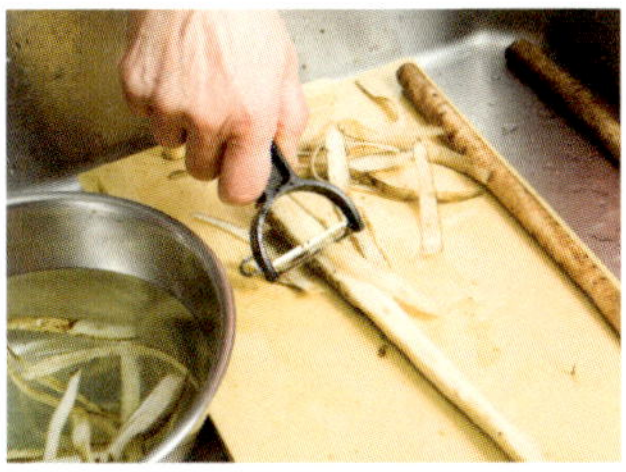

2 ごぼうを釘に刺したまま、**ピーラーで**薄くそいで水にとる。ピーラーの切れ味が悪いほうが切り口がざらついて味がなじみやすい。

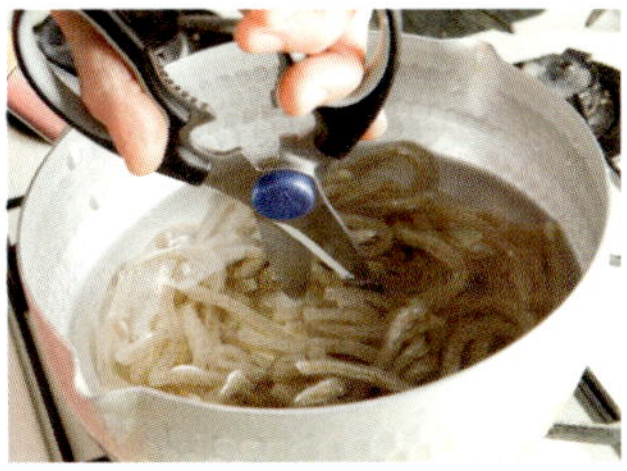

3 糸こんにゃくは水とともになべに入れ、**調理ばさみで**食べやすい長さに切り、ゆでる。

4 赤とうがらしは指先でもんで種を除き、ごま油とともになべに入れて火にかける。香りが立ったらごぼう、こんにゃくを加えていため合わせ、aを加えていり煮にし、ごまを散らす。

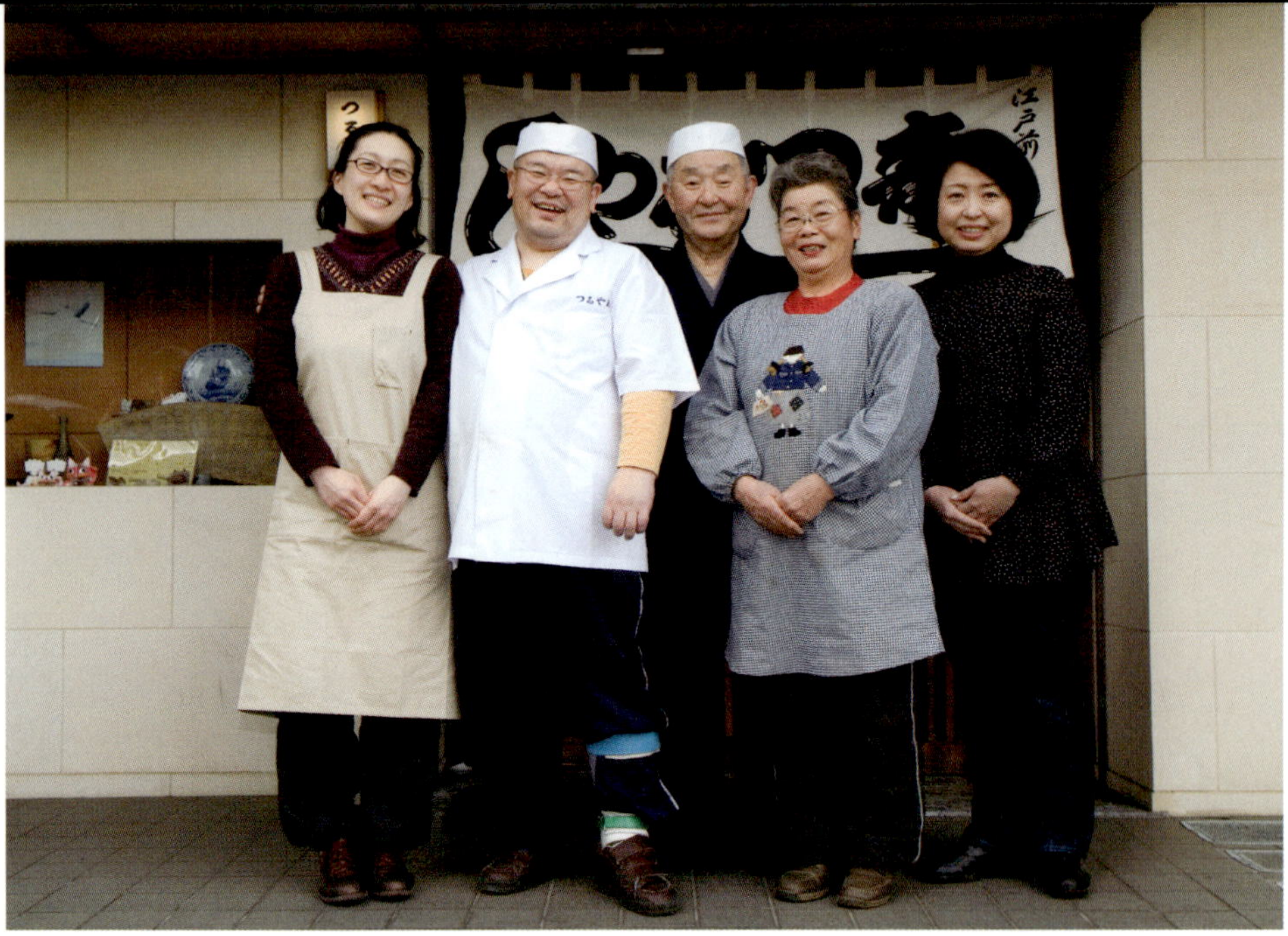

写真左から妻の香苗さん、政博さん、父親の庄一さん、母親の美代子さん、妹の梶川容子さん。
東京・世田谷区野沢の老舗すし店「つるや鮨」の３代目を支えるのは、このファミリーの笑顔。

片マヒでも魚をおろし、つけ台に立つ、すし職人復活ドラマ

家族の応援と仲間の賞讃がエネルギー源

**すし職人の磯貝政博さんが
脳内出血を発症したのは42歳のとき。
左片マヒと半側空間無視（※）が残りました。
しかし、倒れて約2年で復活。
7年たったいまでは
元気につけ台に立っています。
それは、本人の努力はもちろん、
家族や周囲の人々の支えがあればこそ。
じつはサロン・アップルも貢献しました。
その復活劇は、
在宅のリハビリテーションを続けるために
欠かせない力の源は何かを教えてくれます。**

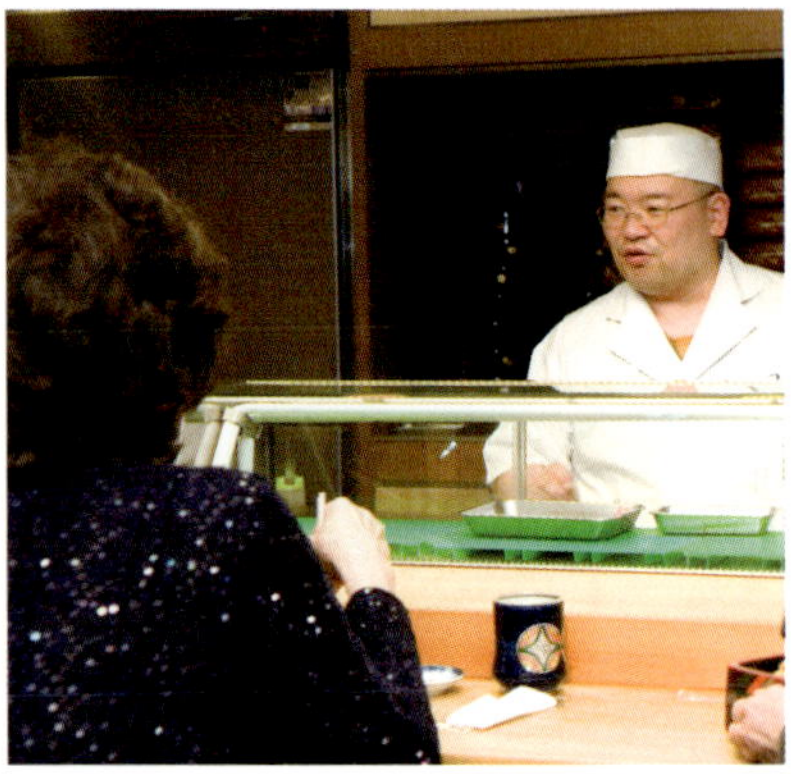

政博さんは幸い言語機能に支障はありません。
カウンターのお客さんと会話をかわすことも、
元気の源です。

順調に回復していたはずが、退院の半年後、うつを発症

政博さんが倒れたのは、両親の引退後3年目、妻の香苗さんと二人三脚での切り盛りが軌道に乗ってきた矢先でした。ランチタイムの後、横になって休憩をしていたまま動けなくなったのです。脳内出血でした。

それでも政博さんは、お酒は飲まず、柔道で鍛えた体ですので体力は十分、風邪一つひかない健康体を自負していただけに、回復期リハビリテーション病院を退院した当初は意気軒昂。補助具が必要でしたが歩行はでき、会話にも不自由がなかったため、遠からず復帰できると信じていたのです。

そこでなんと、退院3日後にはもう、築地の魚市場に出かけたのです。政博さんの入院中、両親と妻の3人で再開した店に、自分も早く復帰しなければ、という焦りと気負いから、じっとしていられなかったといいます。

退院後、そうして週2回市場に通って仕入れをし、リハビリにも通い、順調に回復への道を歩きはじめた政博さんでした。し

撮影／生井弘美、編集部

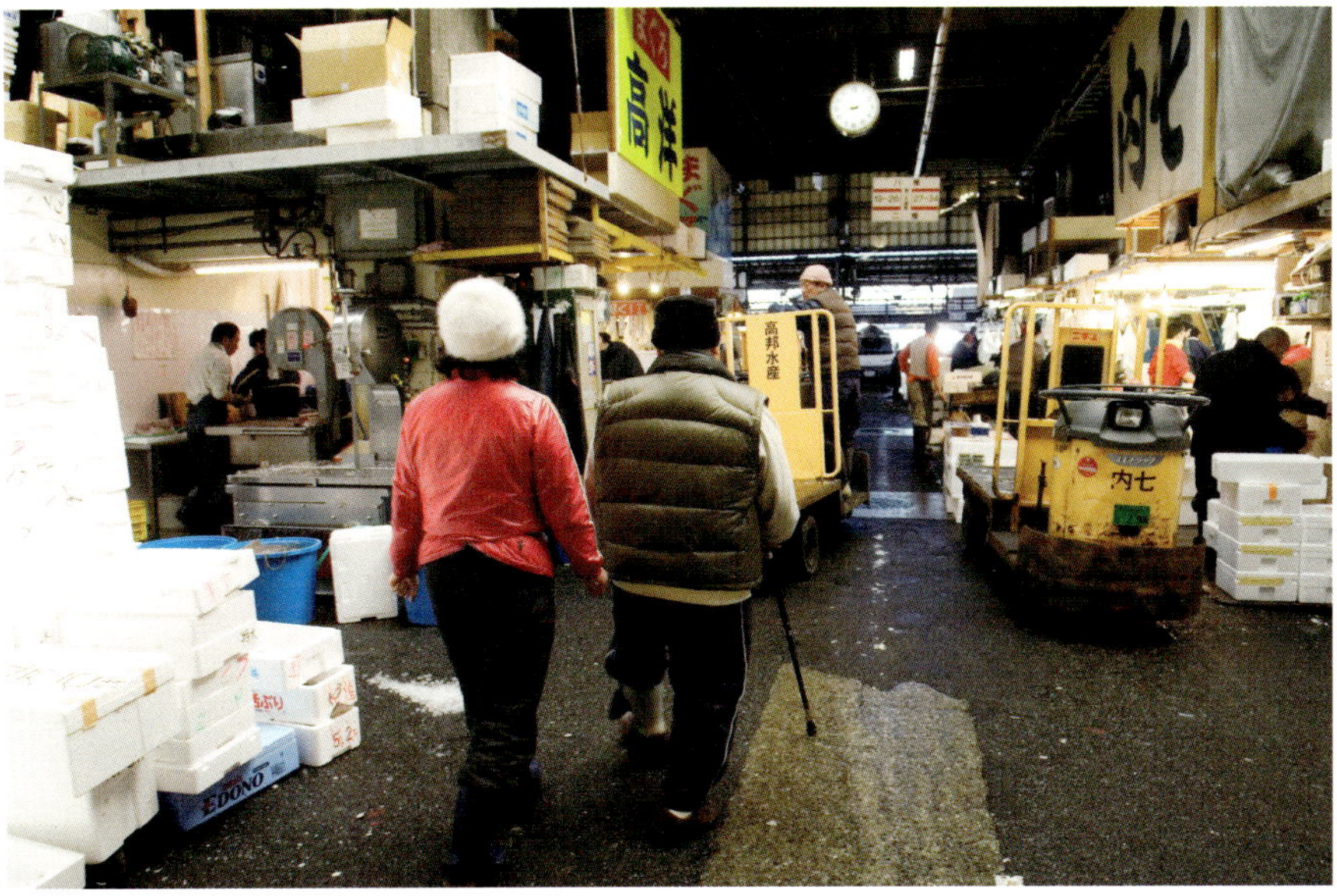

東京・築地魚市場の場内を、左足に補助具をつけ、杖をついて歩く政博さん。香苗さんが左側をしっかりガードするが、狭い通路は足元まで箱があふれ、ぬれてつるつるとすべりやすい。電動運搬車も走り回る。その中をかなりのスピードで歩きながら、魚と値段に目を配り、比較検討しながら記憶し、2時間ほどかけて一周する。これに勝るリハビリはないだろう。

かし半年後、うつを発症してしまいました。「押し黙ってただただ座り込んでいる」状態が3か月も続いたのです。

当時の心境を政博さんに聞くと、「仕入れに行っても、持ち帰った魚を自分で処理できない。電話で注文を受けても、受話器を置いたとたんに忘れている。たやすくできると思ったことが、あれもだめ、これもできない……。自信喪失からだんだん絶望していった」のだといいます。やがて通院リハビリもやめて部屋に閉じこもってしまいました。

「黙って見守るのがいちばん」医師のアドバイスに家族は従った

政博さんの急な変化に、家族はあわてました。

「見ていると歯がゆくなって、リハビリに行かなくちゃ、ああしたら、こうしたら、と、ついいってしまうんです」と香苗さん。それでも動かない政博さんに、つい……が重なって、怒らせてしまうこともあったといいます。

月に1度の訪問リハビリも拒否。往診の時間帯に外出してしまうのです。しかし、リハビリ医の長谷川幹先生は、「ほおっておきなさい。まわりがワーワーいうと、本人は余計につらくなる。いずれ自分の力で前向きになるときが来るから、それまで待つことです」。

「そうなのか、と思って、言いたいのをグッとこらえ、見守るように心がけたら、

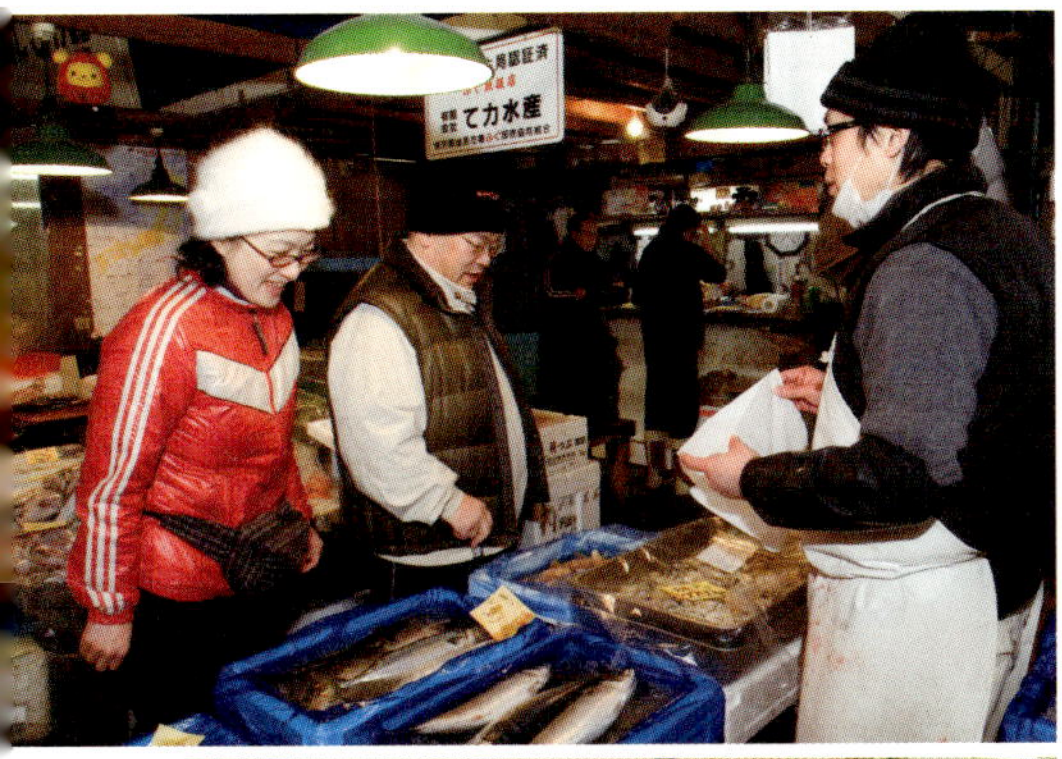

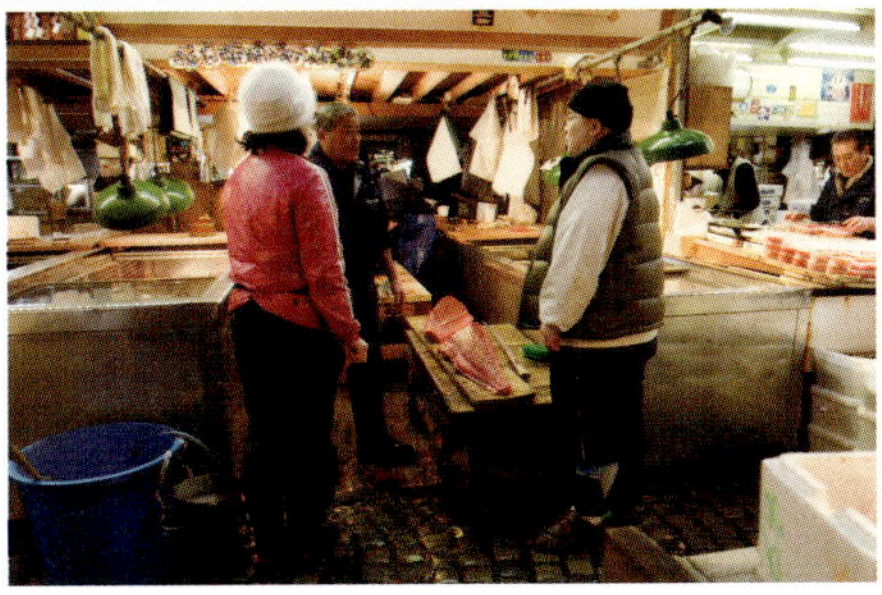

場内をひと回りして相場を見きわめたら、長年の仕入れ先に戻って値段交渉。取り引きがなくても、不自由な体で場内を歩くようになってから親しく声を交わすようになった仲買さんもいる。男同士のそっけない言葉でも、そこに込められたエールは、政博さんの大きなエネルギー源に違いない。

※ 半側空間無視＝高次脳機能障害の1つで、視覚や聴覚は正常なのに、病巣の反対側の空間を認識できなくなる症状。

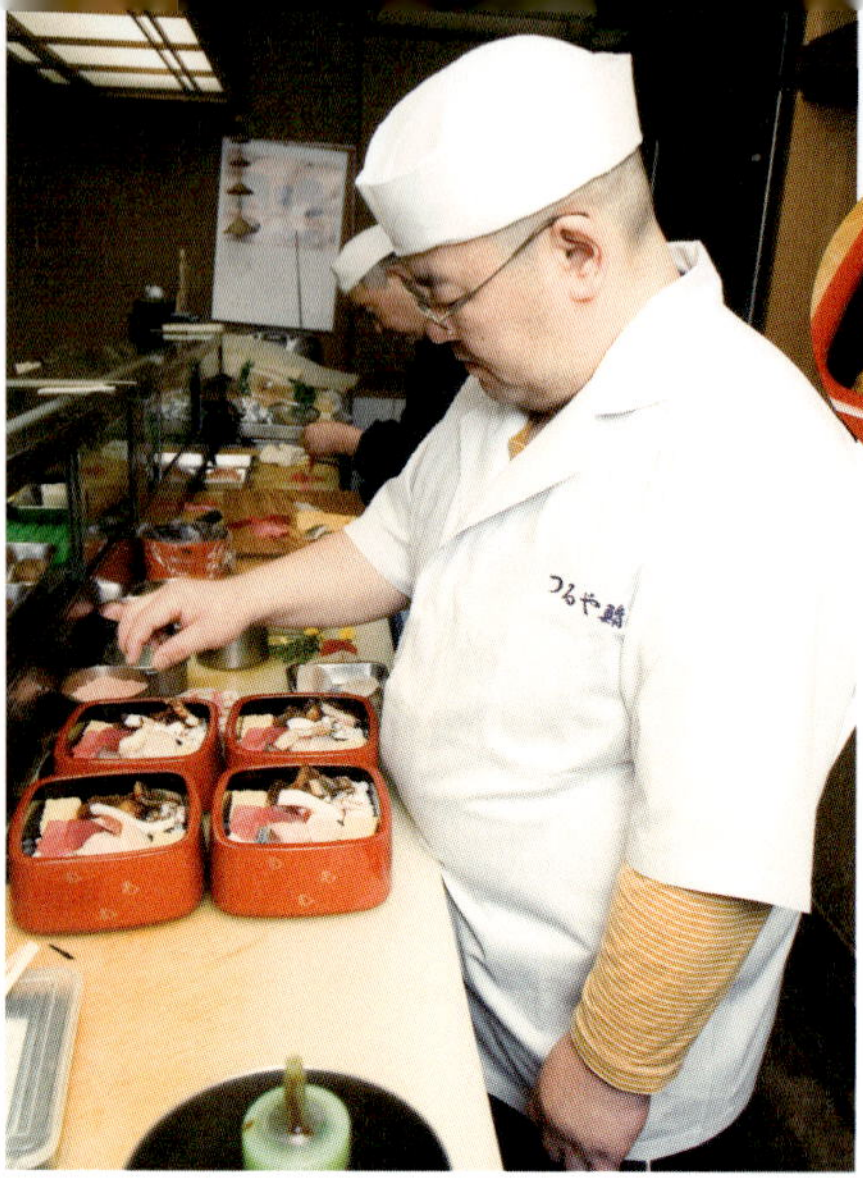

ちらしずしを盛りつける政博さん。左側は意識を集中しないと認識できないとか。半側空間無視は100%消えることはないとされるが、こうした実践的、意欲的トレーニングを根気よくり返すことが最大のリハビリ。

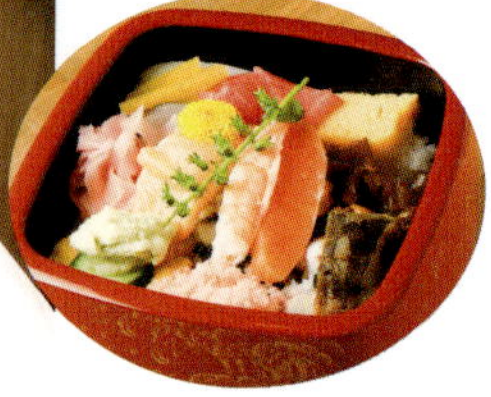

みごとでき上がったちらしずし。具が20種類入った「つるや鮨」の看板メニュー。

ほんとうに落ち着いてきたんです」と香苗さん。

香苗さんは陶芸教室、父親は晩酌、母親はバラ栽培と、家族それぞれが気晴らしをする時間を持つように心がけることで、政博さんを見守る心のゆとりが持てたといいます。

復帰戦のスタートはちらしずし

家族の見守りによってようやく落ち着きをとり戻した政博さんに、リハビリ医の長谷川先生は、店の仕事で何かできることを見つけるよう提案しました。そこで挑戦したのが、ランチタイムの人気メニュー、ちらしずしです。具の準備は無理でも、盛りつけはできるだろうと思ったのです。

ちらしずし作りは左半側空間無視のリハビリにも絶好でした。この後遺症では、左側が見えているにもかかわらず、注意が向きません。歩くときに左側の人や物にぶつかってしまったり、左側のごはんに気づかないまま、食べ残してしまったりするのです。ちらしずしも作ってみると、具が右側に片寄っていました。

「頭の中で、左、左と言い聞かせながら注意を向けないと、左側に具がのらない」のです。でもその作業の繰り返しが脳を刺激して、機能改善に役立つと長谷川先生も大賛成でした。

以来、ちらしずしの猛練習が始まりました。もちろんお客さんには出せないので、家族の食事は昼も夜もちらしずし。ようやくお客さんに出すことができるちらしずしが作れるようになったのは、練習を始めてから半年後。退院して2年たったころのことでした。

魚の三枚おろしにも、握りずしにも挑戦

ちらしずしを出せるようになったことで、政博さんは再びつけ台の前に立つことができるようになりました。少しずつ、持ち前の人なつっこさと明るさが戻ってきて、お客さんと会話もできるようになりました。

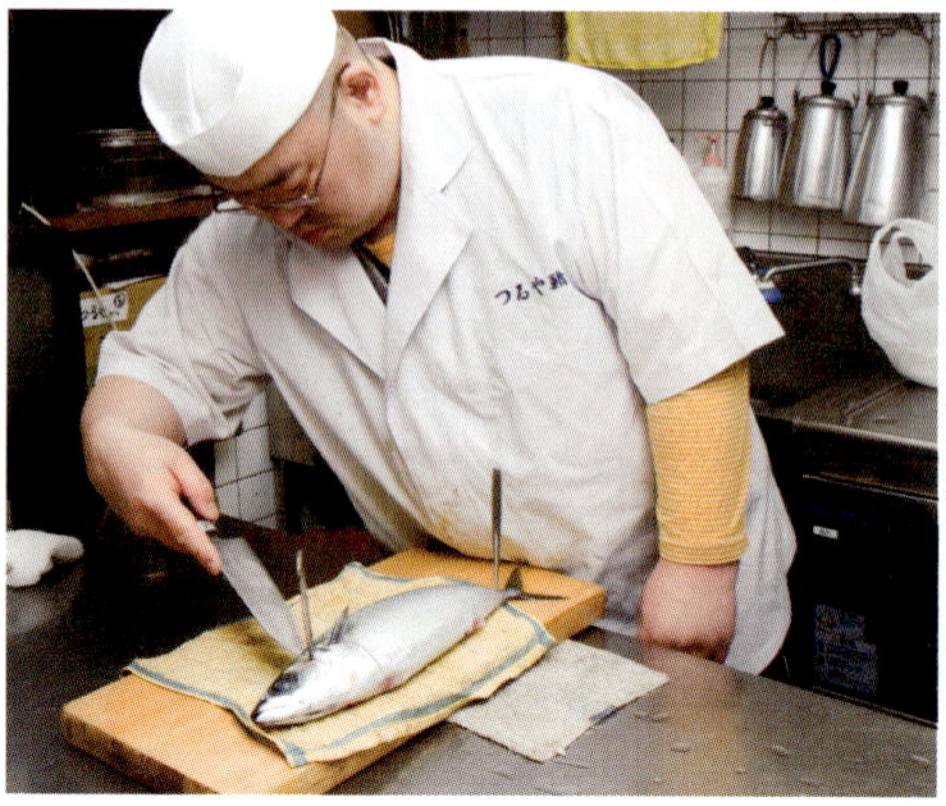

サバの三枚おろし。まな板にしぼったふきんを敷いてサバをのせ、目の下と尾のつけ根に目打ちを打って固定する。力が入りやすい方向にまな板ごと動かし、最初は背側から、次は腹側から、中骨に沿って包丁を動かすのがコツとのこと。

次の課題は魚の三枚おろしです。仕入れた魚を自分の手でさばきたいとの思いから、自分なりに工夫して練習を重ねました。得意なのはサバ、カンパチ、タイなど。両端にアナゴ用の目打ちを打って固定するので、小型の魚はむずかしいのです。

最後の課題は江戸前ずしの華、握りです。下の写真は3年間、練習を重ねた成果です。素人目には完璧《かんぺき》に見えますが、試食役の友人からもまだオーケーが出ないとか。いつかは父親にかわって握らなければならないけれど、いつになるか、まだ見通しが立たないといいます。

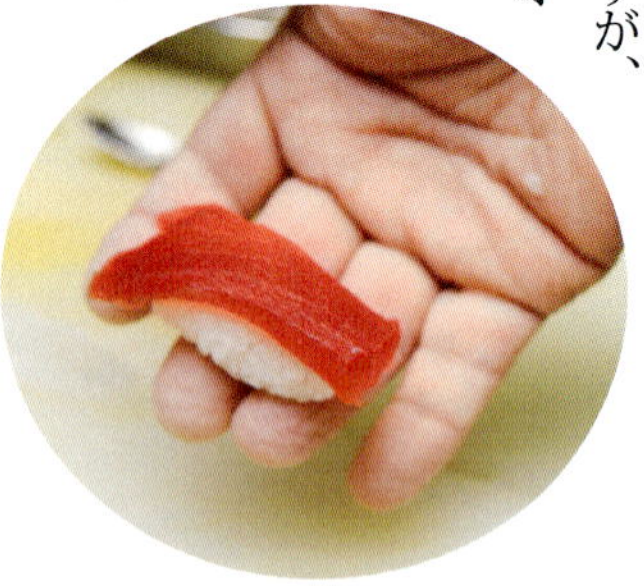

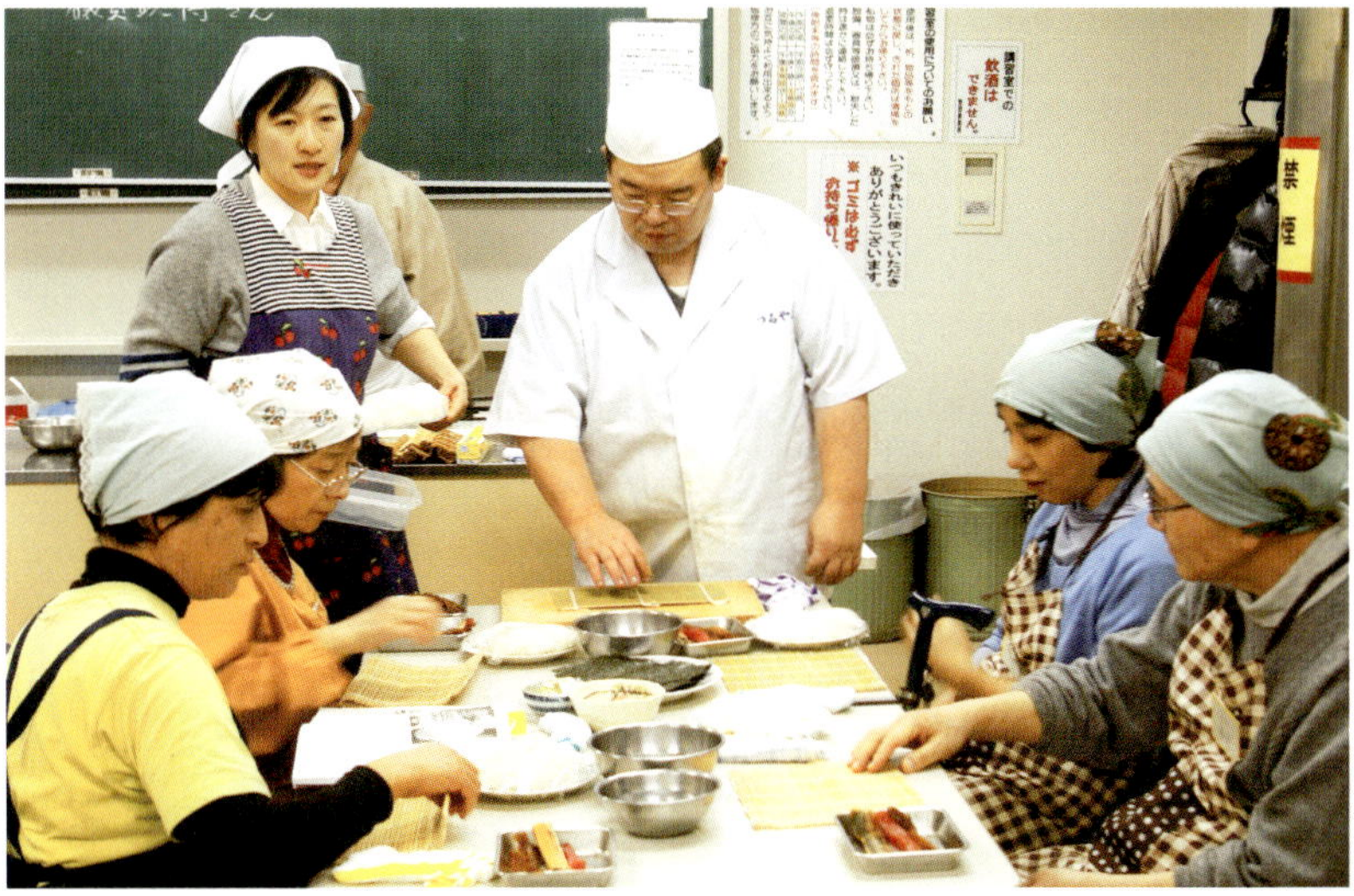

サロン・アップルで講師を務める政博さん。

サロン・アップルで巻きずし講習会。仲間のエールでさらにパワーアップ

片マヒになってもがんばっているすし職人がいる……。サロン・アップル会員から聞いた藤田あけみさん（100ページ）はさっそく「つるや鮨」に出向いて感動し、政博さんに講師を依頼しました。

片マヒが多い会員のために政博さんが選んだテーマは細巻きずし。講習会当日は大好きなすしがテーマとあって参加者が急増。26名にのぼりました。講師側も政博さんと妻、両親、妹と、「つるや鮨」の総動員体制で臨みました。

細巻きずしのポイントは、のりの向こう側を3分の1あけてすしめしを薄めにのせること。具をのせたらすだれで中心、左右と均等に巻いていけば、片手でも巻けるはず……。でも、実習に入ると、すしめしを詰めすぎてパンクさせてしまう人が続出。両親や香苗さんもテーブルを回って実地指導です。最後に、政博さんが各テーブルを回りながらマグロとタイの握りを披露。片手で握るみごとな手さばきにみな驚き、会場は大いにわきました。

サロン・アップルは、障害者が同じ障害者に、知恵や工夫を伝えることが特徴です。調理技術の伝達以上に、努力している仲間から勇気と元気をもらい、教える側も皆の賞讃や感動を素直に受け取ることができるため、そこから大きな力をもらえるのです。

今回、講師を務めたことで、政博さんも大きなパワーをもらったとのこと。「かかわってくれた人たちへの感謝を忘れずに、これからもリハビリを続けて生きていきたい」と、決意を新たにしています。

片手で握る細巻きずし

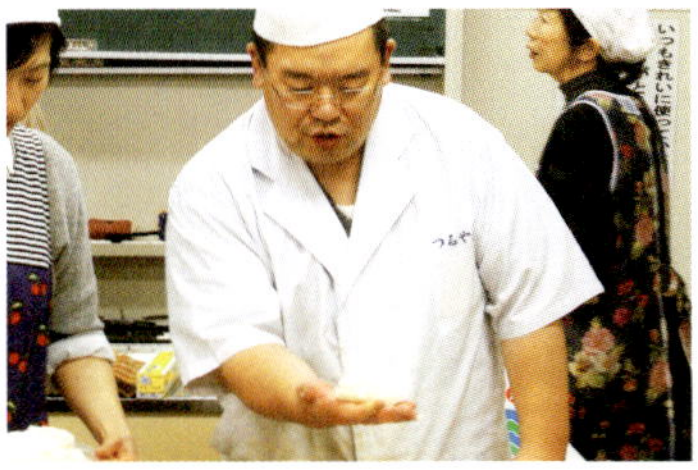

のり1枚に対してすしめしの量は手の平でひと握りした程度。これ以上はムリだからね、と政博さん。

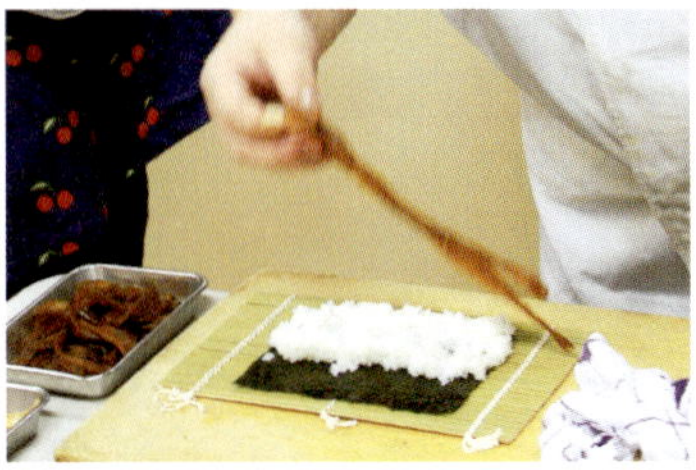

すだれの上にのりを重ね、のりの向こう側3分の1を残してすしめしを広げ、かんぴょう、アナゴ、きゅうりを順にのせていく。

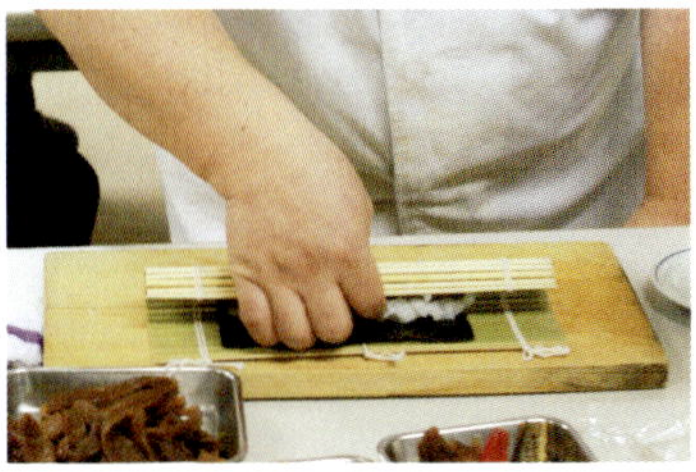

すだれごと、すしめしを具にかぶせるように巻いていく。まず中央を押さえ、左右均等に力を入れて巻く。

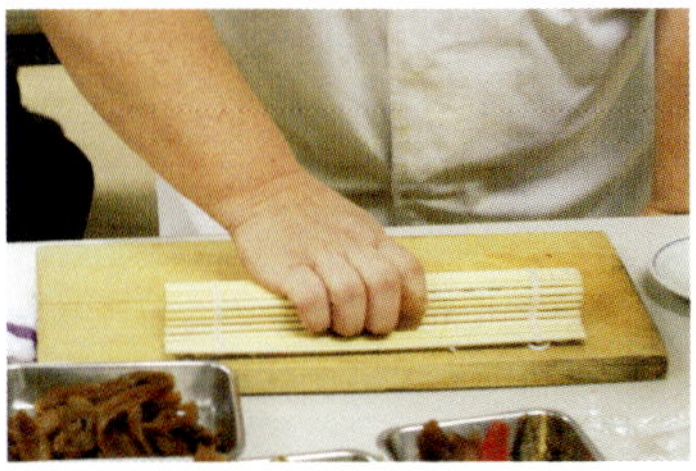

すだれで中央をキュッとしめてから、左右均等に力を入れながら、さらにキュッと巻く。

廃用症候群（サルコペニア）を防ぐ自主トレーニングメニュー

脳卒中術後の体力・筋力は、発症直後が最も高く、急性期治療中には安静状態によって廃用症候群が進み、回復期リハビリテーション病院を転院時には最低レベルとなります。回復期では低下した体力と筋力を回復させてから機能回復訓練を進め、退院時には体力・筋力ともかなり回復していますが、維持期になって、再び、廃用《はいよう》症候群になってしまうケースもあります。家に帰るとたんに体を動かさなくなってしまうためです。廃用症候群を防ぐには、とにかく体を動かすことです。症状が軽くても、動かないと体力・筋力は簡単に落ちてしまいます。

そこで、退院時に指導する自主トレーニングの一部を紹介します。実際には、何百種類ものメニューの中から、各患者さんに向く組み合わせを選びますが、ここでは寝たまま、あるいは座ったままできる基本メニューを紹介します。起床時に、あるいはテレビを見ながら気軽にできるので、他の運動の準備体操として活用してください。

寝たままできるトレーニング

腹筋

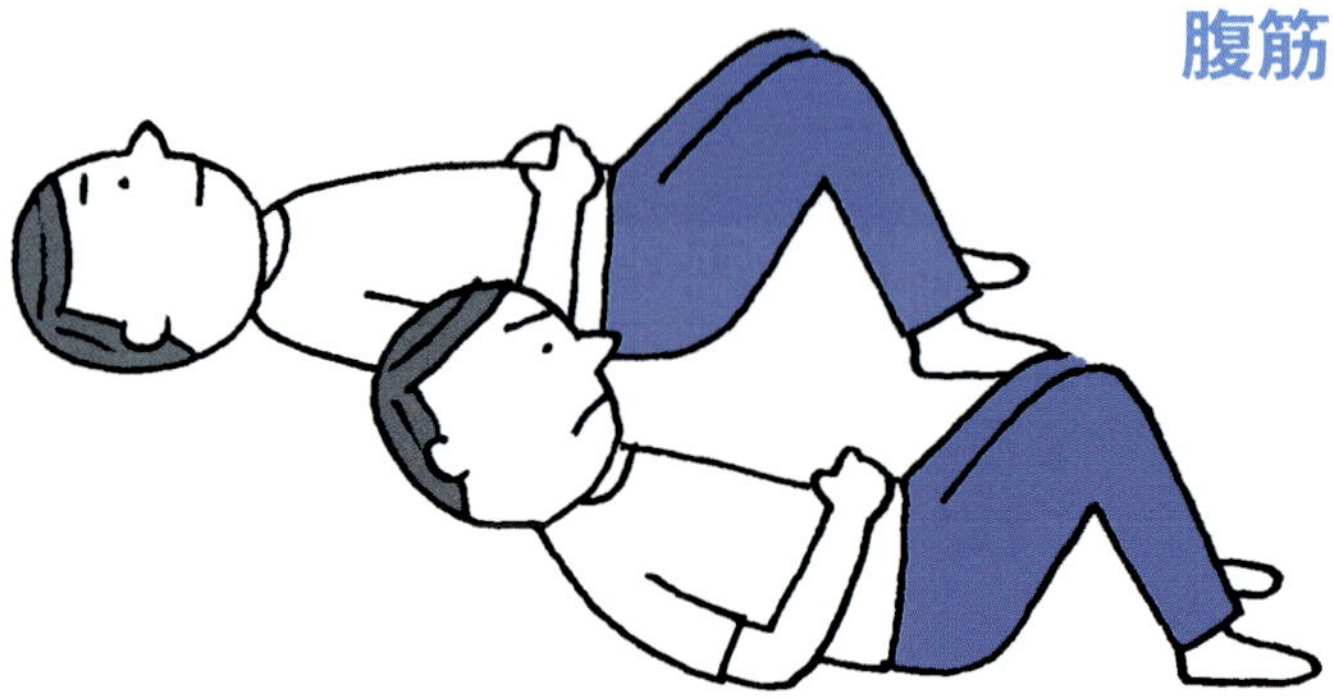

あお向けに寝て両膝を立て、両手をおなかの上にのせ、息を吐きながら3秒かけて頭を持ち上げておへそをのぞき込み、3秒静止。息を吸いながら3秒かけて頭を下ろす。

目標回数：20回 × 2セット

ポイント：おなかに力を入れること。

ブリッジ

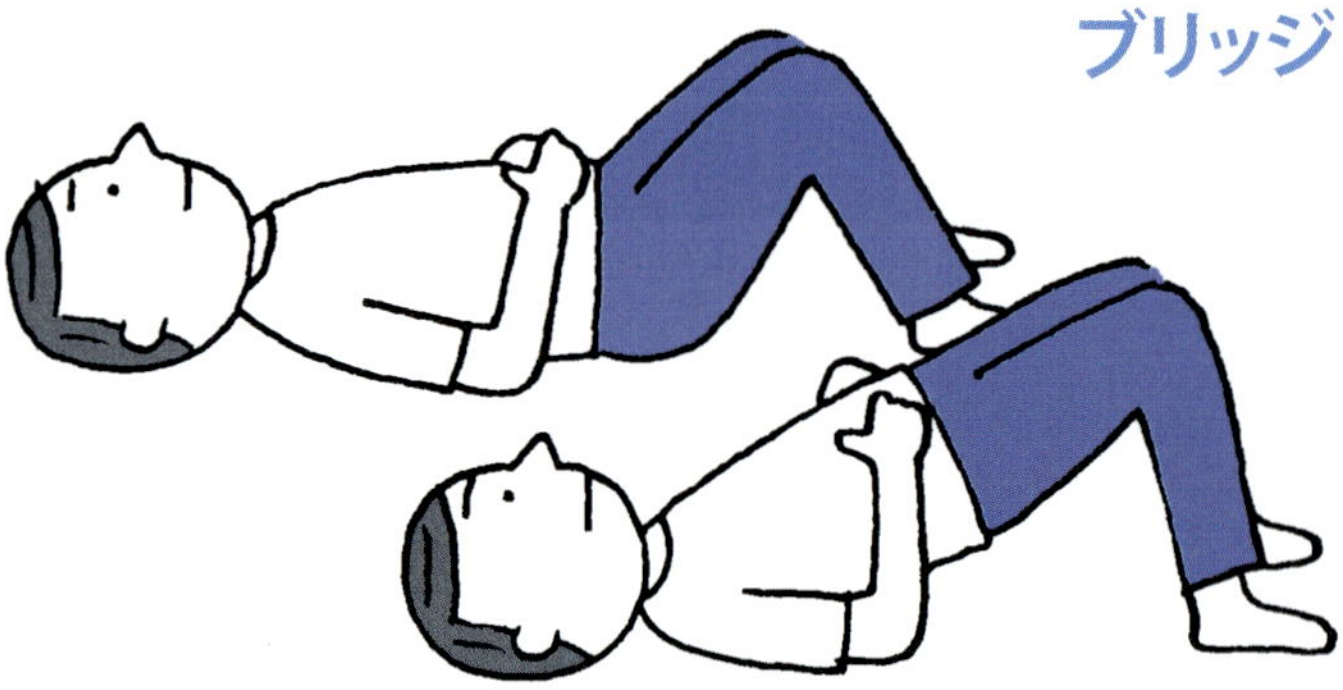

「腹筋」と同じ姿勢から、頭は床に置いたまま、息を吐きながらお尻を3秒かけて持ち上げ、3秒静止。息を吸いながら3秒かけてお尻をおろす。

目標回数：5回 × 3セット

ポイント：お腹をへこませながらお尻を上下する。

足上げ運動

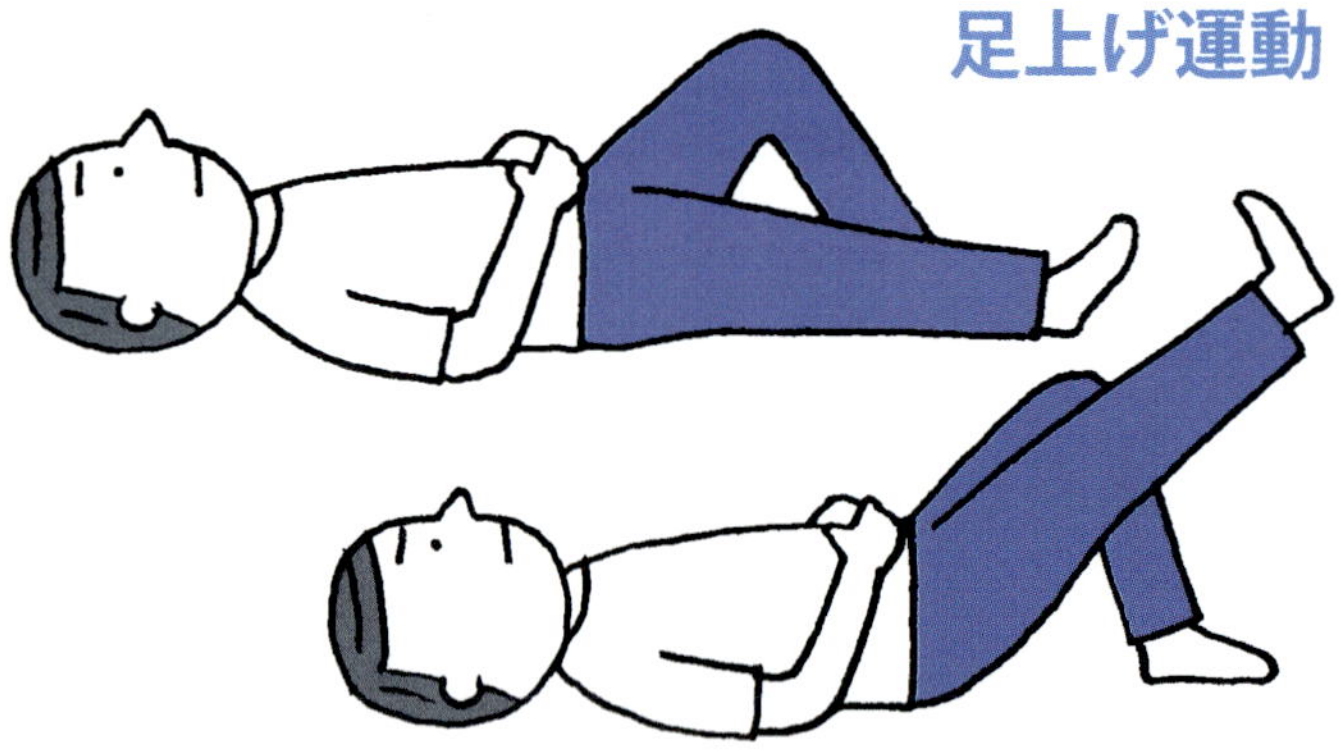

あお向けに寝て両手をおなかの上に置く。片足を90度に曲げ、息を吐きながら3秒かけてもう一方の足を膝の高さまで上げ、3秒静止。息を吸いながら3秒かけて足をおろす。反対側の足も同様に。

目標回数：10回 × 3セット

ポイント：お尻が浮かないように注意する。

椅子に座ってできるトレーニング

つま先上げ

椅子に座って両足を腰幅に広げて置き、かかとを床につけたまま、つま先を持ち上げる。

目標回数：20 回 × 2セット

ポイント：つま先を外側に向けるように行う。

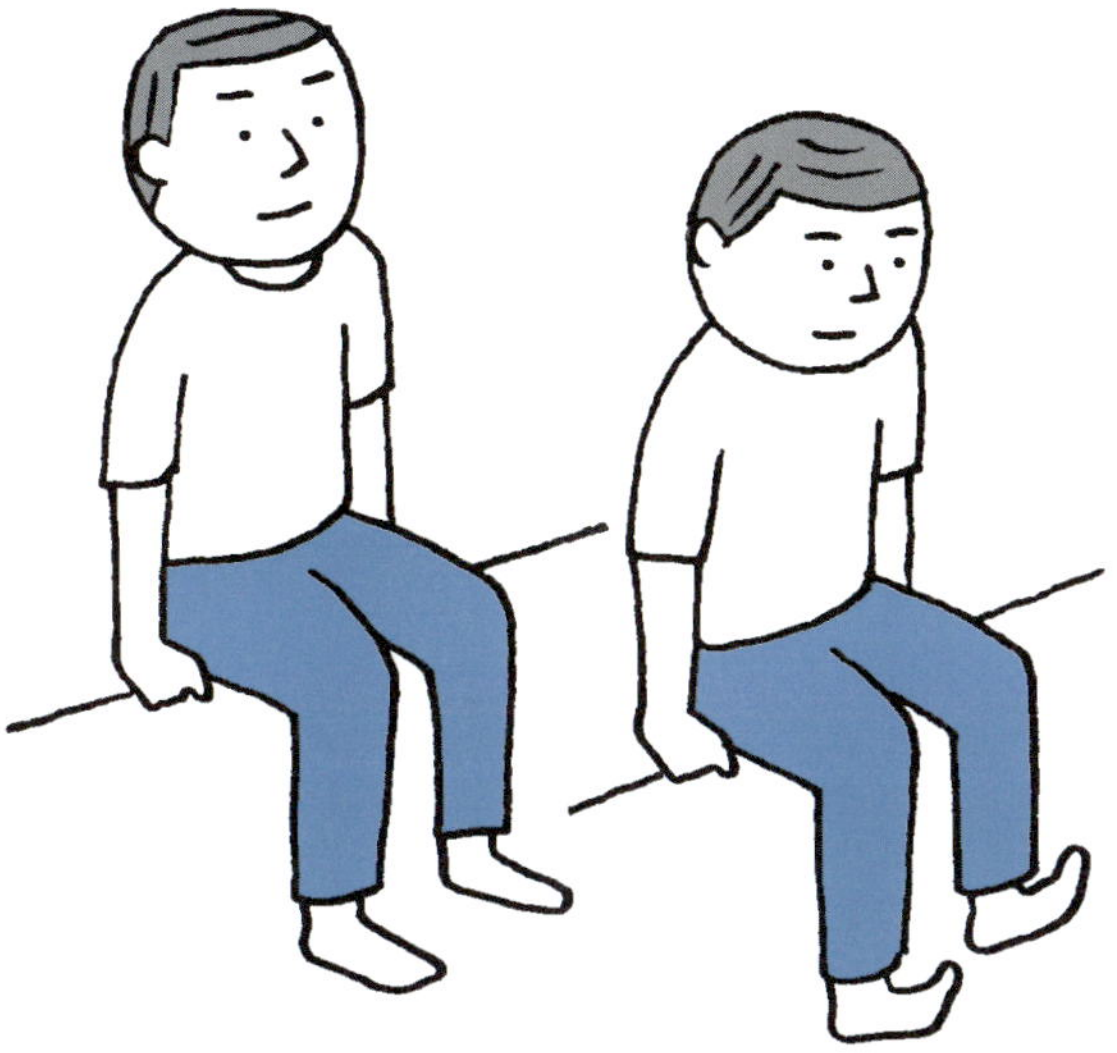

タオルギャザー

椅子に座って両足を腰幅に広げて置く。足の下にタオルを敷いて、指先でタオルをたぐり寄せる。

目標回数：できるだけくり返す

ポイント：足の指と足裏の筋肉を動かすことが目的なので、ゆっくり確実に行う。

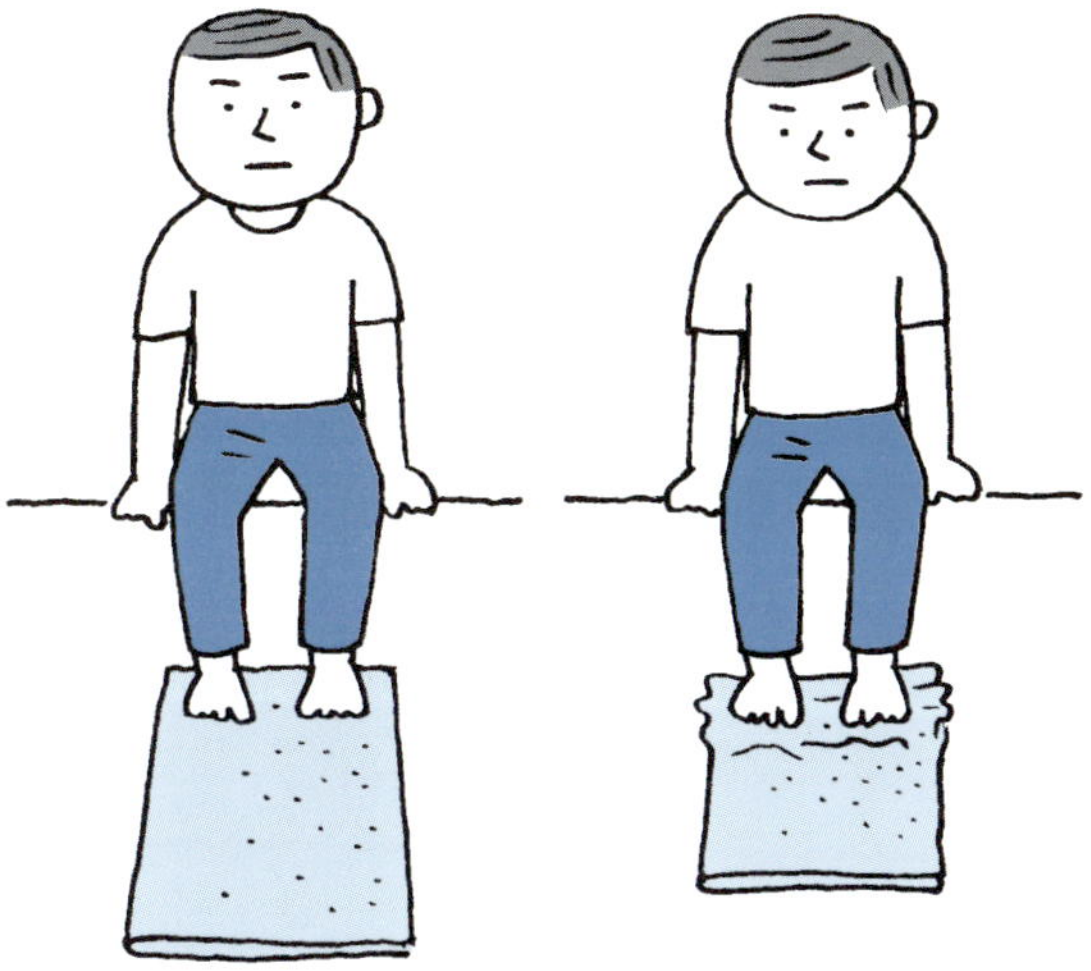

足指じゃんけん

はだしになって、椅子に座って両足を腰幅に広げて置く。足指でグー（5指を丸める）、チョキ（親指だけをそらす）、パー（指の間をできるだけ開く）をくり返す。

目標回数：できるだけくり返す

ポイント：ゆっくりと、一つ一つの動作を確認して行う。

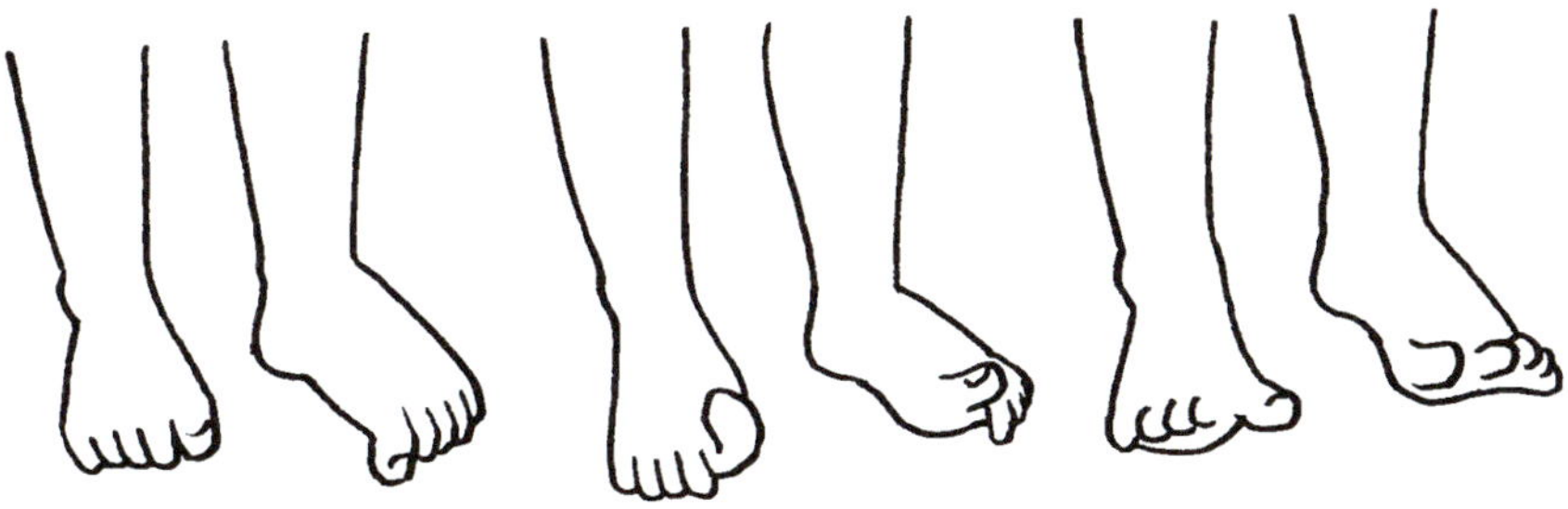

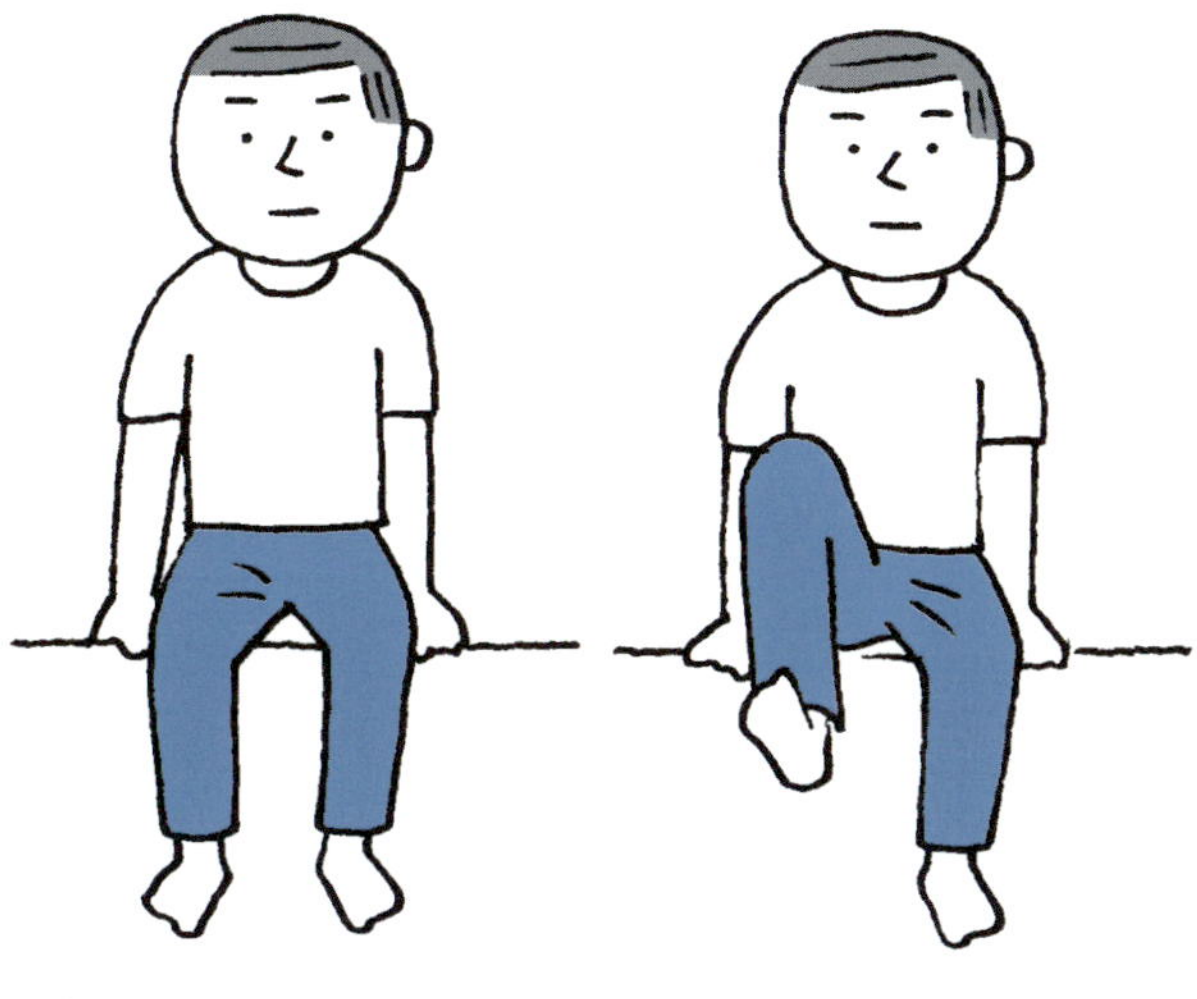

足上げ運動

椅子に座って両足を腰幅に広げて置き、息を吐きながら、片足をゆっくりと上げて膝を胸に近づける。息を吸いながらゆっくりとおろす。

目標回数：20 回 × 2セット

ポイント：後ろに倒れないよう、背もたれのある椅子に深く腰かけて行う。できるだけ背中を丸めない。

脳卒中後のおいしいリハビリごはん

栄養成分値一覧

「日本食品標準成分表 2010」（文部科学省）に基づいて算出しています。

同書に記載のない食品は、それに近い食品（代用品）の数値で算出しました。

１人分（１回分）あたりの成分値です。

煮物やなべ料理など、煮汁が残る食品については、可食部（食べる分）について計算しました。

市販品は、メーカーから公表された成分値のみ合計しています。

1日目の献立

	掲載ページ	エネルギー	たんぱく質	脂質	炭水化物	カリウム	カルシウム	鉄	亜鉛	ビタミン A（レチノール当量）	ビタミン B1	ビタミン B2	ビタミン C	コレステロール	食物繊維	食塩相当量
		kcal	g	g	g	mg	mg	mg	mg	µg	mg	mg	mg	mg	g	g
普通食																
朝食																
納豆	38	62	5.2	3.0	3.9	210	29	1.0	0.6	6	0.02	0.17	1	0	2.1	0.3
はんぺんとがんもどきとなすの田舎煮	38	166	10.5	6.3	17.2	386	88	1.5	0.6	469	0.08	0.09	4	10	2.4	1.7
モロヘイヤのおひたし	38	20	2.7	0.3	3.4	274	131	0.5	0.3	850	0.09	0.21	33	0	3.0	0.3
庄内麩とねぎのみそ汁	38	26	1.8	0.4	3.3	137	17	0.4	0.1	0	0.02	0.02	0	0	0.4	1.3
ごはん	38	286	4.3	0.5	63.1	49	5	0.2	1.0	0	0.03	0.02	0	0	0.5	0
ヨーグルトのフルーツソース添え	39	90	3.6	3.0	11.9	170	120	0	0.4	33	0.04	0.14	1	12	0	0.1
朝食合計		650	28.1	13.5	102.8	1226	390	3.6	3.0	1358	0.28	0.65	39	22	8.4	3.6
昼食																
ツナクリームのスパゲティ	42	412	20.4	11.0	55.0	486	107	1.5	1.7	83	0.20	0.20	38	32	2.6	1.7
ミモザサラダ	42	71	2.6	5.1	3.4	176	18	0.6	0.3	70	0.07	0.11	9	63	0.9	0.3
コーヒーゼリー	43	89	2.3	6.3	6.0	11	7	0	0	30	0	0.01	0	9	0	0.1
昼食合計		572	25.3	22.4	64.4	673	132	2.1	2.0	183	0.27	0.32	47	104	3.5	2.1
夕食																
豆腐ハンバーグ	46	222	10.6	13.5	13.5	359	107	1.3	1.2	47	0.22	0.11	19	42	1.8	1.1
里芋の含め煮・とろろこんぶ添え	46	55	1.8	0.2	12.0	302	23	0.5	0.2	2	0.05	0.03	3	0	1.5	0.6
にんじんとそうめんのすまし汁	47	21	1.0	0	4.4	167	13	0	0	306	0.03	0.03	2	0	0.7	1.2
ごはん	47	286	4.3	0.5	63.1	49	5	0.2	1.0	0	0.03	0.02	0	0	0.5	0
オレンジ	47	23	0.6	0.1	5.9	84	13	0.2	0.1	13	0.06	0.02	24	0	0.5	0
夕食合計		607	18.3	14.3	98.9	961	161	2.2	2.5	368	0.39	0.21	48	42	5.0	2.8
1日合計		1829	71.7	50.2	266.1	2860	683	7.9	7.5	1909	0.94	1.18	134	168	16.9	8.5

	掲載ページ	エネルギー	たんぱく質	脂質	炭水化物	カリウム	カルシウム	鉄	亜鉛	ビタミン				コレステロール	食物繊維	食塩相当量
										A（レチノール当量）	B_1	B_2	C			
		kcal	g	g	g	mg	mg	mg	mg	µg	mg	mg	mg	mg	g	g
1日目の献立																
なめらか食																
朝食																
挽き割り納豆	40	60	5.2	3.0	3.5	218	19	0.8	0.4	0	0.04	0.11	0	0	1.8	0.3
はんぺんとなすの煮物	40	81	5.4	0.5	14.4	317	27	0.6	0.2	461	0.06	0.06	5	7	2.0	1.3
モロヘイヤのおひたし	40	20	2.7	0.3	3.5	274	131	0.5	0.3	850	0.09	0.21	33	0	3.0	0.3
手まり麩とにんじんのみそ汁	41	29	1.7	0.4	4.4	174	20	0.4	0.1	225	0.03	0.03	1	0	0.8	1.3
ごはん（軟飯）	41	249	4.3	0.6	54.0	62	4	0.6	1.0	0	0.06	0.01	0	0	0.4	0
ヨーグルトのフルーツソース添え	41	78	2.9	2.4	10.9	136	96	0	0.3	26	0.03	0.11	1	10	0	0.1
朝食合計		517	22.2	7.2	90.7	1181	297	2.9	2.3	1562	0.31	0.53	40	17	8.0	3.2
昼食																
ツイストマカロニのツナクリームソース	44	417	20.4	11.7	55.1	485	107	1.5	1.7	98	0.20	0.20	38	38	2.8	2.5
ミモザサラダ	44	77	2.9	5.2	4.8	203	30	0.6	0.4	62	0.07	0.10	23	63	1.3	0.3
コーヒーゼリー	45	89	2.3	6.3	6.0	11	7	0	0	30	0	0.01	0	9	0	0.1
昼食合計		583	25.6	23.2	65.9	699	144	2.1	2.1	190	0.27	0.31	61	110	4.1	2.9
夕食																
豆腐ハンバーグ	48	194	10.6	10.5	13.5	359	107	1.3	1.2	47	0.22	0.11	19	42	1.8	1.1
里芋の含め煮・とろろこんぶ添え	48	55	1.8	0.2	12.0	302	23	0.5	0.2	2	0.05	0.03	3	0	1.5	0.6
にんじんとそうめんのすまし汁	49	19	1.1	0	3.8	136	10	0	0	150	0.03	0.02	0	0	0.4	1.2
ごはん（軟飯）	49	214	3.7	0.5	46.3	53	3	0.5	0.8	0	0.05	0.01	0	0	0.3	0
みかん缶	49	38	0.3	0.1	9.3	45	5	0.2	0.1	41	0.03	0.01	9	0	0.3	0
夕食合計		520	17.5	11.3	84.9	895	148	2.5	2.3	240	0.38	0.18	31	42	4.3	2.8
1日合計		1620	65.3	41.7	241.5	2775	589	7.5	6.7	1992	0.96	1.02	132	169	16.4	8.9
2日目の献立																
普通食																
朝食																
ポテトのミートソースグラタン	50	186	6.5	5.2	28.6	691	81	1.0	0.6	85	0.20	0.12	50	8	1.9	1.7
トマトとカッテージチーズのサラダ	50	57	1.8	4.1	3.8	137	11	0.1	0.2	61	0.03	0.05	9	7	0.6	0.4
トーストのジャム添え	50	274	8.5	4.0	50.9	96	27	0.5	0.7	0	0.06	0.04	1	0	2.3	1.2
パパイヤ	50	29	0.4	0.2	7.1	158	15	0.2	0.1	67	0.02	0.03	38	0	1.7	0
牛乳	50	138	6.8	7.8	9.9	310	227	0	0.8	80	0.08	0.31	2	25	0	0.2
朝食合計		684	24.0	21.3	100.3	1392	361	1.8	2.4	293	0.39	0.55	100	40	6.5	3.5

2日目の献立

	掲載ページ	エネルギー	たんぱく質	脂質	炭水化物	カリウム	カルシウム	鉄	亜鉛	ビタミン				コレステロール	食物繊維	食塩相当量
										A（レチノール当量）	B1	B2	C			
		kcal	g	g	g	mg	mg	mg	mg	μg	mg	mg	mg	mg	g	g
昼食																
とろろけんちんそば	54	352	14.0	4.9	62.0	697	85	2.7	1.7	225	0.35	0.10	7	0	4.8	2.7
かぼちゃの甘煮	54	74	1.5	0.2	16.7	325	12	0.4	0.2	462	0.05	0.06	30	0	2.5	0.4
もずくときゅうりの酢の物	54	15	0.3	0	2.9	33	12	0.3	0.1	18	0	0	1	0	0.7	0.4
杏仁豆腐	55	69	1.4	1.5	12.4	68	44	0	0.2	16	0.02	0.06	0	5	0.1	0
昼食合計		510	17.2	6.6	94.0	1123	153	3.4	2.2	721	0.42	0.22	38	5	8.1	3.5
夕食																
白身魚のクリーム焼き	58	239	10.4	15.7	13.1	502	53	0.5	0.6	1013	0.12	0.16	17	38	1.6	0.8
大根とにんじんのコンソメ煮	58	18	0.4	0.1	4.1	181	18	0.1	0.1	225	0.02	0.02	8	0	1.2	0.5
カニかまぼことレタスのサラダ	58	39	2.3	2.1	3.0	87	26	0.1	0	19	0.01	0.02	3	3	0.4	0.6
ごはん	59	286	4.3	0.5	63.1	49	5	0.2	1.0	0	0.03	0.02	0	0	0.5	0
キウイフルーツ	59	32	0.6	0.1	8.1	174	20	0.2	0.1	7	0.01	0.01	41	0	1.5	0
夕食合計		614	18.0	18.5	91.4	993	122	1.1	1.8	1264	0.19	0.23	69	41	5.2	2.0
1日合計		1808	59.2	46.4	286	3508	636	6.3	6.4	2278	1.00	1.00	207	86	19.8	9.0
なめらか食																
朝食																
ポテトのミートソースグラタン	52	187	6.5	5.2	28.8	691	81	1.0	0.6	85	0.20	0.12	50	8	2.0	1.7
トマトとカッテージチーズのサラダ	52	24	1.7	0.6	3.5	135	11	0.1	0.2	58	0.03	0.03	9	2	0.9	0.4
パンがゆのジャム添え	53	164	5.1	3.7	27.7	130	76	0.2	0.5	23	0.04	0.10	2	7	0.9	0.5
パパイヤ	53	29	0.4	0.2	7.1	158	15	0.2	0.1	67	0.02	0.03	38	0	1.7	0
牛乳	53	124	6.1	7.1	8.9	279	204	0	0.7	72	0.07	0.28	2	22	0	0.2
朝食合計		528	19.8	16.8	76.0	1393	387	1.5	2.1	305	0.36	0.56	101	39	5.5	2.8
昼食																
とろろけんちんそば	56	328	13.1	4.8	57.2	663	78	2.5	1.5	225	0.33	0.10	7	0	4.0	2.6
かぼちゃの甘煮	56	74	1.6	0.2	16.7	339	13	0.4	0.2	462	0.05	0.06	30	0	2.5	0.3
もずく酢	56	18	0.2	0	3.5	13	9	0.3	0.1	12	0	0	0	0	0.6	0.4
杏仁豆腐	57	70	1.4	1.5	12.7	69	44	0	0.2	16	0.02	0.06	0	5	0.3	0
昼食合計		490	16.3	6.5	90.1	1084	144	3.2	2.0	715	0.40	0.22	37	5	7.4	3.4

		掲載ページ	エネルギー	たんぱく質	脂質	炭水化物	カリウム	カルシウム	鉄	亜鉛	ビタミン A（レチノール当量）	ビタミン B_1	ビタミン B_2	ビタミン C	コレステロール	食物繊維	食塩相当量
			kcal	g	g	g	mg	mg	mg	mg	µg	mg	mg	mg	mg	g	g
2日目の献立	夕食																
	白身魚のクリーム焼き	60	312	12.1	21.1	16.8	551	65	0.8	0.7	1091	0.14	0.22	48	95	2.4	1.0
	大根とにんじんのコンソメ煮	60	20	0.4	0.1	4.5	181	18	0.1	0.1	225	0.02	0.02	8	0	1.2	0.5
	カニかまぼことゆでキャベツのサラダ	61	24	2.5	0.2	3.5	100	33	0.1	0.1	13	0.01	0.02	12	3	0.7	0.6
	ごはん（軟飯）	61	214	3.7	0.5	46.3	53	3	0.5	0.8	0	0.05	0.01	0	0	0.3	0
	キウイフルーツ	61	32	0.6	0.1	8.1	174	20	0.2	0.1	7	0.01	0.01	41	0	1.5	0
	夕食合計		602	19.3	22.0	79.2	1059	139	1.7	1.8	1336	0.23	0.28	109	98	6.1	2.2
	1日合計		1620	55.4	45.3	245.3	3536	670	6.4	5.9	2356	0.99	1.06	247	142	19.0	8.4
3日目の献立	**普通食**																
	朝食																
	スクランブルエッグ＆さやいんげんとにんじんと舞茸のソテー	62	170	9.0	12.9	4.3	277	64	1.6	1.1	329	0.11	0.38	4	264	1.8	0.8
	ポテトサラダ	62	70	1.3	2.8	10.3	275	11	0.3	0.1	175	0.06	0.03	20	2	1.2	0.4
	白菜のコンソメスープ	63	7	0.3	0.1	1.2	47	9	0.1	0	3	0.01	0.01	4	0	0.3	1.0
	ロールパン	63	190	6.1	5.4	29.2	66	26	0.4	0.5	2	0.06	0.04	0	0	1.2	0.7
	牛乳	63	138	6.8	7.8	9.9	310	227	0	0.8	80	0.08	0.31	2	25	0	0.2
	朝食合計		575	23.5	29.0	54.9	975	337	2.4	2.5	589	0.32	0.77	30	291	4.5	3.1
	昼食																
	メンチカツ	66	291	8.7	17.3	25.5	357	53	1.7	0.1	76	0.14	0.14	30	0	1.7	1.4
	かぶの薄くず煮	66	30	0.8	0.1	6.7	251	22	0.2	0.1	17	0.02	0.02	16	0	1.4	0.7
	ごはん	66	286	4.3	0.5	63.1	49	5	0.2	1.0	0	0.03	0.02	0	0	0.5	0
	バナナヨーグルト	67	105	3.3	2.5	18.5	281	98	0.2	0.4	30	0.05	0.13	7	10	0.4	0.1
	昼食合計		712	17.1	20.4	113.8	938	178	2.3	1.6	123	0.24	0.31	53	10	4.0	2.2
	夕食																
	刺し身の盛り合わせ	70	88	15.6	1.7	1.6	354	18	0.6	0.4	2	0.06	0.07	4	45	0.3	0.4
	茶そばの小田巻き蒸し	70	92	5.6	3.3	9.2	129	21	0.9	0.6	45	0.07	0.16	0	126	0.4	1.4
	オクラとわかめとトマトのサラダ	70	23	0.9	1.0	2.9	115	24	0.3	0.1	47	0.03	0.02	7	0	1.5	0.5
	豆腐となめこのみそ汁	70	34	2.8	1.0	3.7	188	35	0.6	0.3	0	0.04	0.04	0	0	1.0	1.3
	ごはん	70	286	4.3	0.5	63.1	49	5	0.2	1.0	0	0.03	0.02	0	0	0.5	0
	夕食合計		523	29.2	7.5	80.5	835	103	2.6	2.4	94	0.23	0.31	11	171	3.7	3.5
	1日合計		1810	69.8	56.9	249.2	2748	618	7.3	6.5	806	0.79	1.39	94	472	12.2	8.8

3日目の献立

	掲載ページ	エネルギー	たんぱく質	脂質	炭水化物	カリウム	カルシウム	鉄	亜鉛	ビタミン A（レチノール当量）	ビタミン B_1	ビタミン B_2	ビタミン C	コレステロール	食物繊維	食塩相当量
		kcal	g	g	g	mg	mg	mg	mg	μg	mg	mg	mg	mg	g	g
なめらか食																
朝食																
スクランブルエッグ＆さやいんげんとにんじんと玉ねぎのオイルあえ	64	187	8.3	14.7	4.3	197	54	1.2	0.9	299	0.07	0.29	4	264	1.1	1.1
ポテトサラダのトマト添え	64	73	1.3	2.7	11.4	297	7	0.3	0.1	178	0.08	0.03	23	2	1.3	0.4
白菜のコンソメスープ	65	7	0.3	0.1	1.2	47	9	0.1	0	3	0.01	0.01	4	0	0.3	1.0
パンがゆ	65	132	5.1	3.9	19.0	129	81	0.2	0.6	25	0.05	0.11	1	8	0.7	0.5
牛乳	65	124	6.1	7.1	8.9	279	204	0	0.7	72	0.07	0.28	2	22	0	0.2
朝食合計		523	21.1	28.5	44.8	949	355	1.8	2.3	577	0.28	0.72	34	296	3.4	3.1
昼食																
メンチカツ煮の卵あんかけ	68	317	12.3	18.5	24.7	303	50	1.9	0.5	101	0.13	0.25	4	126	0.6	1.6
かぶの薄くず煮	68	29	1.1	0.1	6.3	300	23	0.2	0.1	3	0.03	0.03	17	0	1.3	0.8
ごはん（軟飯）	69	214	3.7	0.5	46.3	53	3	0.5	0.8	0	0.05	0.01	0	0	0.3	0
バナナヨーグルト	69	105	3.3	2.5	18.5	281	98	0.2	0.4	30	0.05	0.13	7	10	0.4	0.1
昼食合計		665	20.4	21.6	95.8	937	174	2.8	1.8	134	0.26	0.42	28	136	2.6	2.5
夕食																
刺し身の盛り合わせ	72	102	15.7	3.5	1.6	255	33	0.8	0.6	85	0.09	0.13	4	122	0.5	0.8
茶そばの小田巻き蒸し	72	84	5.0	2.8	9.0	123	19	0.9	0.5	38	0.07	0.14	0	105	0.4	1.3
オクラとトマトのサラダ	73	17	1.0	0.1	3.8	150	30	0.3	0.2	60	0.05	0.04	8	0	1.8	0.3
豆腐とほうれん草のみそ汁	73	36	2.9	1.1	3.5	291	44	0.9	0.3	140	0.05	0.06	7	0	1.1	1.3
ごはん（軟飯）	73	214	3.7	0.5	46.3	53	3	0.5	0.8	0	0.05	0.01	0	0	0.3	0
夕食合計		453	28.3	8.0	64.2	872	129	3.4	2.4	323	0.31	0.38	19	227	4.1	3.7
1日合計		1641	69.8	58.1	204.8	2758	658	8.0	6.5	1034	0.85	1.52	81	659	10.1	9.3

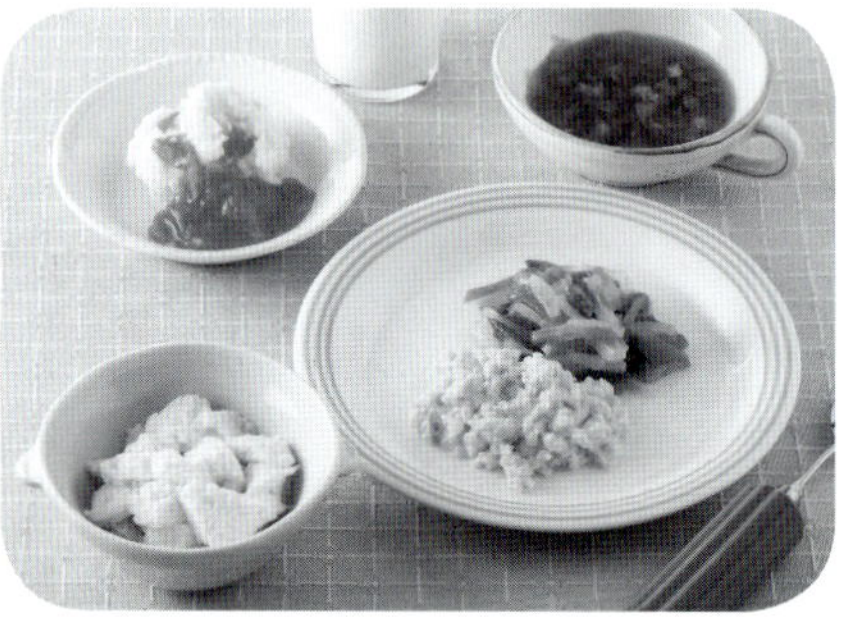

		掲載ページ	エネルギー	たんぱく質	脂質	炭水化物	カリウム	カルシウム	鉄	亜鉛	ビタミン				コレステロール	食物繊維	食塩相当量
											A（レチノール当量）	B_1	B_2	C			
			kcal	g	g	g	mg	mg	mg	mg	µg	mg	mg	mg	mg	g	g
おすすめ1品料理	**卵料理**																
	ポーチドエッグのマッシュポテト＆トマトソース添え（※）	74	187	9.1	11.4	11.4	351	61	1.3	1.0	148	0.11	0.31	18	260	1.3	1.2
	温泉卵入り野菜スープ	75	168	9.4	9.6	10.9	401	63	1.5	1.1	461	0.13	0.32	51	254	2.4	1.1
	おぼろ月見卵	76	147	10.0	7.1	9.2	344	61	1.5	1.1	251	0.13	0.29	3	252	1.3	0.9
	ゆで卵・なすのトマト煮添え	77	245	13.1	18.3	7.2	357	50	1.8	1.4	137	0.19	0.35	13	273	1.8	1.4
	豆腐料理																
	絹ごし豆腐の揚げだし・おろしあんかけ（※）	78	164	5.9	11.0	9.8	336	60	1.0	0.6	300	0.13	0.07	5	0	1.2	1.1
	揚げだし豆腐のカニかまあんかけ	79	245	12.3	15.4	13.0	282	204	1.5	0.9	8	0.13	0.09	3	3	0.8	1.3
	豆乳温やっこ・きのこの甘辛煮添え	80	157	13.3	7.7	9.1	449	193	2.2	1.3	0	0.17	0.11	4	0	2.0	0.3
	帆立と豆腐の卵とじ丼	81	495	20.7	13.2	68.9	384	120	2.6	3.1	262	0.15	0.41	2	262	1.4	1.3
	魚料理																
	サバの蒸し煮・野菜あんかけ（※）	82	242	14.9	12.7	13.9	347	32	1.0	0.8	224	0.13	0.24	5	93	1.0	1.2
	キンメダイのわかめ蒸し	83	123	11.6	5.4	6.0	331	35	0.3	0.3	61	0.03	0.06	3	36	0.8	0.8
	アジのから揚げ・さらさあん	84	148	13.7	5.1	9.7	373	30	0.5	0.4	164	0.10	0.15	20	46	0.9	1.3
	サワラのタルタルソース焼き	85	193	12.6	13.7	2.5	381	18	0.6	0.6	36	0.06	0.22	19	38	0.6	0.8
	肉料理																
	鶏ひき肉のカレーライス（※）	86	468	17.3	13.8	65.2	418	22	1.5	1.3	256	0.16	0.16	11	45	1.7	0.7
	鶏肉のクリームコーン煮	87	289	18.0	12.5	24.9	646	117	1.0	2.1	527	0.15	0.33	13	80	3.2	1.4
	豚肉と野菜のトマトソース煮	88	350	9.6	26.1	16.5	497	32	1.1	1.4	46	0.33	0.11	31	45	1.8	0.9
	ハッシュドビーフ	89	440	20.6	12.0	61.9	617	37	2.8	4.4	116	0.48	0.28	41	55	2.7	1.1
	野菜料理																
	小松菜と麩の煮びたし（※）	90	22	1.1	0.1	3.8	234	70	1.2	0.1	208	0.04	0.06	16	0	0.9	0.5
	ブロッコリーのごまみそあえ（※）	91	50	4.1	1.1	7.3	215	47	0.8	0.5	67	0.07	0.11	60	2	2.7	0.6
	パプリカのマリネ（※）	92	59	0.8	3.7	6.7	193	7	0.3	0.2	91	0.05	0.08	101	0	1.4	0.4
サロン・アップルの人気メニュー	肉じゃが	103	263	11.5	8.6	35.8	911	27	1.4	2.3	106	0.19	0.15	56	28	3.1	1.5
	豚肉のしょうが焼き	104	291	18.8	20.4	6.3	417	22	0.6	1.6	7	0.65	0.16	18	55	0.9	1.7
	肉団子のもち米蒸し	105	354	17.8	13.2	38.1	385	15	1.4	2.7	9	0.52	0.21	3	57	1.1	1.6
	三色ナムル	106	76	2.1	5.6	5.4	179	69	0.7	0.5	84	0.06	0.06	5	0	2.4	0.5
	ごぼうとこんにゃくのきんぴら	107	103	1.6	6.4	10.9	189	53	0.8	0.5	6	0.03	0.04	1	0	3.7	1.3
	かき卵汁	107	34	2.1	1.4	3.5	160	21	0.4	0.2	20	0.02	0.06	0	53	0.4	1.6

★おすすめ１品料理の（※）印は、なめらか食です

著者（2013年3月現在）
医療法人社団輝生会
初台リハビリテーション病院・船橋市立リハビリテーション病院
理事長●石川誠
医師●菅原英和　日野健
理学療法士●松原徹
作業療法士●池田吉隆　朝倉直之
言語聴覚士●井上典子
ソーシャルワーカー●取出涼子　野口陽介
調理師●加園真一
栄養士●佐藤周子　濱美彩子
管理栄養士●岡野真澄　吉田幸世　桐谷裕美子

協力●藤田あけみ　「サロン・アップル」の皆さん
磯貝政博　「つるや鮨」の皆さん

撮影●菅原史子
生井弘美（P100-111）
イラスト●江口修平
カバー・表紙デザイン●大薮胤美（フレーズ）
本文デザイン●落合光恵
料理スタイリング●渡辺孝子
編集●中島さなえ

100日レシピシリーズ
脳卒中後のおいしいリハビリごはん
自宅でできる食事プラン

2013年3月20日　初版第1刷発行
2024年3月１日　初版第2刷発行

著者●医療法人社団輝生会
初台リハビリテーション病院・船橋市立リハビリテーション病院
発行者●香川明夫
発行所●女子栄養大学出版部

〒170－8481　東京都豊島区駒込3-24-3
電話●03-3918-5411（販売）
03-3918-5301（編集）
ホームページ●https://eiyo21.com/
振替●00160-3-84647
印刷所●TOPPAN株式会社

ISBN978-4-7895-1435-4